なぜペニスはそんな形なのか

ヒトについての不謹慎で真面目な科学

ジェシー・ベリング

DOJIN文庫

WHY IS THE PENIS SHAPED LIKE THAT?
And Other Reflections on Being Human
by
Jesse Bering

Published by arrangement with Scientific American,
an imprint of Farrar, Straus and Giroux, LLC, New York
through Tuttle-Mori Agency, Inc., Tokyo

ＪＣＱに捧ぐ

目次

不適切なるものへの誘い　9

1　どうしてぶら下がっているの？　その理由……15
2　自己フェラチオの道（もうちょっとなんだけど）……26
3　なぜペニスはそんな形なのか？　亀頭冠の謎……36
4　早漏のなにが「早過ぎ」？……51
5　ヒトの精液の進化の秘密……59

6 あそこの毛——ヒトの陰毛とゴリラの体毛……72
7 カニバリズムの自然史……81
8 なぜにきびができるのか?——裸のサルとにきび……92
9 脳損傷があなたを極端なほど好色にする……101
10 脳のなかの性器……110
11 好色なゾンビ——夜間の性器と夢遊……116
12 マスターベーションと想像力……126
13 小児性愛と思春期性愛……145
14 動物性愛……160

15 無性愛者の謎……175
16 足フェチ――ポドフィリア入門……183
17 ゴム偏愛者の物語……196
18 女性の射出……204
19 「ファグ・ハグ」――男が好きな男を好きな女……212
20 女性のオルガスムの謎……220
21 意地悪の進化――なぜ女の子どうしは残酷なのか？……229
22 ゲイに道は聞くな……237
23 抑圧された欲望としてのホモ恐怖……242

24　失恋と性的嫉妬――ゲイの場合……251
25　トップかボトムか、それとも……262
26　プレ同性愛者――性的指向を予言する……268
27　（日曜だけは）敬虔な信者……281
28　産めよ、増えよ――信者の産む子どもの数……290
29　亡き母の木……301
30　自殺は適応的か？……311
31　自殺者の心のなか……324
32　ヒトラー問題で考える自由意志……339

33 笑うネズミ……352

謝辞 365

訳者あとがき 369

註 376

索引 415

不適切なるものへの誘い(いざない)

物心がついてからずっと、ぼくはある種の「不適切な」ことに真摯な興味を抱き続けてきたし、そのことについて話してもきた。途中から自分でも気がつくことになったが、こうしたぼくの大真面目な疑問は、まわりの人間をぼくから少しずつ遠ざけた。そうなってしまうのは、ぼくがちょっと分析的すぎるからなのかもしれない。いまも覚えているのは、小学六年の時に教室で隣の席の女の子に次のように聞いたことだ。「ぼくのおちんちんは立つと短剣じゃなくて三日月剣のような形になるんだけど、これってあたりまえのことなのかな？　それとも奇形ってことか」。そう打ち明けられた彼女は凍りついたが、ぼくは耳元でこう囁(ささや)いた。「っていうのは、きみみたいな女の子に挿入するには、まっすぐなペニスならちゃんと入っていけるけど、ぼくのみたいに四五度反っていると無理だからさ」。時を重ねて、ぼくは口を慎むことを学んだ。けれど、いったん呼び覚まされてしまった猥褻(わいせつ)な心は、ほとんど鎮まることがない。

必要な社会的スキルをしだいに身につけてゆくにつれて、ぼくは同時に自分が科学の世界に向かって急速に引き寄せられてゆくのがわかった。科学の世界には聖なるものなどなかったし、問いが馬鹿げていることも、してはならない問いというものもなかった（実験することが倫理的に許されない場合があるにしても、議論することはできる）。この科学の世界で、ぼくは、たとえばアナルセックスにおいて受け手に回る人間とそうでない人間とはアナルやペニスの内部構造が異なるのかどうかという疑問を発した時に、ぼくをとんでもない生き物のように見ない、ぼくのような考えをもつ人たちを発見した。とはいえ、ぼくはまだこの問いの答えを知らない。

まず最初に次のことをお断りしておこう。（本書では男性の性器に何度も焦点をあてるので、そこでわかるかもしれないが）ぼくはゲイだ。子どもの頃に表に出せずにいて、のちにぼくの世界の見方を形作ったぼくの重要な特性だ。実際のところ、ぼくは正真正銘のゲイだ。ぼくは、思春期に数多くの実験――たとえば、見た目のよさや性格のよさにもかかわらず、真っ白な歯のある香りのよいハムと同程度にしかぼくを興奮させない「ガールフレンド」を愛撫しキスすること――を通してこの決定的な真実を確認した。それは初めての体験で緊張していたからではなかった。女の子を見ても、ぼくのペニスにはなんの変化もなく、男の子のほうは、遠くにいても、ぼくのペニスを奇妙にも四五度の角度で立たせた。

というわけで、包み隠さず話すことから始めよう。本書は、何事も進化論的に考えたがる、無神論者でゲイの心理科学者の目を通して見た世界である。ただ、思うところを腹蔵なく述べはするが、そこに政治的意図はない。ぼくがあなたにお願いしたいのは、少なくともいくつかのエッセイを読み終わるまで判断を留保してほしいということだ。椅子の背にもたれ、ズボンのベルトを緩め、とにかく気を楽にしてみよう。シャルドネでも一杯飲んでリラックスするといい。そして考えよう。ぼくが務めるのはその案内役だ。あなたに望むのは、勇壮に射精するあなたのペニスについて、液をしたたらせているあなたの外陰部について、そしてあなたの恐怖、偏見、偏愛と欲望について知ることを楽しんでほしいということだ。人は十人十色だけれど、そして確かにこの世にはたくさんの人がいるけれど、ぼくらには共通点がある。それは人間であることだ。

　センセーショナルな書き方にぼくの関心があるわけではないが、ぼくを惹きつける疑問の多くは、それ自体がかなりセンセーショナルだ。けれど、もしそれらの問題をじっくり考えてみるなら、あなたは、もっとも興味をそそるこれらの話題が実は深遠な哲学的疑問を提起し、はるかに根本的な問題を浮かび上がらせるということがわかるだろう。たとえば、動物性愛者についての話を読むなかで、ぼくがそうだったように、あなたも、あなたのなかで反射のように起こる性道徳的な反発を疑問に思うようになるかもしれない。陰毛やにきびの進化をめぐる考察から、思いがけず、私たちとほかの類人猿との遺伝的な近さが明らかになる。マスターベーションの際の空想は、なにが人間を動物界で一風変わった存在にしているのかを明らかにしてくれる。足フェチは、おとなになっての性的興奮が、ほとんどは無垢な子ども時代の経験によってどのように決定づけられるかを明らかにしてくれるだろう。

女性の射出、あるいは六カ月の乳児に思いがけず生えてきた陰毛、あるいは奇妙なことにゲイの男性に惹かれる女性の心理、これらのどれを調べてゆくのにも、ぼくはなによりもまずよき科学者になろうと努めた。これらのエッセイの多くはもとはオンライン版『サイエンティフィック・アメリカン』と『スレート』のぼくのコラムに掲載されたもので、それぞれの話題のなかでとりわけ興味を引く側面だけを述べている。そのため、それぞれの話題をめぐるほかの側面や見解は、紹介し切れていない。もっと多くのことを知りたい方には、さらに別のものを読まれることをお勧めする。その助けになるよう、巻末には註として文献を挙げておいた。

というわけで、ぼくと一緒に穏やかならぬ世界に行こう。ある種のことは語らぬほうがよいという人たちに与(くみ)するのを止めてみよう。そんな生き方は退屈なだけだ。科学的発見の旅をするために、ぼくの話についてきてほしい。どのエッセイから読み始めてどのエッセイで止めるかは自由だし、順番通りに読む必要もない。それぞれは独立している。でも、足元には注意されたし。というのは、どの話題も滑って転びやすいから。話題の多くは明るく書いているが、もちろんすべてが楽しいことばかりではない。この本に含めたエッセイのいくつかは、自殺しようとする人間の心のなかを覗き見るというように、厳しい現実をとりあげている。そのひとつは、最近一〇代のゲイの若者の自殺が驚くほど増えていることを憂慮しながら書いた。このエッセイは多くの読者の共感を呼び（残念ながらそうだった）、何人かは、それを読んだあと勇気をもって自らの体験をぼくに打ち明けてくれた。

本書には三三のエッセイがあるが、ヒトがいかに風変わりかを、特定のテーマや問題ごとに紹介している。1から5までは、男性の生殖器についてあなたがつねに知りたがっていたけれど知りえなかったことについて書いている。6から8では、私たちがお互いの体を貪れるようにどのように母なる自然によってデザインされているか、なぜ私たちがにきびに悩む唯一の類人猿なのか、そして一見あたりまえの身体部分についてよくわかっていない多くのことについて考えてみる。9から12では、脳のなかをセックスや性器との関係で探ってみよう。13から17では、興味深い性倒錯、フェティシズム、無性愛などについて、その発生的起源、理論、そしてその臨床的診断の議論を検討しながら、批判的かつ中立的な目で見てみる。もしあなたが動物とのセックスが本質的に悪いことだとか、セクシュアリティは思春期にホルモンの最初の噴出とともに始まるとか考えているなら、その考えが思いがけず変化してしまうかもしれない。

18から21では、女性の心と身体に焦点をあてる。それらについて考えるのはゲイのぼくなので、ほかの人が考えるのとは一味違ったものになっていると思う。22から26では、同性愛についての超刺激的な最新の研究に焦点をあてる（ニーチェがその著書［訳註『悦ばしき知（ゲイ・サイエンス）』］のなかで言おうとしたのとはかなり内容が違うが）。27と28では、どのように宗教が私たちの進化した心から生じるのか、どうして標準的な埋葬の習慣が私たちのためにも地球のためにもよくないのかを論じよう。そして最後の29から33では、自殺、生きる意味、喜びや幸福の進化についていくつかの心揺さぶられる重要な問題をとりあげる。

刺激的に聞こえるって？　大丈夫、中身も十分刺激的なこと請け合いだ。では、睾丸がなんであんなぶら下がり方をしているのか、蹴られるとなんであんなに痛いのか、そこから始めることにしよう。

1 どうしてぶら下がっているの？　その理由

数年前、進化心理学者のゴードン・ギャラップ（本書中のほかのエッセイにも登場する）は、共同研究者のメアリー・フィン、ベッキー・サミスとともに、ペニスほどは人気のない男性の身体部分、睾丸の進化的起源を説明する仕事にとりかかった。彼らのいわゆる活性化説は、多くの点で、陰嚢に入ってぶら下がった睾丸について知られていること――すなわち、それが精子の冷却貯蔵庫（身体のほかの部分の標準体温よりやや低めの温度に保つ）と生産ユニットの役目をはたしているということ――をより精密に述べている。しかし、活性化説はそこにとどまらずに、この興味深い事実をはるかに越えたところまで行く。

そこで明らかになるのは、ヒトの睾丸がかなり巧妙かつ繊細な温度調節の機能をはたしているということであり、この機能については、一般人はもちろん、医者や研究者もほとんど気づかずにきた。活性化説の要点は、涼しく風当たりのよい陰嚢のなかでそれまで眠っていた精子が、女性の膣の熱で劇的に活動を開始するということである。この熱が受精を助ける。しかし、この説はそれだけでなく、ほかのことも――なぜ一方の睾丸がいつも他方より下がっているのか、なぜ陰嚢の皮膚はプルーンやゾウの膝のように皺(しわ)が寄っているのか、なぜ睾丸は性的に興奮すると引っ込むのか、そしてなぜ睾丸を傷めると、ほかの身体の部分と比べてあれほど激痛なのかも――説明する。

これがどういうことか共通認識をもってもらうために、雌の場合に、卵巣が胚発生の時に睾丸のように下がり、保護のない状態で薄い袋のなかに入って、体腔の外に出るという状況を想像してみよう。頭のなかで描いたそのイメージを拭い去ったあとで、多くの種類の動物（ヒトもだ）の雄のぶら下がった睾丸はやはり不可解だという印象をもつだろう。結局のところ、なぜ進化において自然はこれほど重要な生殖器官が身体の外側に――保護するものもなく、傷つきやすい位置に――ぶら下がるようにデザインしたのだろう？　私たちは自分の身体に慣れ親しんでしまっているため、なかなか、なぜそうなのかという疑問をもつことがない。進化のもっとも大きな謎は、私たちの生活のなかのきわめてありふれた側面であることが多い。

まず最初の疑問。なんでまた、こんなにも多くの哺乳動物が睾丸の入った陰嚢をぶら下げるように進化したのか？　ある系統の動物種では、雄の睾丸がまったく異なる方向に進化した。たとえば、現在のゾウの睾丸は体腔の奥深くに埋め込まれており、一方、ほかの哺乳類（たとえばアザラシ）は睾丸が下がりはしたが、皮下にあって陰嚢はついていない。

ギャラップらは私たちヒトの祖先の睾丸の進化について、いくつかのありえそうな説を一通り検討している。かなり奇抜な説明のひとつ（最終的には棄却されたが）は、陰嚢に入った睾丸がクジャクの羽と同じようなものとして進化したというものである。すなわち、その男性の遺伝的可能性のすべてがそっくりそのまま無防備で精細な皮の袋に入っていて、身体のほかの部分から数ミリ離れて揺れているというハンディを背負っているのだから、陰嚢に入った睾丸は、その男性が遺伝的に良質であることを伝える一種の飾りのディスプレイとして進化したという可能性である。進化生物学では、このタイプの適応論的説明はハンディキャップ原理にもとづいている。この原理の要点は、もしある個体がコストの高くつく非適応的な困った形質（優雅で邪魔な羽や、この場合には無防備に垂れ下がった睾丸）をもっているのに成功し長生きできるのならば、その個体は質の高い遺伝子をもち、配偶相手として価値があるということである。

しかしギャラップらによれば、ハンディキャップ説は、下がった陰嚢に入った睾丸にはうまくあてはまらない。というのは、それが正しいなら、この身体部分は進化するにつれて、これ見よがしに陰嚢の重荷をひけらかす男性を女性が好むようになるのは言うまでもなく、ますます精妙なものになって、ぶら下がり方も尋常ではなくなっているはずだからである。「確かに霊長類のなかには例外として色彩豊かな陰嚢をもつ種がいることはいるが」とギャラップは述べている。(註1)「陰嚢ハンディキャップ説が正しいという証拠はほとんどない」。ぼくは、ヒトという種のなかで陰嚢のデザインにどの程度の変異があるのかを調べた研究を知らないが、ぼくの推察するところでは、ほとんどの男性はどうってことのない並みの陰嚢をもっていると思う。これから逸脱したどんなもの——とりわけ膝までぶら下がった陰嚢に入った睾丸——も、女性にとって、媚薬の役目をはたすどころか、おそらくは嫌悪感を催させるか、叫び声をあげさせるか、あるいは困って目を点にさせるかするだけだろう。

垂れ下がった陰嚢についてのよりありえそうな説明——これまでよく引き合いに出されてきた説明——は、前述のように、精子の生産と貯蔵を最大にするには低温のほうがよいというものだ。ギャラップらによると、「放熱を助けるのは、陰嚢の袋の薄い皮膚だけではない。陰嚢に血液を供給する動脈も、陰嚢から血液を運び去る血管と隣り合うように位置しており、これらも付加的な冷却・温熱交換メカニズムとして機能する。これらの適応の結果として、ヒトの陰嚢の平均温度は通常は体温（三七度）よりも二・五度から三度低い。精子の生産に最適な温度は三四度である」(註2)。

精子は、気象の小さな変動にさえ驚くほど敏感だ。周囲の気温が体温のレベルまで上昇すると、精子の運動性は束の間増加する（精子が活発に動くようになる）が、少しすると活気は失われてしまう。もっと正確に言うと、精子は体温下では五〇分から四時間生き、これは女性の生殖管を通って卵子を受精させるのにかかる時間の長さである。しかし、精子の周囲の温度が三七度以上に上がってしまうと、受精の成功率は一気に下がり、生存能力がある精子であっても、焼けたトーストと同じになってしまう。つまり、セックスの最中——精子の活動は盛んなほうがよい——を除けば、精子は、弛緩した陰嚢の涼しく風通しのよい環境下でもっとも効率よく生産され保存されるというわけだ。しかし、陰嚢が冷たくなりすぎるのも望ましくない。自然は、きっちり定まった最適レベルにこれらの温度を調整してきたのである。

というわけでヒトの陰嚢は、睾丸を収納して精子を醸造するためだけにぶら下がっているわけではない。それは、男性の遺伝的利益を守り高めるために興味深い「積極的」温度調節戦略もとる。積極的をカギカッコに入れたのにはもちろん理由がある。ヒトの陰嚢に意識があるように表現するのはいささか変かもしれないが、睾丸は挙睾筋の反射作用に自動的に反応するのである。この筋肉は、寒い時には（よい例は冷水のシャワーを浴びた時）収縮して睾丸を身体の近くへと引き上げ、逆に暑い時には弛緩して睾丸を下げるという役目をはたす。この上げ下げの動きは一瞬で起こる。このように男性の身体は、精子生成と精子貯蔵の点で睾丸の温度環境をつねに最適に保っている。これは、男性がきつめのジーンズやぴっちりした「男性用ブリーフ」をはくのがお奨めではない理由でもある。こうした締めつけられた条件下では、睾丸が体に強く押しつけられて温められ、その結果挙睾筋は仕事を十分に行うことができなくなってしまう。こういったものをはかないもうひとつの理由は、もう一九八八年じゃないからだけど。

まあ、あなたがなにを考えているかはわかる。「じゃあ、ベリング先生、二つの睾丸は同じ陰嚢のなかに入っているのに、位置が左右で同じになることがめったにないのはどうしてなんでしょうか?」実は、挙睾筋によって支配されている温度調節機能は、二つの睾丸どうしの位置関係（一方の睾丸が他方よりも上の位置になる）がたえず変わって安定しないことも説明する。二〇〇九年に『医学的仮説』誌に載った解剖学者のステイニー・ロボらの報告によれば、それぞれの睾丸は、陰嚢内の可能な範囲内でたえず移動することによって、放熱と冷却を受けやすい陰嚢の表面部分を最大にし、最適温度の維持を可能にしている。(註3) 鋭い目をもっていれば、睾丸の左右の位置関係を「読む」技術をマスターして、陰嚢を間に合わせの室内温度計として使うこともできるかもしれない（これはぼくの思いつき）。

進化的見方をすると、男性器のデザインは、女性の身体の構造（詳しく述べなければいけないとは思うが、いまはそれをするだけの余裕がない）と適応的に補完し合ってはじめて意味をなす。男性とは対照的に、女性の場合は、激しい運動をしている最中でないかぎり、生殖管はつねに標準的な体温に保たれている。これがギャラップの活性化説の核心である。すなわち、膣内への射精によって精子の周囲の温度が上がることが精子を「活性化」させ、一時的にそれらをきわめて活動的にし、その結果、子宮頸部を通り抜けてファロピアン管に到達するのに必要な力を獲得させる。「私たちの考えでは」とギャラップらは書いている。「陰嚢に入って下がった睾丸は、この交接・受精にともなう温度の上昇を利用するように進化しただけでなく、体温によって設定された臨界値よりも睾丸の温度を低く保つことで、精子の早すぎる活性化を防ぐようにも進化した(註4)」。

あなた自身の性器（あるいはとりわけ親しい人のそれ）で気づいたことがあったかもしれないが、ペニスが興奮しておらず、しおれた状態にある時には、陰嚢の皮膚は弛緩しているのに対し、ペニスが勃起した時には、睾丸は収縮して上がる。（図や映像を見れば、これは一目瞭然だ。グーグルで画像検索すれば、たくさんの例が引っかかってくる。検索語をちゃんと選んで、「安全検索」を解除してみるとよい――ただし、あなたがいま公共の場にいるなら、いまでなく、家に帰ってからすることをお勧めする。）ギャラップらによれば、これが陰嚢のもうひとつの賢い適応である。挙睾反射は、睾丸の温度を上げる――したがって膣への射精に備えて精子を活動的にする――だけでなく、性交の際の激しいスラストによって生じる、固定されていない睾丸への損傷の危険性を回避するようにもはたらいている。

ほかにも活性化説に付随する仮説がいくつもある。たとえばギャラップらは、（十分に確証されていることだが）ヒトが夜に好んでセックスをすること——これは動物界ではかなり特殊だ——が温度に敏感な睾丸の点から少なくとも部分的には説明できるかどうかを検討している。ギャラップらは夜のセックスの付加的ないくつもの利点（たとえば、人目につかないようにセックスをするとか、猛獣に襲われる危険性を最小限にするとか）をあげているが、そうした好みは、陰嚢が下がったことに関係した、一日の時間帯に応じた適応を反映しているのかもしれない。ヒトという種が最初は日中の気温が体温よりもかなり高くなる赤道付近の地域で進化したことを考えると、こうした高温下で睾丸を最適な温度に保つのは難しかったに違いない。これに対して、夕方や夜中にはまわりの温度も体温以下になり、睾丸にとっては理想的な温度調節状態になる。加えて、夜のセックスのあとには女性は多くの場合は眠りに就き、身体を静止させ水平に保つことも受精の確率を上げる。

活性化説は、ヒトの男性の睾丸の（風変わりにしても）機能的なしくみの理解を助けてくれるが、あなたはまだ、自然がこんな危険な場所におかれた遺伝子バンクになぜそれほどに大きな投資をしたのか、不思議に思っているかもしれない。結局のところ、大切なはずの配偶子がまったく無防備な容れ物のなかで文字通りバランスを保っているという奇妙な事実は残る。ギャラップらは、この議論にも加わっている。陰嚢に入ってぶら下がった睾丸についてのどんな説明も、睾丸が体腔の外に位置する――実質的に無防備で、とりわけ傷害や損傷を受けやすい――ことにはあまりに大きな潜在的コストがあるという問題もあつかわなければならない。進化論に従うなら、陰嚢に入った睾丸の潜在的コストは、それに見合うだけの利益（たとえば、受精におよぼす精子の活性化）によって相殺されるだけではない。これらのコストを最小限にする（あるいは打ち消す）ように機能する適応も見出されるかもしれない。(註5)

次に痛みの問題がある。たんなる痛みのことではなく、睾丸の傷害にともなう通常は鋭く耐えがたい痛みのことだ。男性のほとんどは、そうしたおそろしい体験のひとつや二つはもっているだろうが（サッカーボールが股間を直撃したとか、弟の蹴り上げた脚が股間に食い込んだとかいったように）、それはすべての男性が共通のものを所有しているからである。男性はみな、陰嚢に包まれた睾丸への脅威を異常なほど警戒する。ギャラップらによれば、男性がこの特別な身体部分に関してそれほどまでに神経質だという事実も、進化生物学の文脈で理解すべきだという。あなたが男性ならる。

「潰れる」や「裂ける」といったことばは、たとえば「腕」や「鼻」より「睾丸」と一緒になった時にこわそうに聞こえるだろう。それはなぜかと言えば、睾丸はあなたの繁殖的成功において身体のほかの部分よりもはるかに重要な地位を占めているからである。この文章を打ち込みながらでさえ、ぼくは手を休めて前をおおってしまってい

これは、身体のほかの部分が適応の点で重要ではないということではないし、傷ついても痛くないということでもない。問題にしているのは、その痛みの程度である。この見方によれば、身体部位による痛みの感受性の違いには、繁殖の成功においてさまざまな適応がもたらす弱点と重要性が反映されている。男性は、鼻を負傷してもたくさんの子どもを産ませることができたが、二つの睾丸が回復不能なほど損傷してしまったなら、ひとりの子どもも残すことができなかった。ここで重要なのは、自分の睾丸を守ることを学んだ祖先はより多くの子孫を残しただろうということであり、痛みは、睾丸を守ることを動機づけるのには最適のものだということである。別の言い方をすると、私たちの祖先の過去においては、睾丸が傷つくような危険をかえりみなかったり、それを楽しむようなおかしな男性の遺伝子は、たちまちにして遺伝子プールから排除されただろう(註6)。

挙睾筋の不思議はここで終わらない。それは脅威的刺激に対しても収縮し、睾丸を

身体のほうに引き寄せ、害がおよばないようにする。実際、ギャラップらも指摘しているように、日本の医者は、準備処置として男性患者の内腿（うちもも）を針で刺すことが知られている。もしこの患者が挙睾反射を示さないなら、脊椎麻酔が効いており、メスを入れても大丈夫である。ほかの証拠が示すところでは、恐怖や危険の脅威も挙睾反射を引き起こす。これは家でも簡単に試せる。とはいえ、恐怖に反射的に反応する睾丸の持ち主には、驚かすまえに、してもよいという了解を得ておくように。

とまあ、以上がなぜヒトでは睾丸が陰嚢に入ってぶら下がっているのかという進化的説明だ。この説明にどこかおかしなところがあるだろうか？　今度はあなたがゴールデンボールを打ち返す番だ。

2 自己フェラチオの道（もうちょっとなんだけど）

セックスについていろんなことを知るはるか以前、ぼくは、多くの男の子がしそうなことをやっていた。もちろん、ペニスをペーパータオルのロールに突っ込んで、もう一方の端から吸うなんてこともだ。まあ、おそらくだれもがこんなことをするわけじゃないし、ぼくが吸引の原理をちょっと勘違いしていただけかもしれない。最後にそれをしてからちょうど一年が経って、いまではそんなことをしたっていうことにちょっと当惑しているし、いまのぼくはフェラチオについては熟知している。まあ、落ちついて。あとのはジョークだから。

さて、ぼくが実際にそれを試みたのは一二歳か一三歳の頃だった。その頃のぼくのぱっとしない性的知識がどんなだったかを言うと、フェラチオというのは相手のお尻の穴に冷たい息を吹きかけることさ、と自信ありげに姉に言ったりしていた。

ここで、こうした混乱を避けるために、用語をちゃんと定義しておこう。自己(オート)フェラチオとは、性的快感を引き出すために自分の性器を自分の口に入れる行為――すぐできそうで、なかなかできるものではないが――をいう。ここで用語の区別が重要だというのは、この話題について述べている少なくともひとつの精神科医チームが自己(オート)フェラチオと自己(セルフ)イルマチオを区別しているからである。だれかとするセックスの場合、フェラチオは吸う側がする行為をいうが、一方、イルマチオはペニスをスラストする側に力点があり、相手の口がペニスを受け取るものとして機能する。（そのため、イルマチオの俗語には「フェイス・ファッキング」や「スカル・ファッキング」といったかなり乱暴で下品な表現もある。）

　いずれにしても、ペーパータオルのロールを用いるぼくの行為は、まだ幼稚だった頃のプランB（代替法）であり、自分の口を用いて満足を得るために明らかな解剖学的制約を取り払うひとつの方法だった。そしてほかの男性に聞くかぎりでは、密かにプランAを計画していたのはぼくだけではなかった。実際、アルフレッド・キンゼイらが『男性の性行動』のなかで報告しているように、「かなりの割合の男性が、少なくとも思春期の初期に自己フェラチオを試みたことがあると述べている」[註7]。悲しいかな、ぼくらヒトでは胸郭が邪魔するのと脊柱がそんなに曲がらないために、キンゼイの推定では、この技をなしとげることができるのは一〇〇〇人の男性中ほんの二人か三人にすぎない。イタリアの退廃的詩人、ガブリエーレ・ダヌンツィオは、この行為をするために骨を一本取り去ったという話があるし[註8]、かつて『サタデー・ナイト・ライヴ』［訳註　米国NBCテレビのコメディバラエティ番組］で、ウィル・フェレルが自分のものをフェラチオできるように身体を柔らかくしたくてヨガ道場に通い詰めるというコントをやったこともある。しかし、事実は小説よりも奇なり。一九七五年、精神科医のフランセス・ミリカンらは、まさにこの理由からヨガを習ったひとりの「精神異常」の患者のケースについて記している。(註9)

ここで、あなたは自分が驚くほど身体の曲がるほんの一握りの人間たちのひとりなら喜ばしいと思うかもしれない（それができるおかげで引きこもりになったりもするかもしれない）。しかし、もう一度考えてみよう。一方では、この行動を病理的なものとみなしてきた長く不幸な歴史があるのだ。精神科医たちは、これを行う者を性的不適応者として、あるいは吸うという幼児的行為から抜け出せない者として、あるいは同性愛願望を抑圧しているがゆえにそんなことをしてしまう者として記述してきた。精神科医のジェシー・カヴェナー、ジーン・スポルディングとナンシー・バッツの報告しているケースをとりあげてみよう。一九七七年に彼らは、一二歳以降自己フェラチオをしてきた二二歳になる孤独な兵士について述べている。(註10)彼は「亀頭まではなんとか届くことができたので、さらに多くを呑み込めるようになること」に夢中になった。おそらくは、この可哀想な兵士にとって、それはフラストレーションの溜まる状況だったに違いない。それはいわばペニスの難題——もうちょっとなんだけど——だった。

フロイトの時代以来、精神分析の専門家は自己フェラチオというテーマを詳しくとりあげてきた。たとえば、精神科医のフランク・オルランドによる一九七一年の論文には、自己フェラチオの「象徴的」基盤の分析にその方面の言い回しが多用されている。(註11) それは「ナルシスムの輪」として概念化されている。

自己フェラチオは幼児の状態の再現を示している。そこでは、精神内部において外的対象の表象が自己対象から切り離されており、外的対象への寄生的共生が共存している。自己フェラチオ現象を通して、自我は、対象喪失に対する防衛として外的対象の表象への必要な支配を回復し、乳首－乳房との寄生的融合を取り戻す。

読者諸氏には心理療法の隠語が並んでいるだけにしか見えないかもしれないが、ぼくはこれを心理学者として書いている。時に人は自分の性器を舐めてみたくなる時がある（なぜって気持ちいいから）。もちろん、怪しいヨガの達人になるような人もつねにいて、それが少し行き過ぎてしまうと、自己フェラチオのせいで心が病んでしまうこともある。がんばってもそれ以上のところまで行けなかった先ほどの兵士は、自分の願いが半分しか叶えられなかったため、ふつうのやり方でマスターベーションをする時には、オルガスムに達するために自分自身にフェラをするのを思い描くしかなかったのかもしれない。

自己フェラチオについて最初に発表された精神医学的ケースは一九三八年の『アメリカ精神医学ジャーナル』の論文にさかのぼるが、それはもっとも常軌を逸した病理的ケースでもあった。(註12) 患者は三三歳の店員で、性的暴行罪で六〇日の刑に服したあと、イェール大学の精神科医ユージン・カーンとアーネスト・ライオンの診察を受けた。カーンとライオンの説明によれば「彼の倒錯的な常習行為は、小児性愛、クンニリングス、同性愛行為(フェラチオ、アナルセックス、相互のマスターベーション)、露出症、服装倒錯、フェティシズム、疼痛性愛、覗き見や窃視症である」。しかし、これらごくふつうの性倒錯はここではどうでもよい。カーンらの関心をとりわけ引いたのは、もっと常軌を逸したこの患者の習慣だった。彼は小柄で、ひねくれた性格の人間らしかった。カーンらは、彼の歩き方やしぐさや癖に女性めいたところがあると述べている。彼の身長は一五七センチしかなく、「やや痩せていて、尻が大きく……陰毛の生え方が女性のようで……咽頭反射が非常に遅かった」。

この患者は八人きょうだいの上から三番目で、厳格で信心深い家庭環境で育った。カーンらは、彼がその高い道徳的基準を大きく踏み外すことによって、家族に反抗していると感じた。カーンらに自己フェラチオに対する興味の起源について話すなかで、彼は一四歳の時に「足の不自由な少年」からオーラルセックスの誘いを受けたことを思い出した。彼はシャイだったので、嫌だと断ったものの、そのことが頭から離れなかった。ほかの人間に近づくだけの勇気がなかったため、彼は自分で問題を解決しようとした。「毎夜背をできるだけ曲げる練習を繰り返し、その結果一九二三年八月にそれに成功した」（確かにここまで努力すると、カレンダーにその記念日を書き入れたくなる）。彼はそれが好きになった——実際、それまでの長い期間にわたってしてきたうんざりするほどの倒錯の行為のなかでも、自己フェラチオはすぐにお気に入りの自慰行為になった。

カーンとライオンは、パヴロフのイヌのように、どのようにしてそれ以来この男性の性的興奮が「喉の圧迫感」をともなうようになったかも記述している。ぼくが想像するに、それは彼にとって苛立ちを感じるもの——そう容易には解消できないもの——だったに違いない。カーンとライオンが記しているところでは「彼は、タバコを吸うことによって、あるいはバナナや膣洗浄器、ブラシの柄などで自分の咽頭を刺激することによって、代わりの満足を得ようとした。それらはさまざまな程度の満足感を与えた」。彼には、それによって思春期の内気さと自信のなさを乗り越えたようにも感じられた。彼は、それを見てショックを受けている人たちのまえで自己フェラチオすることに喜びを見出していた。

カーンとライオンが最初にこのような症例を報告して以来、似たような報告もぽつりぽつり出てきて、研究者たちは、ほかの形のセックスよりも自己フェラチオを好む人たちに共通した性格特性を見つけようしてきた。たとえば、一九五四年に発表された『精神分析評論』誌の論文のなかで、ウィリアム・ガイとマイケル・フィンは、次のような性格傾向を見出している。[註13]「どの臨床的な記述にも、感受性の強さ、内気、臆病、軟弱、受動的といった表現が繰り返し現れる」。これは「男性の同性愛者（クィア）」のことを言っているようにぼくには聞こえるが、実際ほかの著者たちも、これら自己フェラチオ行為者には抑圧された同性愛願望があることが多いとはっきり述べてきた。

実際、乏しい文献資料から判断すると、十分には解明されていない大きな精神分析学的問題は、自己フェラチオをすることが（あるいはそうしたいという願望をもつだけでも）、どの程度同性への隠れた性的関心を示しているかであるように見える。しかしぼくは、かつての症例報告においてゲイとされる男性がかなりの割合を占めているのは、たんに当時の文化的エトスの反映にすぎないのではないかと思っている。自己フェラチオについてのもっとも最近の精神医学的研究は一九七〇年代末のものであり（この頃に、精神医学の世界にまだ多少はあったフロイトの特別な影響力が失われた）、一方、古いものは一九三〇年代に遡り、そのなかに記述されている男性たちは、同性愛に対する謂（いわれ）なき道徳的禁止に直面していた。これは、ほかの男性のペニスに近づけないということを意味した。それゆえ自分のペニスでフェラチオをするが、ほかの男性にそれをするのをこわがったり隠したりする男性は、重い神経症を発症するというのも、それほど驚くべきことではなかった。

『アメリカ精神医学ジャーナル』に一九四六年に発表されたある論文が、この現象を例示している。そのなかでは、三六歳のきわめて聡明で人好きのする、しかし同性愛願望を隠しもった、まだ性交経験のない二等軍曹のケースがあつかわれている[註14]（まえに出てきた兵士と混同しないように）。公式記録によれば、彼が最初に自分にフェラチオをしたのは一三歳の時だったが、その後この「衝動」に怯えるようになり、再びそれをすることに抗い続けた（とはいえ、それもこの病院の精神科病棟に来る一カ月前までだった）。こっそりと自己フェラチオをしたあとで彼は、ほかの兵士たちがそのことをなぜか知っていて、その罪深き行為に対して忍び笑いをしたり、囁いたり、目を逸らしたりしているという妄想にとらわれるようになった。彼は、兵舎のなかで他意なくふざけて発せられる「コックサッカー（ペニスを吸う奴）」ということばを聞いて、それが自分のことを指しているのだと思い、神経衰弱の状態に陥った。

彼にとっても、それはかなり悲しい結末だった。というのは、この軍曹は、被害妄想にすぎないので安心せよという医者たちのことばを額面通りに受けとっていたのに、「軍隊内ではもはや適応不能」という理由で解雇されたからである。このケースを診たセラピスト、モリス・ケスラー少佐とジョージ・パウチャー大尉は、かなり強引な結論（おそらくあなたも賛成しないと思うが）に達した。「性的自給自足は」と彼らは書いている。「マスターベーションによるにせよ、自己フェラチオによるにせよ、同性に対する強い好みをもっていることに等しい」。言い換えると、ぼくの異性愛の男性の友人たちが、もし一九四六年当時にマスターベーションをよくしていたなら、ペニスが好きであるがゆえに自分で手で弄んでしまう隠れた同性愛の倒錯者という烙印を押されていただろう。ビル・クリントンの時代には、軍隊では「(本人のセクシュアリティを）聞かざる言わざる」政策がとられたが、この時代に自己フェラチオの事件が発覚したとすると、それをした兵士は悪魔のようにみなされていただろう。ぼくは、いまがそういう時代でなくて本当にほっとしている。人は十人十色であって、それは自己フェラチオにもあてはまる。

はい、はい、わかっております。ぼくは、女性の自己クンニリングスにひとことも触れてきませんでした。性器が突出していないという大きな解剖学的制約のために、女性が似たようなことをするのはまず不可能だ。実のところぼくはそうした例を知らないし、科学的文献でそれに言及しているものもない。女性で自己フェラチオにもっとも近いものをあげるなら、性的（あるいはほかの）目的で自分の乳首を吸う女性のケースがそれにあたる。あるセラピストが、それをする習癖をもったひとりの自給自足的な女性患者のことを書いている。[註15] どうしてそんなことをするのかと聞かれて、彼女は「お腹が空いているから」と答えた。しかし、ここから先はまた別の話になる。

3 なぜペニスはそんな形なのか？ 亀頭冠の謎

もしあなたがヒトのペニスを（あなた自身のでも他人のでもいいが）じっくり時間をかけて見たことがあったら、なぜそんな形なのか疑問に思ったことがあったかもしれない。しげしげと見ても、それが進化においてもっともよくできた器官だとはとても思えないだろう。しかし進化心理学者のゴードン・ギャラップによると、ヒトのペニスは実に印象的な「道具」、ヒトの進化の数十万年以上の年月の間に自然が成形した道具なのだという。それが道具としていかに高度に特殊化されているかを知ったなら、あなたは驚くかもしれない。それだけではない。その形は、ヒトの性行動の性質についても教えてくれる。

ヒトのペニスの進化についてまず不思議なのは、それが私たちに近縁の類人猿のものとは形やサイズが大きく異なるということだが、それに加えて研究者がその自然史を詳しく研究し始めるのがほんのここ数年のことだということである。なぜ無視されてきたのかは明らかではない。鼻っ柱の強い科学者たちが潔癖さを汚すテーマだから敬遠したとは考えにくい。そのテーマにはもともと忍び笑いを招く要素があったため、おそらくは特別なタイプの心理科学者（たとえば、デンヴァー行きの飛行機のなかで隣の席に座っている小さな老婦人からどんな仕事をなさっていますのと聞かれて、ヒトがペニスをどう使うかを研究していますと答えるような研究者）が必要だったということなのだろう。いずれにしても、もしあなたが、ペニスの使い道はひとつだけだとか、その使い道は受精のためであって、それ以上のことは考えなくてよいとか、サイズなんて関係ないとか思っているなら、ギャラップの研究からたくさんのことを知ることができる。

ヒトのペニスのデザインを研究するためのギャラップのアプローチは、進化心理学で言うところの「逆行分析」の完璧な例だ。これは本書のなかでぼくが暗黙裡に繰り返し用いるアプローチである。逆行分析は、存在する（あるいは存在したことが確認されている）身体的特徴、心理プロセスや認知バイアスについて、その適応的目的や機能を発見するための論理－演繹的研究手法である。すなわち、もしあなたがいま現在目にすることのできるもの――この場合には変てこな形のペニス（球状の亀頭、長くまっすぐな柄、これら二つの部分の間にある傘の縁(へり)のような亀頭冠）――から出発して、どうしてそのような形になったのかを遡って考えてゆくなら、進化論から導出された機能にもとづく一連の仮説を立てることができる。いま問題にしているのはペニスだが、逆行分析は、生き物に関係するものならどんなものにでも――たとえば、私たちの門歯の形から手の拇指対向性やアーチ状の眉毛にいたるまで——適用することができる。

進化心理学者が重要とみなす問題は基本的に「なぜそうなのか」や「なんの役に立つのか」といった疑問である。答えは、必ずしもそれが生物学的適応だ——それがなんらかの進化的問題を解決し、それゆえ私たちの祖先に繁殖成功の点で競争上の強みを与えた——というわけではない。時には、ある特性がほかの適応の「副産物」でしかないこともある。たとえば血が赤いのは、赤が緑や黄や青よりもよく機能するからではなくて、たんに血が、たまたま酸素と一酸化炭素のすぐれた運び役である赤いヘモグロビンタンパクを含んでいるからである。しかしヒトのペニスの場合、すべての特徴は、それがなぜいまの形になったのかという本当の適応的理由を示している。

もしあなたが実際にペニスを客観的に調べて（くれぐれも公共の場やその人の許可なしではしないように）、その形をほかの動物のペニスと比べてみたとすると、ヒトに特有な次のような特徴に気づくだろう。第一にヒトのペニスは、サイズに個人差があるものの、ほかの霊長類と比べると異様にでかい。勃起した場合には平均で一二・五センチから一五センチの長さになり、外周もおよそ一二・五センチになる。私たちにもっとも近縁の種であるチンパンジーも立派なペニスをもっているが、ヒトにははるかにおよばない。身体の大きさの違いを考慮して、値を補正して比較したとしても、チンパンジーのペニスは長さも外周もヒトのペニスの約半分だ。この件については、ぼくは自信をもって言える。というのも、ぼくの研究生活の最初の五年間は大型類人猿の社会的認知をあつかっていて、語り切れないほど多くのペニスを目にしてきたからだ。ひと夏は体重二〇〇キロのシルヴァーバックのゴリラと一緒に過ごしたが、彼のペニスは（身体はあれだけでかいのに）ハチの大きさしかなかった。ぼくが子守りを任された好色な若いオランウータンは、穴があればなんにでも自分のペニスを差し入れたがった。ある日はあろうことか、ぼくの耳の穴にまでそれを差し入れてきた。

さらに、ヒトという種だけがマッシュルームの傘の形をした亀頭をもっていて、それが小帯の薄い組織（尿道のすぐ下のデリケートな皮膚の垂れ）によって柄とつながっている。チンパンジー、ゴリラやオランウータンのペニスは、こういった派手なデザインではなく、ほとんど柄の部分からなる。明らかなのは、ヒトのペニスの顕著な特徴のひとつが亀頭そのものよりも、その下の亀頭冠だということである。亀頭の直径は、柄と交わるところでは柄そのものの直径よりも大きく、その結果柄を取り囲む亀頭冠ができる。これこそ、ギャラップが逆行分析の論理を用いて、ヒトのペニスの不思議な形の起源を知るための重要な進化的手がかりと考えているものである。

この話題はぼくには皮肉なところがある。でも、当該の進化心理学者（小生でありますす）がゲイであっても、研究の目的のためには、ヒトの膣との関係でヒトのペニスの進化を考えなければならない。セックスをしている最中の異性愛カップルのＭＲＩ画像研究が明らかにしているように、交接中には、典型的なペニスは完全に膨張して相手の女性の膣を満たす。ペニスが最深部まで挿入された時には、それは子宮頸部にまで届き、子宮を押し上げる。射精の力がきわめて強く、相当な距離まで（膣外でなら六〇センチぐらいまで）届くという事実とあいまって、これは、男性が膣のできるだけ最上部へと精液を放出するようにデザインされていることを示唆する。『進化心理学』誌に載せた論文のなかでギャラップとレベッカ・バーチは、「長いペニスは、膣の届きにくい部分に精液を届けるために有利だっただけでなく、膣を満たして膨らませることによって、自分が父親になる確率を最大にする手段として、ほかの男性の残した精液を自分のものと置き換えるのを容易にする」と主張している。(註16)

この「精液置換説」は、ギャラップの筋書きのなかのもっとも興味深い部分だ。私たちは自分たちをおめでたいほどの一夫一妻の種だとみなしているが、ある程度の浮気は、少なくとも二足歩行するようになった時代以降、私たちのやり方だった。精子は女性の子宮頸管粘液中で最長で七日間生きることができるので、もし女性がこの期間内に（たとえば四八時間以内に）二人の男性とセックスをするなら、これら二人の男性の精子は彼女の卵子への到達をめぐって競争し合うことになる。ギャラップとバーチによると「そうした例は、グループセックス、集団レイプ、乱交、売春、そして男の側が不倫を疑って何度もセックスをすることなどである」[註17]。そして精液の置換は競合する男性の目標ではあるが、巧妙に進化したペニスでさえも完璧ではない。実際ギャラップとバーチは、「二卵性双生児」の父親が二人いるという例をあげている。二人の父親はどちらも、この母親と時をおかずにセックスをしたのだ。この例も、ヒトという種の自然の性的傾向がどのようなものかを物語っている。

では自然は、自分のパートナーがほかの男によって妊娠してしまうという問題を解決するために、男性にどのようなものを備えさせたのだろうか？　ギャラップによると、その答えは、ヒトのペニスがパートナーの女性の膣から競争相手の精液を効果的に置換するように――性交中のスラストに同期して精液を「掻き出す」ように――形作られたというものだ。とりわけ亀頭冠は、ほかの男の精液を拭いとることによって、特別な除去装置の役目をはたす。この分析によれば、スラストの効果は、子宮頸部にあるほかの男の精子を亀頭につけて引っ張り出し、それによって性的ライバルが置いた精液をすくいとることにある。

あなたは、冴えた巧妙な説明だけれど、そんなことなど証明できるわけがないと思ったかもしれない。だとすると、ギャラップを見くびっている。彼はとりわけ才気煥発な実験的研究者だ（なかでも、一九七〇年代初めに鏡を用いてチンパンジーの自己認知の能力を調べる実験手法を考案したことは有名だ）。『進化と人間行動』誌に掲載された一連の研究において、ギャラップと彼のところの学生チームは、形や大きさの異なるヒトの性器の模型を用いて精液置換説をテストした。(註18) 彼らは精液そっくりの液体も作った。

この研究から得られた知見は、必ずしも精液置換説を「証明」しているわけではないが、その要点を確認できているのは確かだ。以下がその研究のあらましだ。(おそらく疑問を持たれた方もいると思うので付け加えると、もちろん、彼らはこの研究を実施するにあたって大学の研究倫理審査を受け、承認を得ている。) 彼らは、オトナのオモチャ屋で何種類かの本物そっくりの性器の模型を見つくろった。ひとつは、独身男性用のマスターベーションの友として売られている本物そっくりのゴム製のヴァギナの模型で、液体が漏れないように一方の側が塞(ふさ)いであった。ペニスの模型のほうは三種類あった。第一のゴム製のペニスは一五・五センチの長さで、三・三センチの直径があり、亀頭冠が柄から約〇・五センチ突出していた。第二のペニスは第一のものと同じ長さで、亀頭冠が柄から〇・三センチだけ突出していた。第三のものは、長さも直径もほかの二つと同じだったが、亀頭冠がなかった。つまり、最初の二つは亀頭冠の大きさに違いがあったが、実際のヒトのペニスとよく似ていて、最後のもの(対照条件)は頭なしののっぺらぼうのペニスだった。

次にギャラップらは、彼と似たような関心をもつ進化心理学者トッド・シャッケルフォードから、精液そっくりの液体を作るやり方を教えてもらい、それに従ってニセの精液をこしらえた。そのレシピはと言うと「ふるいにかけた、白いが漂白されていない小麦粉をカップに〇・〇八杯。それにカップ一・〇六杯の水を加える。これらを混ぜ合わせて沸騰するまで熱し、その後掻き回しながらとろ火で一五分。あとは自然に冷めるのを待つ」。一連の「置換試行」では、ヴァギナにこのニセの精液を入れ、ペニスをさまざまの深さに挿入してスラストしたあと引き抜き、ゴムの開口部を調べて、どれぐらいの量の精液が掻き出せたかを測った。予想されたように、亀頭冠のある二つのペニスは、「頭のない」対照条件よりも膣からより大量の精液を掻き出した（対照条件が三五・三％に対して、二つの実験条件ではどちらも九一％）。加えて、ペニスが奥深くまで挿入される（つまりスラストが大きい）ほど、掻き出される精液も多くなった。より印象的な亀頭冠をもったペニスの場合、ヴァギナの四分の三の深さまで挿入された時には精液の三分の一しか掻き出せなかったが、完全に奥まで入った時には精液をほとんど全部掻き出した。浅いスラスト――人工ペニスを人工ヴァギリに半分以下の深さで挿入した場合――は、精液をほとんど掻き出せなかった。したがって、優位に立つためにあなたに助言するなら、次のようになる。若者よ、西に行かずに、奥まで行け！

この研究の第二の部分では、ギャラップは、大学生に彼らのセックス歴について一連の質問紙調査を行った。どのように性的嫉妬が男性に予想可能な（そして生物学的に適応的な）「パートナー防衛」反応を引き起こすかを明らかにした以前の研究にもとづいて、これらの質問は、男性が相手に対して抱く不倫の疑いから特定の「ペニス行動」（彼らがそう言っているのではなく、ぼくの表現）が予想できるかどうかを見るためのものだった。匿名で答えてもらうこれらの質問紙のうち第一のものでは、異性愛の男性も女性も、女性の側が不倫で非難されたあとでは男性のスラストが速くかつ深くなったと報告した。第二の質問紙の結果は、カップルがしばらく会えずにいて会った時にはセックスが激しいものになるということを示していた。すなわち、長期に会えないでいたあとのセックスでは、一定の間隔で会っているカップルの平均的な性的活動と比較して、スラストがより深くかつ速くなった。この時点であなたが進化心理学者のように考えているのなら、これらのデータがなにを意味するのかがもうおわかりだろう。そう、自分のペニスを精液置換装置としてうまく使うことによって、男性は、パートナーが隠れてほかの男性とセックスをした可能性に知らないうちに（場合によっては知っていて）対処しているのだ。

この解釈は怪しいと思った方もいるかもしれない。進化心理学について本当に美しいこと――あるいは、あなたがその批判者なら、もっとも苛立つこと――は、進化はそうはたらいているというだけの話で、それを信じるかどうかは関係がない。自然淘汰は、なぜあなたがパートナーと再結合する時にそれほど性的に興奮するのかについて別の理由を採用しようがしまいが、知ったこっちゃない。あなたのペニスは、それとは関係なく、精液を置換するという仕事を黙々とこなすだけだ。

精液置換説の中心的ロジックにもとづく関連する仮説がいくつもある。ギャラップとバーチは、たとえば二〇〇四年の『進化心理学』誌に載せた、ペニスの自然史についての彼らの最初の研究をフォローアップする論文のなかで、いくつもの魅力的な副次的アイデアについて解説している。たとえば、この仮説に対する明らかな批判点のひとつは、男性が相手の女性から自分自身の精子を掻き出してしまうことによって基本的に自分を不利にしているというものだ。けれど、おそらくあなたも気づいているように、射精するとすぐに「不応期」が来て、ペニスの膨張はまたたく間に引いてしまい（勃起していたペニスは射精後一分のうちに半分の大きさにしぼんでしまう）、ペニスはかなり過敏になって、それ以上スラストすることが心地よいものではなくなる。実際ほとんどの男性は、射精後は一時的に（三〇分から二四時間ぐらいの間）インポテンツの状態になる。ギャラップとバーチによれば、オルガスムに共通する「鎮静」効果に加え、射精後のこうした特徴は「自分の精液を置換してしまう」という問題への適応かもしれないという——あなたのペニスがふにゃふにゃになることによって、あるいはあなたがいびきをかいて眠ることによって、あなた自身の精子をとり去る確率は大幅に減ることになる。

ギャラップとバーチは、その論文のなかできわめて興味深い仮説的な疑問も提起している。彼らは「(人工授精は除いて)自分がセックスをしたことのない男性の子を身ごもることがありえるだろうか?」と問い、「その答えがイエスだと考えている」。[註19]この文章からはいろいろな可能性が考えられてしまうが、基本的にギャラップとバーチが言っているのは、精液置換説からは次のような予想が成り立つということである(ただし、ぼくがもとの論文の記述をくだけた例に変えていることに注意。それと、このシナリオがとくにあてはまるのが、割礼していない男性だということにも注意)。もし「ジョシュ」が、最近「マイク」とセックスをした「ケイト」とセックスをしたなら、ジョシュのペニスがケイトのヴァギナのなかで前後にスラストすることによって、マイクの精液の多くをペニスの小帯の下に、すなわち亀頭冠よりも下の部分に集めるだろう。ジョシュが射精したあと、ペニスの勃起状態が引くと、亀頭は包皮の下に引っ込むが、その過程で、マイクの精液の一部は包皮の下の亀頭冠の根元の部分に残る。もし数時間後にジョシュが「エイミー」とセックスをしたなら、ジョシュの包皮の下にあったマイクの精液がエイミーに受け渡され、エイミーはマイクの精子によって妊娠することになる……

それは処女懐胎のようなものではないが、モーリー・ポヴィッチ・ショー[訳註米国のテレビトーク番組」の平均的な視聴者がその話を聞いたら、驚くような話であることは間違いない。

ペニスに対して抱く感情は、人それぞれだ。このエッセイに対する読者の最初の反応は、疑い（おいおい、チンパンジーが乱交でないだなんて、本気で言っているのかい？）、想像（ペニス！ なんてかわいい奴、だからその頬をつまんでやったり、おやつをあげたりしたくなるんだ）、苛立ち（ばか言ってんじゃないよ、「進化心理学者」のたわごとさ）といったように多岐にわたっていた。そこでぼくは、精液置換説を提唱し、この謎多き器官の適応的機能をめぐる喧騒を引き起こした張本人、ゴードン・ギャラップと直接話してみることにした。ぼくは、彼の説についてもっと詳しく知りたいと言って、いくつか「コアな」疑問を選んで聞いてみた。

ベリング　研究ではゴムの性器を使っているので、説得力が弱いですよね。というのは、ゴムの性器には包皮がついていないわけなので。実際、包皮は亀頭冠の精液置換の機能を妨げます。だとすると、精液置換説にとって包皮が問題ですよね？

ギャラップ　実はヒトのペニスでは、包皮の長さはもっとも個人差の大きい特徴なんだ。割礼していない男性の大部分は勃起すると、亀頭をおおっていた包皮がペニスの柄の部分へと下がり、これによって亀頭冠はちゃんと仕事ができるようになって、競争相手の精液を女性の子宮頸部から引き出してくれるんだ。割礼は亀頭直下の柄の部分の直径を小さくして亀頭冠を際立たせるので、われわれは、割礼の風習がペニスを変形させ、より効率的な精液置換装置としてはたらけるようにしていると考えている。机上の空論かな？　そうじゃないよね。というのは、自分の子だと思っていたのにそうじゃなかったという件数を、割礼した男性とていない男性とで比べてみれば、この考えはテストできるからね。私の予測は、そうとは知らずにほかの男性の子を育てている確率は割礼した男性のほうが低いというものだ。

ベリング　では、いったいなんでまた、ヒトのペニスは包皮をもつように進化したんでしょうか？

ギャラップ　進化はデザインされて起こるわけじゃない。大部分の適応について考える際に肝心なのは、コストとベネフィットの比率の点から見ることだ。包皮は亀頭の保護の役目をはたしたんじゃないかと思う。われわれがいま見ているものは、ある程度統計的な妥協の産物なんだ。

ベリング　もしペニスが本当に精液を掻き出すように進化したのなら、どうしてほかの乱交型の霊長類、たとえばチンパンジーなどは、同じように亀頭冠をもったペニスを進化させなかったんでしょう？

ギャラップ　繰り返して言うけれど、進化はデザインされて起こるもんじゃないからね。進化は淘汰によって起こるのであって、そういった淘汰にとっての材料は、ランダムに起こる遺伝的アクシデント（突然変異）しかない。ヒトの性器の形の進化史のなかに埋め込まれているのは、ほかの種には起こらなかったペニスの形状の突然変異であり、それが自分の子を産ませるためにほかの雄と競争するのに使えたというわけだ。チンパンジーのような乱交型の霊長類は、この問題を精子競争によって解決してきたんだろう。チンパンジーの雄の睾丸はヒトよりも三倍大きくて、精子の数も同じだけ多いしね。チンパンジーの雄は、雌の生殖管にできるだけ多量の精液を残すことによって、ほかの雄と競争する。「ネコの皮を剝ぐにはいろんなやり方がある」の諺通り、突然変異と淘汰ということで言えば、適応にはいろんなものがある。

さて、ぼくの出番だ。ネコが出てきたので、そのペニスについて紹介してこのエッセイを終えることにしよう。ヒトの男性と同様、ネコの雄のペニスもかなり特殊だ。一五〇ほどの鋭く尖った棘の帯を備えていて、雌ネコの膣の内壁を文字通り引っ掻くのである（ネコのセックスにつきものの耳をつんざくような鳴き声は、その結果だ）。これが排卵を促すと同時に、その雌と最近交尾したかもしれないほかの雄の精液を掻き出す。ヒトの場合には、進化はそれよりは優しいやり方をとらせたわけだ。これには感謝すべきかもしれない（ぼくのようなゲイも、これに無関係ではない）。

4 早漏のなにが「早過ぎ」？

最近あることをきっかけに（それがなんだったかはご想像にお任せする）、ぼくの頭に浮かんだのは、男性の早漏のまさにその概念が少なくとも進化論的見方からすると奇妙だということだった。射精のはたらきそのものには生物学的に不思議なところはなにもない。それは、精液を（すなわち精子を）噴射して、女性の生殖管の暗い迷路のようなトンネルの奥深くまで届かせるよう進化したメカニズムである。これら噴射された精子のうちのひとつが、同じ任務をもったほかの数千万の精子と猛烈なレースを繰り広げるなかで、受精可能な卵子に遭遇し、その内部に入り込んで、奇跡に次ぐ奇跡の果てに受精に漕ぎ着ければ、自然淘汰はしてやったりとほくそ笑むことができる。

つまり、これらの基本的な生物学的事実にもとづくなら、そして挿入するまえに射精が起こる――ちょうど水から飛び出てしまった魚のように、精子が女性の生殖器の外で途方に暮れる――ほどには早漏でないなら、早漏のいったいなにが「早過ぎ」なのだろうか？　実際、祖先が生きた時代には、ほかのすべてが同じだったとして、膣内性交でできるだけ早く射精したほうが生殖の点で利点をもちえた——できるだけ短時間でできるだけ多くの女性に精液を注入できた——のではないだろうか？　あるいは、私たちの祖先に、セックス以外のほかの適応的行動に焦点をあてることを可能にしたのではないだろうか？　あるいは、隠れてこっそりセックスをするといった条件下で、ひと悶着起こさずに、迅速かつ効率よくことを済ますことができたのではないだろうか？

よくあることながら、ぼくのこの洞察も、すでに数十年も先を越されていることが判明した。一九八四年に（ぼくはまだ九歳で早漏のソの字も知らなかった頃だ）、社会学者のローレンス・ホンは、ぼくの得た洞察を深めるような形で、推理と独創性に富む論文を発表した。その論文には、適者生存ならぬ「早漏者生存（サヴァイヴァル・オヴ・ザ・ファステスト）——早漏の起源について」という妙を得た題名がついていた。この論文のなかで、ホン——ぼくの知るかぎりでは、彼の最近の研究はトランスジェンダーのキャバレーの世界的現象についてのものだ——は、ヒトの長い進化の歴史を通して「女性にとって最良の相手はと言えば、早くのしかかって、すぐに射精して、直ちに離れる、迅速な男性だったのかもしれない」と結論した。[註20]

ホンがこの結論にたどり着くことになった重要な実証データは、男性がオルガスムに達するのは膣に挿入してから平均して二分後であるのに対し、これらの膣の持ち主である女性のほうはその二倍の長さの時間でないとオルガスムに達しないという事実である。オルガスムに達するまでの時間のこの顕著な性差は、ホンによれば、セックスが少なくとも最初は純粋に生殖の目的で進化したと考えれば、理解できるという。ここで忘れてならないのは（とホンは注意を促している）、異性どうしの快楽を求めるセックスが可能になったのは避妊具のような最近の技術的発明によってだということである。

ホンは、ヒトの配偶行動と射精時間の異なるほかの霊長類の種の配偶行動とを比較してみたところ、セックスが短時間で終わる種ほど、配偶行動における攻撃性が低いことに気づいた。彼はこの考えを「遅漏 - 高攻撃性仮説」と呼んでいる。たとえばアカゲザルでは、雄は雌にマラソンのように時間をかけて何度もマウントし、雌との一回のセックスが一時間を超えることもある（ただし途中に何度も中断が入り、スラストをし続けるわけではないが）。これはすごいことのように思えるかもしれないが、人間のセックスと同じように考えることには注意が必要だ。というのは、アカゲザルのセックスは無秩序で暴力的に見えるが、それはおもに、この行為をし続けている間、競争相手であるほかの雄たちの敵対的注意を引きつける可能性があるからである。これに対して、雄が早く射精するように進化したほかの霊長類の種では、こうした内輪の暴力を極力避けたか、あるいは少なくともそれを最小限に抑えるかしたのかもしれない。

ホンの分析で鍵になっているのは、男性の膣内射精の潜時が遺伝するという考えである。私たちの祖先の男性は集団内で最初は大きな個人差があったが、しかし時とともに「早い射精の割合が多くなっていっただろう」とホンは推測する。(註21) ホンによれば、これは、より早く射精する(すなわち、感じやすいペニスをもった)男性のほうが、危害が加えられるのを避け、より長生きし、その結果高い地位を占め、もっとも望ましい雌たちを獲得する機会が多くなったはずだからである。

実は、これらの遺伝可能性の証拠にもとづくホンの推理は、最近支持を得ている。毎月論文や記事のチェックを欠かさないあなたも見落としているかもしれないが、二〇〇九年に『国際インポテンツ研究ジャーナル』に掲載された論文のなかで、フィンランドの心理学者パトリック・イェルンらのチームは、大規模な双生児研究を行い、早漏が遺伝的要因によってある程度決まるという証拠を報告している。数千組の男性のふたご――一卵性と二卵性の双生児――が、オルガスムに達するのにどれぐらい時間がかかるかという質問に答えた。(註22) その結果、一卵性双生児どうしの時間は、二卵性の双生児どうしの時間よりもよく似ていた。したがってホンが推測したように、その特質は確かに遺伝するのだ。もしあなたが疑っているなら、ちょっと気まずくなるかもしれないが、あなたの父親や息子にこの質問をしてみるとよい。実際イェルンらは、遅漏――射精の潜時の次元では早漏の反対側に位置することになる――の場合はこうした遺伝的寄与がないことを見出している。それゆえイェルンらは基本的にホンの考えを支持し、早漏は自然淘汰の産物である可能性が高いのに対し、遅漏は「まったく適応的でないかもしれない」と考えている。早漏者は男性の三〇％ほどになるのに対し、遅漏はかなり珍しく〇・一五％ほどであり、それは通常は、生涯にわたる身体疾患のせいか、不幸にして副作用として無オルガスム症をもたらすことのある抗アドレナリン作動薬、選択的セロトニン再取り込み阻害薬、神経遮断薬などの薬の使用のせいである。

この進化モデルにさらなる信憑性を付け加えるのは、『性医学ジャーナル』に掲載された一連の自己報告のデータである。このなかでイェルンらは、射精までの潜時が、男性が膣への挿入によってオルガスムに達する時には、そのほかの方法によって――アナル、オーラル、あるいは手によって――オルガスムに達する時よりも有意に短いことを示した。(註23) 実際、射精までの潜時のこうした違いを踏まえて、彼らは男性のオルガスムの「タイミング」を、単なる一般的な臨床的現象としてではなく、性行動の種類ごとに分けてあつかうべきだと主張している。彼らは、これらの射精潜時の区別が容易になるように、その頭字語も提案している。たとえば「ＯＥＬＴ」（口内射精潜時）や「ＭＥＬＴ」（マスターベーションによる射精潜時）がそうである。

男性の射精潜時の個人差については、進化の点で、（ぼくには縁がないものの）女性の側にもそれと対になるものがあるように思える。すなわち、女性の性的満足である。実際ホンは、女性のオルガスムを彼の粘り強い分析のまったく外においたわけではなかったが、それらを淘汰圧にとって中心的なものとはみなさなかった。おそらく、女性のオルガスムの生物学的理由を述べた当時のほかの理論家（たとえば、女性のオルガスムを男性の乳首のようなもの——ヒトの発生学的「ボディプラン」の幸せな残余物——と考えたスティーヴン・ジェイ・グールドなど）と同様、ホンも女性の快感を、自然が偶然投げ入れた、セックスの喜ばしいが重要でない特徴とみなしていた。

ホンは、ヒトの男性における早漏の進化的起源についての自らの考えの大部分が当て推量だということを——謙虚に、しかもユーモアを交えながら——認めている。心理学者のレイ・ビックスラーはホンの考えを批判的に検討している。ビックスラーが指摘するホンの「早漏者生存」説の大きな欠点は、その基本的ロジックが雌（女性）の側のセックスの追求と噛み合っていないということである。たとえばチンパンジー（彼らの場合、射精の潜時は分ではなく秒のオーダーだ）では、性行動を仕掛けるのは雌のことが多い。そのうえ、性的に興奮していない雌が相手の場合には、「痛み」の問題もある（雌の性器が乾いているので、雄の気をそれほどそらないはずだ）。ビックスラーが言うには、もしホンのモデルが正しいなら、「強制を除けば、女性の側に協力するだけの直接の動機はほとんどないかまったくないだろう。自発的なセックスが迅速である必要があるのなら、きわめて明白なのは、彼女が協力しなければならないということである！　もし彼女が濡れていなければ、彼は『摩擦が大きいのに挿入』しなければならなかったはずで、それは彼女に痛みの体験をもたらすだけで……一方、彼のほうにも『快感』をもたらすことはなかったろう(註24)」。

残念なことに、このテーマについて進化的思考はほぼここで止まってしまう。ぼくの知るかぎりでは、ほかの理論家は（少なくとも、実験を通して進化を考えている理論家は）、男性の射精の潜時についての競合する適応論的主張を整理する際に、ホンの仮説をとりあげてはこなかった。この謎を解く手がかりのいくつかは、すでにあるかもしれない。たとえば、ほかの形式のセックスに比べて膣に挿入するセックスでは射精までの時間が短いことを示すフィンランドの研究がそうだ。しかし、ホンの論文は時代のはるか先を行っており、情報に富んだ現在の進化生物学からすると、それ自体が早漏だった。進化生物学はいまや、この進化的遺産――私たちの多くが早漏であることの理由――について巧妙で実証可能なモデルを作り上げるだけの用意が整っている。

この謎（パズル）のもうひとつの大きなピースは、私たちの種でだけ進化した独特な社会的認知能力と関係している可能性がある。おそらく数万年ほど前に（霊長類の歴史のなかではほんの一瞬だ)、私たちの祖先はセックスの際に相手への共感を体験できる唯一の種になった。その時から男性は、セックスで自分が満足するだけでなく、相手を満足させることについても考えるようになり、その結果意図的に性交の行為を長引かせて、彼女のために自分のオルガスムを遅らせることができるようになったのかもしれない。それ以前の祖先は、チンパンジーのように、相手の肉体を心をもたないものとして見ていたのかもしれない。

早漏には不名誉な烙印がついて回っているため、この「問題」への進化的アプローチは、臨床的治療――するべきことには事欠かず、驚くほどのことではないが、高い収益をあげている治療分野――に大きな影響をおよぼしうる。しかしいずれにしても、ホンの洞察に富む研究は、私たちみなに膣内射精が早いことを「早漏」と呼ぶのをためらわせるはずである。なぜなら母なる自然は、一分しかもたない祖先を優遇しただろうからである。

5 ヒトの精液の進化の秘密

ぼくは秘密の財宝に行きあたった。これまで知られていなかったいくつもの事実が、ある進化心理学者のチームによって明らかにされたのだ。けれど、まえもって重要な警告をしておこう。これから紹介するデータや情報は、あなたの幸福のほとんどあらゆる面を劇的に高めることを約束するが、一方で、悲劇的な、場合によっては致命的な結果を招くこともありうる。実際、この話題についてはとりわけそうなので、それを紹介する価値について思案した末、結局ここではそれを慎重さと警戒をもって紹介することにしよう。というわけで、どうかこの精液についての知識を鵜呑みにせずに、それをうまくあなたの性生活に役立ててほしい。

ほかの多くの科学的発見がそうであるように、この物語も、いくつかの出来事が偶然のようにつながることで始まった。ヒトの精液について書くなかで、発見者のゴードン・ギャラップとレベッカ・バーチは「最初の関心は月経周期の同期にあり、精液の心理学的特性についての関心はその副産物として生じた」と説明する。(註25) とりわけ彼らは、一緒に住む異性愛の女性どうしと違って、一緒に住むレズビアンどうしがあの

「マクリントック効果」——一緒に暮らす女性どうしの月経周期が同期する現象で、ほかの多くの動物の雌にも見られる——を示さないという一九九〇年代中頃からの一連の奇妙なデータに出会って、考え込むことになった。月経周期の同期を仲介するのがフェロモンと呼ばれる特別な嗅覚的手がかりだということが知られていたので、ギャラップとバーチには「このことが奇妙に思えた。……というのは、レズビアンどうしは、一緒に暮らす女性どうし以上につねに密に接触しているはずだからである。月経の同期が促進される異性愛の女性ではなにが起こっているのだろうか？ 逆に、月経の同期が妨害されるレズビアンではなにが？ そこで思いあたったのは、異性愛の女性とレズビアンを分ける特徴のひとつが、女性の生殖管中の精液の存在だということだった。レズビアンは精液の関係しないセックスをする」[註26]。

もうピンと来た方もいるかもしれない。ギャラップとバーチは、ヒトの精液のなかの化学成分が膣による吸収を通して女性の生理的状態に影響をおよぼす——コンドームを使わずにセックスをする女性はそうでない女性（レズビアンも含まれる）とは異なる匂いがし始める——と推理した。少なくとも、コンドームを使わずにセックスをする女性の身体は、一緒に生活している女性どうしの月経周期を「同調させる」ホルモンを放出する。（彼らが月経周期の同期に関するこれまでの文献を調べてみたところ、この直観が裏づけられた。）しかし、レズビアンでは同期しないということこの偶然の発見は、ギャラップとバーチにとって精液という氷山の一角にすぎなかった。彼らが次に見出したのは、生物学者の間では精液の基本成分については多くのことがわかっているものの、それらの成分が女性の生理、心理や行動にどんな影響をおよぼすかについてはほとんどなにもわかっていないということだった。

これは、生物学の文献のなかでは確かにかなり奇妙な欠落である。というのは、当然のことながら、精液が化学的吸収力をもつ膣に吸収されるようにできているということほど、進化論的な観点から見て明白なものはないからである。ここで注意してほしいのは、日常のことば遣いでは区別せずに言ってしまうことが多いのだが（科学的とは言えないほかの用語もそうだが）、精液は精子とイコールではないということである。実際あなたは、ヒトの男性が一回あたりに射精する平均的精液中の一から五％にしか精子（精細胞）が含まれていないということを聞いて、驚くかもしれない。残りの精液――よく知られた鞭毛のあるこれらの配偶子を取り去ったあとの精液――は「精漿（せいしょう）」と呼ばれる。したがって、精液の化学成分を論じる際に問題となるのは精漿のほうであって、精子のほうではない。

実際、古くから医療関係者は、膣が薬を運ぶのに理想的な経路だということを知っていた。というのも、膣が印象的なほどの血管網に取り囲まれているからである。動脈、血管、リンパ管で満ちており、薬剤投与のほかのルートとは違って、膣壁を通して吸収された化学物質は、身体の末梢循環系へとほぼ直行する経路がある。ギャラップとバーチが論じているように、十分考えられるのは、膣内に挿入されたペッサリーに使われている化学物質がそうであるように、精液も女性の生理的状態を微調整するなんらかの化学的特性をもっているという可能性である。

見えないということを除けば明白すぎるほどのこの洞察は、その後、適応の点から物事を考えるこの鋭い二人にとって理論的な金鉱であることが判明した。では、彼らのある意味壮大な理論に入るまえに、ヒトの精液の重要な成分のいくつかについて簡単に見ておこう。実際、精液はきわめて複雑な化学的プロフィールをもっており、特別な機能をもつ五〇種類以上もの成分（ホルモン、神経伝達物質、エンドルフィン、免疫抑制物質）を含み、精漿内にはそれぞれが異なる量で入っている。これらの成分のなかでおそらくもっとも目を引くのは、気分を良くする一連の物質である。その粘液のなかにはよいものがあるのだ。不安を和らげるこうした化学物質は、コルチゾール（愛情を高める作用があることが知られている）、エストロン（気分を高める）、プロラクチン（自然の抗鬱薬）、オキシトシン（これも気分を高める）、甲状腺刺激ホルモン放出ホルモン（もうひとつの抗鬱薬）、メラトニン（催眠物質）、そしてセロトニン（おそらくもっともよく知られた抗鬱作用のある神経伝達物質）だが、これ以外にも似たような物質が含まれている。

これらの成分の存在（そしてそれらがヒトの精液中の心を変化させる「ドラッグ」のほんの一部でしかないこと）をもとに、ギャラップとバーチに心理学者のスティーヴン・プラテックが加わったチームは、コンドームを使わずにセックスをする女性の場合には、コンドームを使う対照群の女性に比べて鬱の状態になりにくいという大胆な仮説を立てた。精液が抗鬱作用をもっているかどうかを調べるために、ギャラップらはニューヨーク州立大学アルバニー校の二九三人の女子学生に、（承諾をとったうえで）自分の性生活のさまざまな側面についての無記名の質問紙に回答してもらった。コンドームを使わずに最近どの程度セックスをしたかが、女性の体内で循環する精漿の間接的指標として用いられた。調査協力者はそれぞれ、鬱の兆候の臨床的指標としてよく用いられているベック抑鬱評価尺度の質問にも回答した。

『性行動アーカイヴ』誌に掲載されたこの研究でもっとも重要な発見（ギャラップらはたぶん故意にそのことを強調していないのだが）は、次のようなものだ。[註27] セックスの頻度をそろえても、コンドームを「まったく使わずに」セックスをする女性は、「つねに」あるいは「ふだん」使う女性に比べて鬱の症状が有意に少なかった。さらに重要なことは、これらのコンドームなしでセックスをする女性が、まったくセックスをしていない女性よりも鬱の症状が少なかったということである。これに対して、コンドームを使っている性的に活動的な女性は（実際に何人もの男性と性交渉をもっている女性でさえ)、鬱に関してはまったくセックスをしていない女性と同程度であった。言いかえると、セックスをしている女性は単純により幸せというのではなく、その幸せは血中を流れる精液成分によっているように見える。(註28)

ここで小休止。座って深呼吸――ぼくは、あなたがどう思っているかわかる。これは相関研究であって、ほかにも原因や説明がありえるし、あなたが思いつくものもあるだろう。ギャラップらもそれは予想していて、この研究ではそれらを統制している(詳しくはもとの論文を読んでほしい。いまここでは、鬱におけるこれらの群間の差異は、経口避妊薬の使用、最後にセックスをしてからの日数、セックスの頻度、そして相手との関係の持続時間を統制したあとでも見られたということだけを述べておこう)。彼らは、論文のなかで読者に多少懐疑的になるよう次のように促している。「心に留めておく必要があるのは、これらのデータは予備的なもので、しかも相関データなので、示唆の範囲にとどまるということである。精液の抗鬱作用についてより明確な証拠を得るには、生殖管中にある精液をより直接的に操作したり、理想的には受け手の血中の精液成分を測定したりする必要があるだろう(註29)」。

まだ断定はできないものの、ここで言っておきたいのは(ギャラップらもぼくにそう言わせたいわけだが)、精漿の抗鬱作用は、気分を明るくする化学成分を膣で吸収することに限定されないかもしれないということである。ギャラップらは次のように書いている。「異性愛カップルや同性愛の男性カップルの間で、精液を経口摂取した場合やアナルセックスを通して精液を取り込んだ場合にも、抗鬱作用が見られるのかどうかは、調べてみるだけの価値がありそうだ」。

というわけで、ゲイの男性のコンドームをつけないアナルセックス（「ベアバッキング」としても知られる）の実証的論文を精査するなかで、ぼくはこのトピックについての数多くの研究に出会った。それらの研究のほとんどは、（当然ながら）ＨＩＶ感染予防研究の文脈のなかでなされていた。しかし、とりわけ印象的な研究は、二〇〇五年に『ナーシング・インクワイアリー』誌に載った報告である。カナダの研究者デイヴ・ホームズとダン・ウォーナーは、ベアバッキングをしているゲイの男性たちに、感染の明らかな危険があるのになぜコンドームをつけずにアナルセックスを好んでするのかを――している最中にではなく、あとからだが――尋ねた。精液の心理生物学的作用についてのギャラップとバーチの理論からすると、この研究が示しているもっとも興味深い結果は、この調査に応じたベアバッカーの男性の大部分が、コンドームをつけないアナルセックスによる精液の交換を、同性のパートナーと「つながっている」という感覚、すなわち妨害のない体内射精でないと得られない感覚を与えてくれると思っていたことである。

残念ながらホームズとウォーナーは、ベアバッキングにおける精液の交換の心理生物学的作用を調べるという方向に向かわずに、これをポストモダン特有のレンズを通して見ることによって、ベアバッカーの精液交換の象徴的性質を探る方向へと向かった。ここであなたに質問。なぜゲイの男性はコンドームをつけない危険なアナルセックスをするのか、その理解のためには次のどちらがより有益だろうか？　精漿の化学成分やそれがゲイの男性間の愛着におよぼす効果を考慮した進化生物学的説明のほうか、それともホームズとウォーナーが採っている次のような象徴的ポストモダンな見方のほうだろうか？

身体は終わりなき戦いの場、肉体の戦場となる。逃げる経路（逃走線）は、器官なき身体の脱領土化――これによって人はほかのだれかになる――にとって本質的なものだ。しかし、逃走線は逆説的な効果ももちうる。確かに、それは潜在的な創造に通ずる道にもなるし、逆に大きな危険につながる道にもなる。だが、「私たちが創造するのはつねに逃走線においてであり……この線に沿って実験し続けなければならない」。逃走線（再特異化と異質発生性の抵抗の核）は、創造的変形やメタモルフォーズのプロセスを通して自由の出現を可能にする。(註30)［訳註　逃走線、脱領土化や再特異化はドゥルーズとガタリが創出した概念］

これだけでも、ぼくの言いたいことがおわかりいただけたかと思う。これは、まるでだれかの背中にできた吹き出物のランダムなパターンを点字とみなして作り上げたような文章だ。棘のある言い方に聞こえたかもしれないが、この酔ったようなポストモダンの文章は一部の学者の間ではまだ通用するかもしれないが、コンドームをつけない同性愛者のセックスのように臨床的に重要な問題に対処しようとするなら、彼らの動機を科学的に理解したうえで、そのハイリスクな行動に介入することが必須になる。

あなたも、なぜこのエッセイの冒頭でぼくが警告をしたのかがわかり始めたところかもしれない。男性にとっても女性にとっても、同性愛者にとっても異性愛者にとっても、ペニスが一種の自然のプロザックを——膣から、肛門から、あるいは口から——投薬できるというのを知っているのはよいが、一方で、性感染を得意とするウイルスの軍拡競争のことを忘れてしまうと、本当に悲劇的な決定や、個人的に危険極まりない精液「実験」をすることになってしまうのだ。そのような行動にブレーキをかける理由をひとつ挙げておこう。HIVウイルスは、これらの適応的抗鬱因子よりもずっとあとになって進化したウイルスであり、明らかにヒトの精液を乗っ取るようになった。その結果、精漿中の特定のタンパク質（とりわけ前立腺酸性ホスファターゼと呼ばれるタンパク質）は、このウイルスを精漿外にある時に比べ一〇万倍も強力に

する。[註31]

いずれにしても、ギャラップとバーチのモデルからぼくが連想したのは、パプア・ニューギニアのよく引用されるサンビア族の少年による精液を飲む儀礼である。表面的には、次のような不可解なことがある。すなわち、そのような文化は長きにわたって激しい戦いをしてきた歴史をもっており、それゆえその文化には男らしさを表出することに驚くほど高い価値をおく傾向がある。しかし一方で、少年たちがおとなのペニスをフェラチオしてその精液を飲むといった儀礼化された同性愛的な風習もある。サンビア族を研究している文化人類学者ギルバート・ハートは、『性行動アーカイヴ』誌において共同研究者のマーサ・マクリントック（すでに紹介した月経周期の同期効果を発見したあのマクリントックだ）と一緒に、どのようにして「少年が一一歳か一二歳の頃に激しくフェラチオをするようになり、自分の身体を男らしくするために精液を求めるようになるか」を記している。[註32]

過去には、ハートのような文化人類学者は、こうした精液の儀礼をおもに象徴的な観点から考えてきた。けれども、精漿に含まれるテストステロンは口の粘膜を通り抜けるし、過度のほかのホルモンや化学物質が男性の行動に予期せぬ効果をおよぼす可能性もあるので、精液を飲み込んだ少年たちに心理生物学的な結果――サンビア族独特の民間信仰からまったく外れているわけでもないような結果――が生じるということも、ありうるかもしれない。それは、町の教会の牧師が説教のなかで話すような、あるいはPTAの会合で持ち出すような理論ではないかもしれないが、でもこの理論の言わんとすることはおわかりだろう。

ここで、より日常的に精液を飲むという話題に戻ることにしよう（日常的ではないかもしれないが、ぼくの言いたいことはおわかりだろう）。精液の抗鬱作用説に加えて、ギャラップとバーチは、ヒトの精液中のさまざまな成分がそれぞれの性にとってどのように生物学的に適応的な機能をはたした（そしていまもはたし続けている）のかについて複雑で説得力に富む議論も展開している。たとえば、ヒトの精液中のもっとも奇妙な成分は卵胞刺激ホルモン（FSH）と黄体形成ホルモン（LH）である。ギャラップとバーチが指摘しているように、これが奇妙なのは、なんと言ってもそれらが女性ホルモンだからである。女性ホルモンは精液のなかでなにをしているのだろうか？　ギャラップとバーチの推測によると、ヒトの精液中にFSHとLHがあることは、女性における隠されている排卵と関係している。

ほかの霊長類の雌とは違い、ヒトの女性は季節や共通の周期に支配された生殖パターンをもたず、月経の周期を教える真っ赤に膨れあがったお尻のような明白な信号がない。そのため、それを知ることのできない男性にとって、セックスの結果として女性を妊娠させることは、ほかの霊長類の雄の配偶行動に比べ、偶然に頼る部分が大きい。けれども鍵になるのは、ほかの霊長類と同じく、精液の放出が排卵と重なるようにタイミングを合わせることである。隠された排卵への対抗措置として、男性側の進化は切り札を用意した。それは、男性自身の授精のスケジュールに合うように女性の排卵のタイミングを操作する能力である。つまり、精液の化学成分が未熟な卵を上手に少しだけ刺激するのだ。二種類のホルモン、FSH（卵巣内の卵胞の成熟を引き起こす）とLH（排卵を誘導し、その卵を排出する）はこのためにある。[註33]

ヒトの精液の化学作用についてのこの仮説を支持するものとして、チンパンジーの精液がFSHをまったく欠いていて、LHも微量しかないということについて考えてみよう。これは、チンパンジーが周期をもった繁殖者であり、排卵期にある雌は、お尻から性器にかけての部分が色づいて膨れあがることによって風俗街の個人的サインを送るのだと考えると、意味をなす。「このように、ヒトの精液の化学作用は排卵を調節するホルモンに似るよう進化してきたように見えるし、誘発される排卵もそのようなものとして説明できる（月経周期から言えば排卵が起こりそうもない時にも、性交によって排卵が引き起こされることがある）」とギャラップとバーチは推測する。[註34]

驚くなかれ、これでも精液の進化の研究の表面を撫でたにすぎない。以下に挙げるのは、ギャラップの研究室で最近得られているほかの発見のスナップショットだ（もちろん、強力な結論へと跳ぶには研究をさらに続ける必要があるが）。精液にさらされた女性は、集中を要する課題や認知課題でよい成績を示す。女性の身体は、長期の（あるいは頻繁な）性的パートナーの特徴的な精液とは異なる「別の男性の」精液を検出することができる。（ギャラップは、これが子癇［訳註　妊娠中毒症の一種］の高いリスクを通して妊娠の失敗を引き起こさせるように進化したシステムだと考えている。このシステムは、生まれてくる子どもの面倒をみてくれそうにない、投資しない男性パートナーだということを教えるというわけだ。）コンドームをつけずにパートナーとセックスをしていた（したがって定期的に精液にさらされていた）女性は、そのパートナーとの関係がなくなってしまうと、精液にそれほどさらされていなかった女性よりも重い鬱を経験する。そして新しい性的パートナーを見つけると、この状態から回復する。おそらくはそれが、精液が奪われたことによる鬱からの回復を助けるのだろう。そしてリストはまだまだ続く。

最後に、女性の方々にひとこと。このエッセイを都合よく読んだ男性が「ぼくは医者じゃないけど、睾丸で薬を処方できるんだ」と言うかもしれないが、それにはいくつもの但し書きがついていることをお忘れなく。

6 あそこの毛――ヒトの陰毛とゴリラの体毛

多くの人々と同様、ぼくも、生命のもっとも大きな謎のいくつかをたえず問い続けている。なぜ人間は存在するのか？　生命の意味とはなにか？　なぜ性器のまわりにだけ縮れた毛が少しだけ生えていて、身体のほかの部分の毛とは奇妙な具合に違うのか？　幸いなことに、これらの実存的な難問の少なくともひとつについては、科学者たちがその謎を解明し始めている。最近になって、陰毛の研究には大きな前進があった。

まず、陰毛についてすでに知っていることから始めよう。思春期の初期に鼠蹊部に陰毛が生え始めたら、それは性的成熟のしるしだ。もし発達のこの時期よりもまえに陰毛が生え始めたら、これは問題だ。この世には絶対一緒にならないものがあり、赤ちゃんと陰毛はそうした例だ。

もちろん、思春期の到来が早過ぎるのは、笑い事では済まない。というのは、異常なほど早期に第二次性徴が現れ始めた子どもの場合には、中枢神経系の損傷のせいで視床下部があまりに早く活動してしまうなど、なんらかの重大な健康上の問題がある可能性が高いからである。しかし、アラバマ州在住のある若い夫婦の場合、「早熟の思春期」という用語は、数年前に自分たちの息子に観察したことを言うのには適切ではない。あなたに六カ月になる赤ちゃんがいて、そのオムツを取り替えようとすると、明るい色の陰毛の茂みが目に飛び込んでくるところを想像してみよう。それからの一〇カ月で、彼の陰毛はだんだん色が濃くなって、おとなの陰毛のようになった。この陰毛は、一六カ月齢としてはおかしなぐらいでかいペニスをとり囲んでいて、それが頻繁に勃起するものだから、ついにこの夫婦は医者のところに相談に行かざるをえなくなった。

この事例は内科医の研究会で発表され、最終的に『臨床小児科』誌に報告として掲載された。この子を診たサマル・ボウミックらは、ある種の驚きをもって「陰毛はおとなのそれであり、ペニスの根元のまわりに生えていて、黒っぽい色で、縮れていた」と記している。(註35) さらに診査をした結果、男の子は健康で元気がよく、陰毛を除けばすべての面でまったく年齢相応であることが明らかになったが、検査結果のほうは、テストステロンの値が異常なほどに高いことを示していた。最終的に、これらの医者たちは解明に漕ぎつけた。わかったのは、この子の父親が鬱状態で性欲が減退していたため、それを治すために、テストステロンのジェルを毎日二回ほど肩や背中や胸に塗布していたということだった。この赤ちゃんは両親と同じベッドで寝ていた（父親はジェルを塗った直後にこの子を抱き締めてもいた）。この皮膚の接触がもとで、この子は自然にそうなるのよりはかなり早くにおとなの男性になったのだった。（その後ボウミックらが様子を聞きに訪問したところ、幸いなことに、父親がそのジェルの作用を知って使わなくなってから、その子の陰毛はほとんどなくなっていた。ボウミックらは、テストステロンの暴露による長期にわたる影響がないことを願っている。）

陰毛の生えている乳児というこの特殊な事例が印象的なのは、明らかに、一風変わったこの鼠蹊部の毛が性的成熟と同時に生じるのがふつうであって、よちよち歩きを始めたばかりの発達段階に生じるのではないからである。この事例は、ヒトの陰毛が一般的に見て風変わりだということも際立たせている。結局のところ私たちは、性器のまわりにこういった奇妙な種類の毛を生やしている、霊長類で唯一の種（おそらく動物のなかでも唯一の種）であるように見える。ロンドン大学の感染症・免疫部門の研究者であるロビン・ウェイスが、ある日シャワーの最中に自分の身体を見下ろして頭に浮かんだのが、まさにこの疑問だった。

われわれ裸のサルには陰毛があるが、われわれのいとこにはないのでは？　どうすれば、この仮説をテストできるだろう？　私は、ロンドン大学のグラント動物博物館にチンパンジーの剥製が展示されていたのを思い出し、研究室に行く途中に寄ってみた。ところがあらま、剝製は子どものチンパンジーのもので、答えは得られなかった。そこでリージェンツ公園を抜けてロンドン動物園の新築されたゴリラ館まで出かけて、おとなのゴリラを観察したところ、仮説を支持する結果が得られ、その後ロンドンの北にあるウィップスネイド動物園にも足を運んでチンパンジーを観察して、さらに確証が得られた。確かに、類人猿の種はどれも、それに旧世界ザルや新世界ザルも、ヒトで陰毛が生えているところにはほかより毛が少ないのだ。毛はあるにはあるが、短くて細い。(註36)

ウェイスは、ヒトだけが「ごわごわのこんもりした茂み」を進化させたおもな理由が性的成熟の視覚的信号を送るためだと推測した。(それは匂いをためる原始的な手段としてはたらき、ヒトのフェロモンを送る役目もはたしているのかもしれない。)つまり、陰毛は広告の役目をはたし、性的パートナーになる可能性のある相手に向けて、自分とセックスすれば遺伝子を残せる可能性が高いことを示すというわけだ。ウェイスは、自分の生殖可能性をこのように見せびらかすことが、「裸のサル」になって以降に陰毛が出現した――体毛がないために陰毛は目立つ――ことを示していると考えている。

陰毛をめぐるもうひとつの興味深いことは、身体のほかの部分や頭部の毛と比べると、毛触りも生え方も独特だという点である。それを使って歯間をフロスするところまではしないにしても（少なくともぼくはしていない）、陰毛は脛毛、胸毛（背中に生えている人もいるかもしれないが）や毛髪に比べ、また脇毛に比べてもかなり太い。自然淘汰が別の道を歩んで、頭に乗る毛が陰毛のように進化した場合のことを考えて身震いするのは、たぶんぼくだけではないと思う。なんなら、ふつうの床屋の床の上が一日の終わりにはどんなふうになっているかを想像してみるとよい。なぜ陰毛がほかの毛と違って太く短く、ふつうは縮れているのかは完全に明らかになっているわけではないが、ニューヨーク州立大学ビンガムトン校の生物学者アン・クラーク――彼女とは、鳥しかいないニュージーランドのカピティ島を一緒に歩き回ったことがある――がぼくに教えてくれたように、長くゆったり垂れた上品な巻き毛がそこに生えているとしたら、それは（とりわけ性交の際には）都合がよいとは言えないのは確かだ。

しかしウェイスが指摘するように、陰毛は信号になるという利点をもってはいたが、同時にコストももたらした。そのコストとは、陰毛のケジラミである。ケジラミの進化史には驚くようなことがあるのだが、これこそウェイスが『生物学ジャーナル』において紹介しているものだ。もしあなたがヒトの陰毛とゴリラの身体の剛毛との類似性に驚いたことがあったら（もちろん、そんなことなど考えたこともなかっただろうが）、すでにあなたは正しい方向に向いている。

形態学にもとづくと、ヒトの陰毛のケジラミ *Phthirus pubis* は、ゴリラのケジラミ *Phthirus gorillae* と近縁関係にある。……分子系統学は、チンパンジーとヒトの系統がゴリラの系統とは七〇〇万年前に分かれたのに、ヒトの陰毛のケジラミがつい三三〇万年前にゴリラのケジラミから分岐したということを示している。つまり、ヒトが陰毛のケジラミを横の方向から——三三〇万年前頃に、おそらくはゴリラから直接——獲得したことは、明らかなように見える。ケジラミはゴリラの粗い体毛にすでに適応していたので、ヒトの陰毛にちょうどよい居場所を見つけたのだろう。(註37)

そうなのだ。ヒトはゴリラからケジラミをもらったのだ。しかし、ジャングルであれをしたからではない。ウェイスは、私たちの祖先がこの貪欲な寄生生物を獲得したのは、ゴリラとのセックスを通してではなく、太古のヒトがゴリラを殺して食べていたからだと推測している。ゴリラの死体との接触は、ゴリラのケジラミがもとの宿主から次の宿主へとジャンプしてヒトの陰毛——そこは居心地のよい、なじみのある場所だったに違いない——の進化に沿うように変異を起こし（最近も、野生動物の肉を食べるという風習によって、チンパンジーからヒトへとレトロウイルスが入り込んでしまったように）、今日私たちの知る呪うべき *Phthirus pubis* という種になるのを可能にしたのだろう。

どのようにしてそこにいるようになったのかはともかく、ケジラミは残念ながら、私たちヒトという種の陰部の厄介物になっている。しかし興味深いことに、ヒトの文化的進化における最近の新たな行動の導入、とくに現代のブラッシングの習慣と陰毛の生えている部分の美容は、私たちからこの厄介な生き物を引き離しつつある。いくつかのクリニックでは、陰毛のケジラミが、とりわけ陰毛を部分的にあるいは全部剃った患者では大幅に減少するということに気づいていた。（そして性的パートナーが陰毛を剃っただけでも、本人にケジラミが寄生するリスクは、ケジラミの喜ぶ雑木林をもったパートナーとセックスをする場合に比べて、大幅に低くなるに違いない。）これは、まったく新しい現象というわけではない。中世の頃の売春婦はしばしば、陰部のケジラミを駆除するために性器のまわりを剃り、その後は「人工陰毛」（陰毛かつら）をつけていた。

しかし、あなたがブラジリアンワックス脱毛の次回の予定を入れるまえに、陰毛がもっと危険な細菌やウイルスへの感染に対してある程度の防御を提供するように見えるということについても触れておこう。男女どちらにおいても見栄えをよくする無毛の直接の結果として、陰部のケジラミはぐんと減ったように見えるが、同時期には淋病やクラミジアが増えており、この相関はたんなる偶然ではないかもしれない。剃っても困ったことになるし、剃らなくても困ったことになるのだ。

しかも、この「無毛の風潮」は勢いを（とりわけ西洋諸国で）増しつつある。最近のいくつかの研究は、陰部の毛を剃ることが実際にどの程度よく行われるようになっているかを明らかにしている。『性役割』誌に掲載された論文のなかで、フリンダーズ大学の心理学者マリカ・ティッゲマンとスザンナ・ホジソンが報告しているところでは、オーストラリアの女子大学生のサンプル二三五人のうち七六％がこれまでに自分の陰毛を除去したことがあると答えた。(註38) 六一％はいまもそうしていて、このサンプルの半数が定期的に陰毛を除去すると答えた。この傾向は男性でも変わらないように見える。同じ年にこれとは別に、ティッゲマンがヨランダ・マーティンスとリビー・チャーチェットと一緒に行った研究が『ボディイメージ』誌に掲載されているが、この調査では、一〇六人のゲイの男性のうち八二％が少なくとも一回は陰毛を除去したことがあると答えた。(註39) これはゲイの男性の文化がそうさせるのだと思った人もいるかもしれないが、異性愛の男性でも、この割合はそう違わなかった。二二八人の異性愛の男性のうち六六％が陰毛を除去したことがあると答えた。これらの研究者は、性的指向や性別に関係なく、陰毛の脱毛の主要な動機が（健康にではなく）見かけに関係しているということを見出している。

楽しんでいる時に厄介な陰毛が喉にまで入ってくるので、クンニリングスやフェラチオをしようとしない人も多くいるということもお忘れなく。実際、これは「ラリーのミッドライフ★クライシス」［訳註　米国のシットコムのテレビ番組］にエピソードとして登場した。そのなかでラリー・デイヴィッドは、この厄介なくすぐりを困惑しながら生真面目な医者に説明しなくてはならなかった。けれどこの場合には、まったく別のタイプのストーリーが展開した。

いずれにしても、陰毛（パブリック・ヘア）のヘアスタイルはほかの人間の迷惑になるわけではない。これを図書館で書いている時点で、グーグルで「パブリックヘアスタイル」で検索すると四七万件がヒットしたが、そのどれをクリックするかでは躊躇した。公共図書館（パブリック・ライブラリー）にいたからだ。残りは自宅に帰ってからすることにした。

7 カニバリズムの自然史

この間スコットランドのナショナル・ギャラリーを訪れ、建物の奥にあるほのかに照らされた部屋をめぐっていた時のこと。ぼくは、残像のようなたくさんの印象派の絵、ルーベンスの描く丸ぽちゃの愛らしい子どもたち、そしてゴシック風の建物の絵を一通り見ていったが、その時ぼくの目に飛び込んできたのは、そこにそぐわない一枚の絵画、現代風のスキャンダルめいた絵だった。それは一六世紀初めに描かれた三連祭壇画（トロプティク）の一部で、金色の礼服をまとった聖職者と思しき中年の男が、浴槽のなかに入った三人の裸の少年たちに向かって命令を下している場面だった。

実は、この猥褻な絵を見て最初に思ったのは、カトリック教会が知られているよりもずっと昔から少年性愛者の天国だったということ。しかし、体を傾けて絵の説明書きを読んでゆくと、ぼくのそうした印象は吹き飛んだ。そこには、ブルージュを拠点にしてたくさんの宗教画を描いたフランドルの画家、ヘラルト・ダヴィットが飢餓状況下のカニバリズムの光景を描いた絵だと書かれていたのだ。あらま！　それは食人の出来事を描いたもので、それ以上に不吉なものはありえようがなかった。少年たちは屠殺屋に殺され、その遺体は間に合わせの大桶のなかで塩漬けにされて、飢えた市民たちに振る舞われるのを待っていた。幸いにして、少年好きのこの悪名高き中年聖職者、聖ニコラウスは、たまたま市中にいた時に少年たちが食べられるというニュースを聞きつけて駆けつけ、浴槽のなかで少年たちを蘇らせたのだった。

　ともかく、このエディンバラ滞在は、ぼくに人肉というテーマについて考える格好の機会を与えてくれた。ぼくとファンはナショナル・ギャラリーをあとにし、外科博物館を駆け足で回ったが、そこの通路は床から天井まで、塩漬けされた壊疽にかかった脚、産業革命の頃の老女の切断された腕、穿孔された頭部、そしてさまざまな病気の性器で埋め尽くされていた。展示物のなかには、牛革に似た皮が張ってある上品な手帳もあった。けれど、実はこれは、かの有名な死体調達人兼殺人鬼のウィリアム・バークの皮膚でできていた。

　これらすべてが、ぼくにカニバリズムの食料調達について考えさせた。食料産業の巧妙な商業化によって状況はまったく様変わりしているが、かつては作物の不作、生息地の荒廃、飢饉——カニバリズムがヒトという種にとって、命を救う適応的有用性をもっていた状況——がかなり頻繁にあった。たとえば、ある人類学者のチームは、さまざまな数値を入れて計算してみた結果、平均的なヒトのおとなが脂肪、連結組織、筋肉、器官、血液や皮膚など、食用可能な三〇キロの食料になると結論している。タンパク質に富んだ血の固まりや骨髄は、（食通からは）とっておきの美味と言われている。少なくとも、傑出した進化理論家であるルイス・ペトリノヴィッチは、カニバリズムがすべてのヒト——いまトイレの便座に座ってこの本を読んでいるあなたもだ——に共通する真の生物学的適応だと主張している。

ペトリノヴィッチは次のように言う。ある程度以上の飢餓状態の時に食人の行為が発生するのは珍しいことではないし、少なくともヒトの進化の初期の時代にあっては、ヒトのカニバリズムは一般に考えられているほど珍しいことではなかった。今日「カニバリズム」という用語は、アンデスの人里離れた山岳地帯で起きたヘリコプター墜落事故、連続殺人魔、一九世紀の失敗した極地探検といったセンセーショナルな出来事を思い起こさせる。しかし私たちのディープな歴史は、それがごくまれな出来事ではなかったことを示唆している。「要するに、カニバリズムはヒトの行動レパートリーの一部である」と『内なるカニバリズム』のなかでペトリノヴィッチは書いている。(註40)「それが起きるのは、おそらくいくつもの理由からだが、なかでも一般的なのは長期にわたる耐えがたい栄養の欠乏である。食人の行動そのものは極端な状況でしか起きないかもしれないが、そうではあってもカニバリズムは私たちの生物学的な遺伝の一部であり、それが規則的な経過をたどるという事実は、それを性質上精神異常だとする仮説が間違いだということを示している」。

ペトリノヴィッチはヒトの歴史を振り返りながら、食べられた祖先の骨には噛んだ跡が頻繁に見られると指摘している。このことは、ヒトを食べるということが「原始人」を悪しき者として描こうとする西洋人によって作り出された神話だという主張とは逆に、私たちが実際きわめて長きにわたって互いを食べ合ってきたことを示している。これまで種内での肉食は一三〇〇種の動物で観察されてきているが、私たちはそのうちの一種にすぎない。霊長類においては、カニバリズムは通常は栄養や環境のストレスの点から説明できるし、あるいはそれがヒヒでのように健康でない子を食べて、それに代わって生存能力のより高い子を育てるという繁殖戦略のように見えることもある。

カニバリズムを引き起こす特定の要因を突き止めることは、実験室でやろうとすると、かなりの難題になる。ひとつは、厄介なことに、大学の研究倫理審査委員会の承認を得る必要があるからだ。にもかかわらず、大胆な日本人研究者が、これらの配慮すべき問題をうまくかわし、飼育下のリスザルの集団で妊娠中の雌に低タンパクの餌を与えることによってカニバリズムを生じさせた。これは自然流産の発生率を高め、流産した母親はその胎児――欠けていた大量のタンパク質の塊だ――を食べたのだ。ではここで、人間で同じ研究を統制された実験条件下でやってみた時のことを想像してみよう。かなりおぞましいことには違いないが、このことは、この知見を私たち自身の種へと一般化できないということを意味しない。さらに、だれも止めてくれないので書いてしまうと、哺乳類の母親も出産後に排出される胎盤をいろんなやり方で食べる。ヒトでは、ある人たちはそれをパプリカと混ぜて食べるのを好むし、またある人たちは、スパゲッティやミートボールとして食べるのを好む。

しかし、ペトリノヴィッチが論じているのはまさに、ヒトを含む霊長類のカニバリズムが飢餓によって動機づけられているということである。しかし、彼がほかの進化論者と違うのは、食人が――ほかの動物のカニバリズムがそうであるように――私たちの種においても真の適応を表していると主張している点である。それはたんに、一部の邪悪な人間の異常行動なのではない。もちろん、そのような人々は現実に存在する。たとえば、自分の肉がどんな味がするかを知りたがった男がいるが……これは、彼を診た精神科医たちの書いているものを引くことにしよう。

足の親指を切り落とすと、まずそれをルームメイトに見せ、そのあと通りを歩きながら、そのまま食べた。骨をできるだけ噛んでから、吐き出した。彼は、それが「体験してみるため」で、「一生のなかで人肉を食べるという一度の機会だった」と振り返る。彼は、そうすることがもたらす衝撃の価値について興奮していた。足の第二指は、オーブンで焼いてから食べた。そうした間も、彼は家々の改

修工事で働き続けていた。(註41)

この男性は、いまはおそらく特別な靴を履いているに違いない。しかし、この場合もカニバリズムは確かに常軌を逸した行動だが、ほかのケースでは、ある程度日常的なこともある。私たちのいとこ、ネアンデルタール人は基本的に肉食であり、最終氷河極大期の終わりには、獲物となる大型動物の激減に直面してカニバリズムを余儀なくされた。フランス南東部の洞窟から出土した骨についての考古学的研究は、無造作に捨てられていた焼けた骨が六体ほどのネアンデルタール人のものであることを確認したが、それらの骨はきれいに肉をはがされ、関節をはずされ、そして骨髄を採り出されていた。(註42)

私たちホモ・サピエンスについて言えば、その残虐な生贄(いけにえ)とカニバリズムの儀礼で名高いのはアステカ族だ。大部分は象徴的な宗教儀礼だったが、何人かの研究者は、アステカ族の生贄の犠牲者の脂ぎった肉は、このいわゆる「人間トウモロコシ」を最初に試した富裕なエリート層にとって高カロリーの栄養補助食品だったろうと示唆している。実際のところ歴史的にも文化人類学的にも、食人をしなかったほうが例外かもしれない。研究者たちはこれまで、アフリカ（アザンデ、シエラレオネ、ベルギー領コンゴ)、南アメリカ（ブラジル西部、エクアドル、コロンビア西部、パラグアイ)、メラネシア（フィジー、パプア・ニューギニア、バヌアツ、ニューギニア東部高地）、そしてアメリカ先住民の社会での儀礼的な食人の証拠を示してきた。それは、大躍進政策時代（一九五八―六二）の飢餓に苦しめられた中国やソビエト時代のロシアなど、工業化された社会にも見られる。

ペトリノヴィッチによれば、要は、あなたが本当に腹ペコで、もうどうしようもない時、そしてほかのすべての食料――靴、靴ひも、ペット、ハンドル、牛皮のサドルバッグ、あるいは冷凍のロバの脳のような、喉を通りそうもないものも含め――が尽きてしまった時、そして食料が手に入る見込みが限りなく低い時、もっとも強情なモラリストでさえも、カニバリズムのタブーを気にするどころではなく、男性……あるいは女性、少年や少女の美味な肉を食すだろう。それは食べるか死ぬかという問題であり、生物学的に適応的なのは、この選択肢のどちらかでしかない。

もちろん行動というものは、生物学的な遺伝的適応でなくても、適応的なことがある。少なくともペトリノヴィッチにとっては、食人は進化したひとつの行動だと考えるだけの理由がある。というのも、私たちの祖先の過去においては、飢餓状態はかなり頻繁に生じたと考えられるからである。そのような状態では、飢えた人間の心はカニバリズムをしてはいけないという規制を緩めたはずであり、実際ほかの人間を食べることでエネルギーを得て生き延びることができた。しかもその行動には普遍性があり、その進行にも一定の法則性がある（まず死んだよそ者を食べ、次に死んだ親族、次に生きている奴隷、次に生きているよそ者、そして生きている知己や親族へというように）。もちろん、カニバリズムのタブーは健康で繁栄している時代には有益であった。もしメンバーどうしが食うか食われるかを実際に繰り返していたとしたら、集団は長く続くはずがない。しかし一方で、飢餓は私たちの内なる食人者を解き放つきっかけになる。

実際のところ一部の科学者は、飢餓状態下のカニバリズムは過去の祖先の時代にあってはよく行われたため、それが私たちのＤＮＡを文字通り変えたのかもしれないと示唆している。現代人は、とりわけカニバリズムを介して感染するウイルスと闘うようにデザインされた遺伝的適応をもっているように見える。典型的には、捕食動物が被食動物を食べる時、両者の種の間には免疫系に実質的な違いがあり、病原体の種類も異なる。しかし、捕食者と被食者が似ていれば似ているほど、捕食者は食物が媒介する消耗性の病気にかかりやすくなる。これは、宿主の生物がその生物種の環境に適応した病原体だけに寄生されやすく、病原体は成長のために遺伝的な培養物質を必要とするからである。

カニバリズムについての疫学的な研究で一九七六年にノーベル生理学・医学賞を受賞した微生物学者のカールトン・ガジュセックによれば、これこそがクールー病に関してニューギニアのフォレ族に起こったことであり、この神経変性疾患が二〇世紀前半にフォレ族の人口を激減させたのだった。ガジュセックはこの病気の原因が遺体のカニバリズムにあることを突き止めた。女性や子どもは、その地方の埋葬儀礼の一部として、亡くなった人々の脳を食べていた。脳を食べることは儀礼的行為だったが、豚肉の供給が不足した時には必然的にその頻度が急上昇し、多量のタンパク質を提供した。興味深いことに、クールー病はクロイツフェルト・ヤコブ病（ＣＪＤ）の変種であり、おそらく最初はフォレ族でＣＪＤに罹患した脳を食べたことから生じ、その後それがクールー病へと進化をとげたのだろう。『カレント・バイオロジー』誌に掲載された論文のなかで遺伝学者のジョン・ブルックフィールドは、過去五〇万年にわたってヒトのプリオンタンパクの遺伝子の変異が大きくなってきたと推測している。彼が指摘しているのは、この遺伝子が異型接合の人はカニバリズムをしてもＣＪＤから守られていたということである。「維持されてきたこの異型接合の利点は、おそらく習慣的にカニバリズムを行うという生活様式によって生み出されたものであり、このことは私たちの祖先の生活様式について新たな視点を与える[註43]」。

まえに述べたように、カニバリズムのすべてのケースが栄養上の必要性によっているわけではない。ジェフリー・ダーマー、アルミン・マイヴェスや佐川一政といった社会病質者は、ファーストフードの飲食店や食料品にあふれたスーパーがそちこちにある都会の環境のなかで暮らしていたのに、人間を食べた。その著書『スーパーセンス』のなかで心理学者のブルース・フードは、こうしたケースが本質主義的信念——犠牲者の隠れた「本質」とか性格の特質がその肉体を食べることによって獲得されるという信念——を反映していると論じている。[註44] 多くのこのようなケースが性的要素をもっているというのも興味深い。マーガレット・セント・クレアは『人類を食卓に——人々のための料理ブック』という本の序文で次のような皮肉な書き方をしている。「その人がどんな味がするのかを知ることほど、完璧な形態のセックスはない」[註45]。この不快なジョークにもなにかしらの真実があるようにも思える。本質主義的信念は、私たちヒトの医療的カニバリズムの特殊な歴史も説明するかもしれない。知られているところでは、征服者(コンキスタドール)たちや中南米での彼らの後継者たちは、関節炎にかかった自分の関節に、敏捷な先住民の体から採った脂肪を塗り込んでいた。アルミン・マイヴェスの母親が彼を身ごもるはるか以前、パラグアイのアチェ族の妊娠した女性たちは男の子を授かるためにゆでたペニスをかじっていた。

これらの情景を頭のなかに思い浮かべてみて、そして即物的なぼくとしては、次のような疑問が思い浮かぶ。どうして死んだ人間の体を摂取することが——死ぬと魂が見えないガス風船のように飛び立つと一般に考えられている社会にあっても——タブーなのだろうか？　こうした二元論的な考えに従うなら、結局のところ、いまや自由になった魂にとって体は用のない抜け殻にすぎない。死者の復活を信じている人も、神は食べられる肉を腐らせることを禁じているので、はいどうぞと自分の体を貧窮した人々に差し出すこともできる。もはや役に立たなくなった体は、火葬場で焼かれて乾いた砂利のような灰となるか、装飾のついた棺に大事にしまわれるか、あるいは土中の肥えた有機体の贅沢な食料になるだけだ！　もしあなたが高齢や病気で死んだ人間の肉など食べたくないなら、そして個人の尊厳が気にかかるなら、脳死の人間で、病気の感染の心配がないよう食の安全基準が守られていて、個人の尊厳も守られている場合はどうだろうか？

ともあれ、この地球上で飢えている人々のまわりには、この地球上でもっともジューシーな肉（一部の食通はそう言う）があることだけはお忘れなく。

8 なぜにきびができるのか?——裸のサルとにきび

ヒトはにきびができる。それは、ほかの動物から私たちを分け隔てているもののひとつだ。ほかの動物にも、ある種のにきび（「尋常性座瘡」）はできないわけではないが（たとえばメキシカン・ヘアレスドッグはにきびができるし、ライノマウスは実験的ににきびを生じさせることができる）、にきびは私たち不運なヒトという種のほぼ全員がもつ悩みである。にきびは思春期の若者の八五%から一〇〇%にでき、それより割合ははるかに少ないが、おとなにもできる。なぜヒトは、火山のような面皰、丘疹、膿疱や球状の膿瘍——重い場合には瘢痕として残ってしまう——ができるという点で特殊なのだろうか？　進化理論家のスティーヴン・ケレットとポール・ギルバートによれば、これらの不快な吹き出物は、ヒトが自分たちのためにならないほど急速に類人猿の毛皮を失ってしまったからだという。

無毛の皮膚は、おそらく適応的目的で急速に進化したのだろう（それは私たちの祖先が暑いサヴァンナを移動する際に身体を涼しく保つのを可能にしたのかもしれない）が、毛のない身体のための遺伝子を選択する着実な歩みは、いくつかの美容上の問題を生じさせた。ケレットとギルバートが述べているように、毛におおわれた身体に慣れた私たちの皮脂腺の進化は、毛がなくなるという変化について行けなかった。(註46) その結果、通常は毛を潤滑にする役目をはたす蠟質の皮脂にとって、それをするだけの毛がなくなってしまった。そのため皮脂が集まり、代わりに毛穴を塞ぎ始めた。(多毛症——「狼人間症候群」としても知られる——の人は多くの悩みをもつが、にきびは気にせずに済むことが多い。) いずれにしても、この進化的説明のほうが、神がにきびを計画的にお造りになった——無情な神が時計のぜんまいを巻いて、自分の見かけがもっとも気になる発達のまさにその時期に、皮脂腺を過剰にはたらかせるようにした——という説明よりはよい。

事態をさらに悪くしているのは、にきびができたことに動揺するという、進化がヒトだけに与えたもうひとつの特徴である。ぼくが言っているのは、他者の心に対する過度の敏感さのことだ。こういう言い方は異論がないわけではないが、いまある証拠にもとづくなら、私たち以外の動物は他者の心を見通すという精妙な能力をもっていないように見える。もしこれがそうなら、ほかの人間が私たちの身体的欠点を盗み見た時に、その目のなかに一瞬の嫌悪——あるいは無邪気な好奇心——が宿るのを見ることは、私たちヒトという種に特有の忌避すべき状態を引き起こす。表皮の運命のせいで自分の鼻の先に目立つように忌まわしい化膿した吹き出物ができたことのある人ならだれでも、この苦しい対人場面を経験したことがあるはずである。

ジャン・ポール・サルトルの戯曲『出口なし』の一場面を例にとろう。[註47] この戯曲では、三人の見知らぬ者どうしが自分たちが地獄へと放り込まれたことがわかり始める。この地獄は奇妙なことに、家具のついた客間だ。しかし悪魔の嫌味な仕掛けは、この部屋には窓も鏡もなく、眠ることもできないということである。三人のまぶたは麻痺し、まばたきをするという単純な贅沢さえ許されていない。彼らにとって強烈な苦痛は、お互いに容赦ない視線の下にあり続けるということである。サディスティックなレズビアン、イネスは、この部屋にいるもうひとりの女性、エステルをどう刺激すればいいかをちゃんと心得ている。彼女はエステルの顔を覗き込みながら、「それってなに？」と聞く。「頬の下のところが赤くなってるわ。吹き出物？」、「吹き出物ですって？」と、この部屋に入りたてのエステルは、鏡で確認することもできずに半狂乱になって応じる。「あら、いやだわ！」

実際、サルトルの地獄の寓意は、にきびに悩む多くの人が日常的に経験している苦しみとよく似ている。たとえば『イギリス健康心理学ジャーナル』に掲載された報告のなかで心理学者のクレイグ・マレイとキャサリン・ローズは、にきびに悩む人々の自助グループの十数人ほど――一年以上にきびに悩まされ、抗生物質を処方されたりホルモン治療を受けたりしている人たち――にインターネット上でインタヴューしている。「ミシェル」は、会ったことのない人と初めて顔を合わせるのがどのようなものかを表現豊かに次のように述べている。

会話するにつれて、しだいに自己意識に縛られてゆくのを感じます。ついには、自分の思考の脈絡を維持するのが困難になり、喋ることさえできなくなってしまいます。自信が完全に喪失し、相手が思っていそうなことで圧倒されてしまいます。とはいってもふつうは、相手が具体的にどう思っているのかを考えているわけではありません。それをするのは苦しすぎます。相手が心のなかで一般的なことを言っていると思うようにするのです。相手が私のにきびを見て、そのせいで私のことをあまり考えていそうもないと思うようにしています。(註48)

もうひとりの女性「ローラ」は次のように述べている。

人と話す時、私はいつも、その人の瞳が顔のにきびに向かずに目に向くように、その人の目を直視します。でも、彼らはふつうはにきびに目を向けるのです。(註49)

明らかに、にきびの心配は女性だけの問題ではない。一部の男性にとっては、さらに大きな問題のことがある。にきびに悩む「カール」という男性は次のように説明している。

社会は男性が化粧することを許しませんので、ぼくらは戸惑いながらまわりに顔をさらさなくてはなりません。もしほかの人間に、それによって自分が憂鬱な気分でいるとか自分の見かけが気になるとか言ったりすれば、とりわけほかの男性からは、ひ弱で情けない奴だと見下されます。[註50]

ほかの人が考えていることについて考えるということで言えば、ぼくは、あなたがいまなにを考えているかがわかる。すなわち、本を装丁だけで判断したり、にきびのあるかわいそうな友だちをこのように排斥したりする人たちは、みなから軽蔑されて当然だ、というように。もちろんぼくもそう思う。しかし、この一目瞭然の皮膚の病気に悩む人に同情や共感をもって接したりするにもかかわらず、私たちは（もっとも思いやりのある人でさえ）、にきびに悩む人を望ましくない特性と結びつけているように見える。心理学者のトレイシー・グランドフィールドらは、『健康心理学ジャーナル』に少なくともそういう結果を報告している。[註51] 潜在連合テスト（その人の無意識的な態度や信念を調べるのに使われる実験的手法だ）の変形版を用いて、彼らは私たちが、肌のきれいな人と比べてにきびがある人に不快な概念（「乱暴な」、「悪い」、「醜い」、「怒った」、「攻撃的な」、「吐く」や「劣った」）を自動的に結びつけることを見出した。グランドフィールドらは、深刻なにきびをもった人に対するこの不当で無意識的で本能的な反応こそ、私たちヒトの進化的起源を露呈していると推測する。研究が示すところでは、出血や膿、皮膚のはがれのような皮膚面の顕著な破壊は、それを見る人に、白斑やポートワイン母斑のような「清潔な」破壊よりも、強い嫌悪感や汚染の恐怖を引き起こす。

多くの人、とりわけ性格テストで社会的感受性の得点が高い人にとって、にきびはたんに厄介物というだけでなく、その人の自己概念の核心部に入り込み、心の健康に重大な問題——火傷や事故による顔の損傷に関係した悩みに匹敵する——を引き起こしうる。「にきびの悩み」があると答えたニュージーランドの一〇代の若者の三分の一は自殺を考えたことがあり、四分の一は臨床的に問題になる程度の鬱状態を呈し、一〇分の一は不安のレベルが高かった。[註52] 一九四八年にさかのぼるが、臨床医のマリオン・ザルツバーガーとサディ・ザイデンスは「さまざまな側面を考察した結果、単一の病気で、にきびほど心的外傷、親子間の関係不全、不安感や劣等感、そして大きな精神的苦痛を引き起こすものはない」と結論している。[註53]

これは六〇年以上もまえのことであり、もちろんそれ以後、にきび治療産業は飛躍的に成長してきている（心理皮膚科学という精神医学の下位分野もあるほどだ）。それ自体の不快な副作用がないわけではないが、膿のたまったにきびに悩む人が昔は夢見るだけだった軟膏やクリームや錠剤が登場して、かつてはなかったような医薬品の花園がある。とはいえ、このような治療がみな、にきびをもった人に等しく効くわけではなく、薬に対する反応は個人差が大きく、絶対安全な「治療法」は依然として存在しない。実際、中程度から重度のにきびを経験している人は、それ以前の世代の人々に比べてより重い鬱の状態にあるのではないかとぼくは思う。ちょうど、肥満でいろいろなダイエットを試みたあげくどれもうまくいかなかった人が、自分の状態に対して無力だと感じることが多いように、さまざまな治療法を用いてもにきびを治せなかった人は、それ以前にもまして自分を恥ずかしく思うようになるかもしれない。

ヒトのほかの大部分の特性と同様、にきびがどの程度できるかが遺伝子と環境の組み合わせによって決まるというのは、にきびに悩む人々にとって少しも慰めにはならない。私たちのDNAが食事、洗顔の習慣、浴びる日射の量やそのほかの要因とどう作用し合うかについては、正確なことはほとんどわかっていない。だが、メキシカン・ヘアレスドッグがほかの犬種のイヌよりもにきびができやすいように、裸のサルである私たちのなかにもそういう人たちがいる。まだ確定的なことは言えないが、どちらかと言えばにきびは、どんな生活をしているかよりも、どのような家系に生まれたかに関係しているように見える。興味深いことに、そしていまだよくわかっていない理由によって、特定の人間集団（たとえばパプア・ニューギニアのキタヴァ島民やパラグアイのアチェ族など）はにきびができない。(註54) 彼らの食事や生活様式は私たちとはかなり違うが、遺伝的にも違いがある。

この場合も、過ぎたるは及ばざるがごとしだ。しかし私たちは、ウーキー〔訳註　映画『スター・ウォーズ』に登場する架空の種族〕のようなシルクの毛をもっているとか、キタヴァ島民として生まれるとかいった幸運に恵まれているわけではなく、一生の間に一度もにきびができないのはきわめて稀だ。最良のシナリオは、あなたの皮膚が皮脂生成の際にそれほど猛烈にははたらかず、したがってほかのほとんどの人と同様、あなたも時折あちこちににきびができる程度、というものだろう。あなたの心の健康のために、にきびは、なにからも守られずに顔の上にイルミネーションのように目立ってあるよりは、どこかにひっそり隠れていてくれるのが理想的だ。

あなたのにきびが一〇代のうちに消えても、あるいは四〇代までなくならなくても、どちらにしたところで、皮脂腺は間違いなくかつての川床として枯れてしまう。たとえば、八九歳で亡くなったぼくの祖母の顔には輝かしい皺がたくさんあって、その迷路のなかに入ったら出てこれなそうだったが、その顔にはひとつの吹き出物もなかった。だから、赤くなった皮膚を隠しているあなた、体の内側から吹き出てくるものに悩んでいるあなたに助言すると、にきびは一時的な美容上の災厄と思うとよい。それは恥ずかしいことではなく、必要があれば助けを求めればよい。悩んでいるのはあなただけではないし、その心配はそのうち少しずつ訪れる皺のためにとっておくのがよいだろう。なによりも、急いで体毛を失ってしまったあなたの内なる類人猿に優しくしたほうがよい。

9　脳損傷があなたを極端なほど好色にする

本書の読者だとすると、ぼくはあなたが、ヒトの脳——神経がさざめくように入りくみ、帯電したアラベスク風の脳室や迷路のような道がたくさんある——が自然淘汰によって途方もなく長い時間をかけてゆっくりと着実に形作られてきたという論理的信念をもった唯物論者だと推測する。だとするとあなたは、脳の特定の部分が進化したのは私たちの祖先にとってそこが有益な行動を生み出すところだったからということを認めるだろう。脳の一部が怪我や病気、あるいはなんらかのほかの不幸な出来事によって傷ついてしまうと、多くの場合、一連のきわめて特殊な症状が引き起こされる。神経科学者のシェリー・バッツが『行動科学と法』誌に書いているように「脳は性格や自我の感覚の物理的基盤であり、特定の脳領域の損傷は、自我のほかの側面は変えずに、行動や性格に限局した変化を生じさせる」(註55)。

あまり専門的にならないようにしたいが、あなたが不運にも前頭前皮質の背外側部——特殊化した神経組織が複雑に編まれて前帯状皮質につながっている——のはたらきを阻害する損傷に見舞われたとしたら、あなたのワーキングメモリー、方略形成、プランニングの能力は一気に低下してしまう。スーパーの買い物リストを覚えるといった簡単なことさえできなくなってしまう。

私たちの大部分は、脳損傷によって日常的な認知能力が損なわれた人たちに大いに同情する。たとえば、彼らがだれかの名前を覚えようとしている時、覚え方を教えてあげたり、ほめたり励ましてあげたりして、彼らの知的な障害を軽減してあげようとする。しかし他方で、性欲やほかの多淫な動機を制御し抑制するように進化した灰白質の一部が破壊的な損傷を負った場合は、このように寛大でいられるだろうか？　もしこの損傷によってその人が「道徳的障害」(なんと呼べばいいかわからないので、こう呼んでおこう）を示すようになったら、どうだろう？　リビドーの脳システムが狂ってしまったケースでは、脳が壊れたことに同情する私たちの心優しさと、自由意志や道義的責任についての私たちの信念とが真っ向からぶつかり合う。

クリューヴァー＝ビュシー症候群はかなり稀な病気ではあるが、性的衝動の制御能力の完全な崩壊をもたらす悪名高い神経疾患である。一九三九年、神経解剖学者のハインリッヒ・クリューヴァーとポール・ビュシーは、アカゲザルの脳から側頭葉と嗅脳の大部分を取り去った。最初彼らは、どのようにメスカリンの投与が癲癇(てんかん)患者の側頭葉発作と似たような発作を起こすかを調べることに関心を抱き、薬物によって混乱したこれらの脳領域の影響を明らかにしようとしていた。しかし、このかなり残酷な生体実験のほかの特別な影響のなかで特筆すべきは、これらのサルが信じられないぐらいに好色になり、相手かまわず見境なく交尾しようとするようになったことである。ヒトでのクリューヴァー＝ビュシー症候群の最初の詳細な症例は、一九五五年に報告された。ある癲癇患者が両側の側頭葉切除手術を受け、その後猛烈な性欲を示したのである。この症候群は、側頭葉内側部の損傷によっても——症状はそう重くないが——生じることがある。その症状は、ヘルペス脳炎やピック病でも、あるいは外傷や酸素欠乏によっても起きる。もちろん、このような患者のみながみな性的亢進を経験するわけではないが、多くはそれを経験する。しかし、ほかの症状はこれほど顕著ではなく、口唇(こうしん)傾向（なんでも口に入れようとする強迫的欲求）、無関心、無感動やさまざまな感覚障害が現れる。

クリューヴァー＝ビュシー症候群が破壊的な作用をもつことを示す症例研究は豊富にあり、それらは物理的損傷が「自由意志」を完全に抑え込んでしまうという興味深い哲学的疑問を提起する。この症候群を呈する患者は過度の性衝動に襲われているのであって、この病気を自分が猥雑で淫らで好色になることの簡便な言い訳として使っているわけではない。このことをおそらくもっともよく示しているのは、神経学者のスニル・プラドハンらによる一九九八年の研究である。この報告によれば、二歳半から六歳までの七人の男児が、ヘルペス脳炎によって引き起こされた昏睡状態から部分的に回復した後に、性欲過剰な行動を示し始めた。プラドハンらが記しているところでは、昏睡状態から抜け出て一カ月から三カ月して「リズミカルに腰を動かす（二人）、ベッドに性器をこすりつける（二人）、性器を過度にいじる（七人全員）といった異常な性行動を示した」(註56)。これらの男児は、快楽を求める太古の脳の無力で不運な操り人形にすぎなかったのだろうか？　プラドハンらはそう考えている。「どの患者も幼いためセックスについて周囲から学んだという可能性はなかったので、これらの動作は系統発生的に原始的な反射活動である可能性が高い」。

なぜあなたの幼い子が見境なくなにに対しても性器をこすりつけるのかを、ほかの親に説明するのは大変なことには違いないが（クリューヴァー＝ビュシー症候群についていま述べたことをデイケアセンターにいる知り合いにしてみるとよい）、しかし私たちはおとなとして、子どもが不穏当な行動をしたとしても、それを大目に見る傾向がある。オルガスムを得たいという欲望に突き動かされる思春期以降の人間がこうした性的亢進の状態になった場合には、事態はより興味深いもの（哲学的な意味でだが）になる。クリューヴァー＝ビュシー症候群の患者をセックスに狂った人間として描くことはまったくの見当違いだが、彼らは常識では考えられないような行動をとることが多い。たとえば、ある七〇歳代前半の老紳士は教会で信者の女性に抱きつき、彼女に何度もキスをした。その症例報告によると、彼は動揺しているその女性に「どうしてもっとしないんだ？」と聞いたという。[註57]その後の数年にわたって彼の性的空想はふくらんでゆき、そして口唇傾向も手に負えないものになった。報告によると、彼の妻が言うには「なんでも、それこそドッグフード、ろうそく、バンドエイド、結婚指輪といったものまで口に入れました。その欲求は飽くことを知らないように見えました。……七七歳で亡くなりましたが、それはバンドエイドを喉に詰まらせたからでした」。

『ヨーロッパ精神医学』誌に掲載された短報のなかで、二人の医師が一四歳の女子生徒の症例について述べている。彼女は、脳炎による昏睡のあとクリューヴァー＝ビュシー症候群を発症するまでは「社交的で聡明な女の子で、学校の成績もよかった」。[註58]脳炎から回復すると、もの静かで行儀のよかったこの少女は、控えめに言っても手に負えないものになった。もしあなたがその子の親だったら、どう対処するだろう？両親が頭を悩ましていたのは次のようなことだ。

この患者は……ほかの人間がいるまえで着ているものを脱ぎ始め、自分の性器をいじり、父親をセックスに誘った。床におかれたどんなモノも舐めたし、隙を盗んでは、トイレに駆け込み尿や糞便を口に入れようとした。

もうひとつの症例は女性の癲癇患者で、頻発する発作を食い止めるために左の側頭葉の切除手術を受けたが、うまくいかなかった。性欲亢進を含むクリューヴァー＝ビュシーの症状が術後に現れた。彼女はところかまわずマスターベーションをし、家族や隣人を激しくセックスに誘った。発作を起こして緊急治療室に連れて行かれたが、その三〇分後待合室にいた年配の心臓病の患者にフェラチオをし始めた。[註59]（ある人間の病気が別の人間にとって幸運なことがあるという数少ない例かもしれない。これが性的亢進の表れなのか、過度の口唇傾向の表れなのかははっきりしないが、おそらくは両者が合わさって生じたものなのだろう。）

ほかの側頭葉癲癇の患者も、発作に続く回復期にあたる「発作後」状態では性的亢進を示した。神経学者のヴァネッサ・アルネドらは、真夜中にかなり頻繁に発作を起こすようになった三九歳の男性の症例を紹介している。夜間の痙攣（けいれん）発作後、一〇分眠ってから目を覚まし、自分の妻をレイプした（アルネドらの慎重なことば遣いでは「妻にセックスを強要するという点で性的に攻撃的になった[註60]」）。しかし、重要なのは「自分のしたことがわかったのち、それに対する自責の念と自己憎悪から、彼はこの発作後の行動を除去するために進んで手術を受けることに決めた」ことである。似たような癲癇発作をもつほかの人々も、発作後には性的亢進状態になった。ある男性は、一二歳になる娘が夜間の発作後に寝室に来て彼と妻をセックスに誘ったことを恐怖な

がらに振り返っている。(註61)

私たちの唯物論的確信がテストされるのは、これらの最後の例のように、クリューヴァー＝ビュシー症候群がレイプや性的児童虐待のような犯罪行動として顕在化する場合である。二〇〇三年、神経学者のジェフリー・バーンズとラッセル・スウェルドローは、そのことを除けばまったくふつうに行動する四〇歳の男性が右側の眼窩前頭皮質に腫瘍ができて以降、どのように「新たに小児性愛を示す」ようになったのかについて述べている。(註62)この男性が言うには、それ以前に児童に興味を抱いたことは一度もなかった。バーンズとスウェルドローによると、腫瘍ができる以前には確かにポルノには興味がないわけではなかったが、いまは児童ポルノをダウンロードし、思春期前の継娘に巧妙な性的誘惑をしかけていた。彼の性的亢進はもちろん熟年女性にも向けられ、実際、神経学的検査をしている時でさえ、女性の看護師やスタッフの体に触らずにはいられなかった。話が長くなるので途中は省くが、腫瘍が除去されると、彼の好色な関心と行動はほとんど消え去った。彼はもはや継娘を脅かす存在ではなくなったので、家に戻った。しかし頭痛がぶり返し、腫瘍も再生し、犯罪的衝動も戻ってきた。腫瘍の「再切除」が行われ、この男性はふたたびよき市民に戻り、知られているかぎりでは、いまもその状態が続いているようだ。著名な神経科学者オリヴァー・サックスらが報告している最近のケースでは、犯罪歴のない五一歳の男性が癲癇を防ぐために右の側頭葉の一部を切除された。[註63] 手術を受けてから彼は、性的亢進を含む、クリューヴァー＝ビュシーの顕著な兆候を示した。これは「新たに発症した小児性愛」のもうひとつのケースだったが、にもかかわらずサックスが嘆いているように、児童ポルノをダウンロードした罪で数年の刑に処せられた。

これからなにが言えるだろう？　あなたには、それが自由意志についての私たちの信念にどんな意味をもつのか、どのようにしたらそれをクリューヴァー＝ビュシー症候群にあてはめられるか（あるいはあてはめられないか）を考えてみるというこの難題を委ねよう。しかし、もうひとつの興味深い疑問もわく。すなわち、もしほかの面では「善人」の脳が突然、脳腫瘍や癲癇などによって道徳的に機能不全に陥り、その人間に悪い行いをさせたとするなら、脳に損傷のない「悪人」――彼の脳や神経のはたらきは遺伝子と経験の間の複雑な相互作用によって組織化されており、それゆえ彼の心のどんな現象的側面も物理的に制約されている――がこの神経学的に機能不全の人間よりも多くの自由意志をもっていると仮定するのはかなり偽善的なことなのではないだろうか？　結局のところ、人は一風変わった脳をもって生まれてきたとしても、それをまったくコントロールできないし、自分の初期の生活経験もほんの少ししかコントロールできず、その結果生まれながらにもっている脳を用いてなにかをすることができるだけである。

おそらくそれは時期の問題にすぎないのかもしれない。すなわち、「善人」は「悪くなる」ことのある脳をもって生まれてくるのに対し、「悪人」は、まさに始めから道徳的に機能不全になるような脳構造に完全に縛られている。(そうあることではないにしても) もし「悪人」が立派な行いをしたなら、それも偶発的な脳損傷や癲癇の結果なのだろうか？　もしその人間が燃えている建物から子どもを救い出したとしても、それは、先ほどの思春期前の継娘を誘った男性の場合と同じく本当の彼ではないという理由から、彼を高く評価してはならないのだろうか？

問題にしているのは、健康な人々に「より高い基準」を設定することでも、犯罪者に言い訳を与えることでもなく、自分 (あなた自身) の行為の制御可能な程度が完全に神経にもとづいていることを認めるかどうかである。自由意志は物理的損傷によって妨げられる。そしてもし結局すべては脳にもとづいているなら (このエッセイの冒頭でおそらくあなたが同意した見方だ)、自由意志について客観的に考えることが可能な程度、その複雑さ、その限界についてもそれが言える。結局のところ、このような思考は脳にもとづく認知能力の制約を受けている。衝撃的な真実は、私たちの遺伝子が発達的環境という泥のなかでふやけて曲がる程度でしか自由でないということである。

10 脳のなかの性器

脳科学には特殊なことが多すぎて、もっとも賢い脳でさえも、脳そのものを知るためにそれらのことすべてを学ぶだけの知力を持ち合わせていない。しかし、もしあなたの頭のなかの超小型犬の大きさの皺々脳（シワシワ）が考えたがるひとつのことがあるとすれば、それがあなたの身体の下のほうの器官――あなたの性器――と特別な過去を共有しているからかもしれない。ぼくが言っているのは、私たちの脳と生殖器官が発生的あるいは進化的な歴史を共有しているということではなくて、かつて（ある程度はいまも）身体部分を指し示す用語の点で両者が絡み合っていたということである。この奇妙な話から明らかになるのは、昔の解剖学者がみな脳タリンだったということである。その当時はみながそうだった。昔の命名法では、女性も脳のなかにペニスをもっていた。

解剖学の教授レジス・オルリーと神経生物学者のデュエイン・ヘインズは、『神経科学史ジャーナル』に載せた二篇の興味深い論文のなかで、このお下劣なストーリーの全体像を明るみに出している。これらの神経解剖学史家（そう、そういう仕事があるのだ。彼らに感謝せねば）は、昔のまわりくどい一連の医学文献を渉猟し、ヒトの脳がかつてはそれ自体の外陰部、ペニス、睾丸、尻、そしてアヌスをもつと記述されていたことを発見した。驚くようなことではないが、こんな分類や命名をしたのはすべて男たちだった。実際、脳のある部分はいまだに、長い間忘れられている売春婦にちなんで名づけられている。まず、それから見ていこう。

一九九七年に出た最初の論文のなかで、オルリーとヘインズは、円蓋（フォーニクス）（脳弓）という用語の驚くべき語源を明らかにした。（註64）神経解剖学を知らない方のために説明すると、脳弓とは、海馬と辺縁系をつないで、液体で満たされた脳の部屋（脳室として知られる）にまたがる、アーチ状の神経線維束のことである。この脳弓が適切に機能しなくなると、空間の学習や空間的移動全般の重篤な障害など、いくつもの顕著な障害が生じる。

語源について基本的なことを少々。現在では円蓋はほとんど解剖学的構造にしか用いられない。たとえば、眼の結膜をつなぐ結膜円蓋や、ほかにも体のなかには円蓋と称する部分がいくつかある。フォーニクスはもとは、建築学的に「アーチ」を意味するラテン語に由来する。オルリーとヘインズが指摘しているように、紀元前一世紀の古代ローマの建築家は、フォルニセスと呼ばれる丸天井をもった木造の部屋を造った。このような部屋をレンガで造った場合には、それらはカメラと呼ばれた（現代のカメラとこれらローマ時代のレンガ造りの部屋の間にも興味深い語源の歴史があるのだが、ここではフォーニクスに集中することにする）。

さて、ここには特段猥褻なところはないし、この用語を最初に用いた一七世紀のイギリスの神経解剖学者、トマス・ウィリスの心のなかにも汚れた考えはなかったに違いない。しかし、木の円天井の部屋は古代ローマの特別な仕事、売春のために使われてもいた（フォーニケーションは「密通」のことをいう）。オルリーとヘインズは次のように結論している。「『フォーニクス』という用語の本当の語源はこのように第三脳室の屋根の形に関係していたが、それと同時に、この脳室にたとえられるそのような部屋のなかで行われていた性交渉とも結びついていた[註65]」。円蓋が辺縁系の一部としてヒトの性行動の調節を助けているというのは、皮肉のひねりが効いているが、オルリーとヘインズが指摘しているように、この名称がつけられたのは、その機能が明らかになるはるか以前のことである。

いずれにしてもオルリーとヘインズは、円蓋の話を公表して一〇年ほどして、このセクシーな第三脳室を再訪することになった。後続の論文で、彼らはさらに、脳のこの同じ部分のかなり奇妙な名前の特徴を明らかにしている[註66]。彼らが報告しているところでは、一七世紀半ばに活躍したイタリアの解剖学者、マテオ・レアルド・コロンボが前交連と円蓋の二つの柱の境界線に隣接する小さな凹みをじっくり見た時、彼にはそこが湿った外陰部のように見え、そこをヴルヴァ・セレブリ（脳の外陰部）と名づけた。コロンボはクリトリス（本物だ）を最初に発見した解剖学者として広く知られているが、それからすれば、これも驚くにはあたらないかもしれない。

オルリーとヘインズは、コロンボがイタリア製の探り針で突いたのがどの穴だったのかというちょっとした謎があると指摘する。それは実際には、一七世紀オランダの解剖学者イズブラント・ファン・ディエメルブレークによって特定されたもっと後部の開口部だったのかもしれない。彼はコロンボのくぼみに「肛門」を発見した。ちなみにあなたの脳の肛門は、現在は中脳の水道の「後部開口」と呼ばれ、第三脳室に流れ込んでいる。知性に関しては排便にちなむ用語がたくさん（ぼくが引きつけを起こしてしまうほど）あるが、こちらについてはあなたにお任せしよう。

ファン・ディエメルブレークは脳のなかに女性の器官を見ただけではなかった。彼や仲間の解剖学者たちは、脳を基本的に雌雄の性をもつ器官としても見た。結局のところ、脳はヴルヴァ・セレブリをもっているだけでなく、それとは別にペニス・セレブリ（脳のペニス）ももっていた。ルネ・デカルトは松果体を「精神の座」として讃えたが、哲学的メタファーの素養のないファン・ディエメルブレークや、デカルトの同時代人、デンマークの医師トマス・バルトリンには、そこの構造がペニスによく似ているように見えた。オルリーとヘインズの説明によると、この類似は、すでに睾丸にたとえられていた脳の二つの丘の間の上に松果体が位置しているからであった。

この風変わりな用語、ペニス・セレブリは後世の学者を大いに困惑させ、たちまちにお払い箱になった。かつてペニスだったものは、現在は精神なき松果体（確かに用語としては硬い）になっている。一八世紀の半ばになるとフランスでは、ジャック＝ベニーニュ・ウィンズローという名の堅物の解剖学者が、先達の下品な分類をうんざりしながら振り返っていた。ウィンズローは、彼らが自分たちの頭のなかの器官を問題にした時に、頭を猥褻なもので満たしていたと考えた。ウィンズローは、これら神経科学の父たちを二つの隆起に尻や睾丸を見たとして悪しざまに言った。「これらの小結節につけられた名称はきわめて不適切で、それらが由来するものとの間にはまったく類似性がない」。ほかの解剖学者たちはこれに賛同せず、ウィンズローがこの問題に文句ばかりを並べ立てた以降も（二〇世紀においてすら）、脳のなかの尻や睾丸に言及し続けた。しかし最終的には、学術的な上品さがこれら愚かな古道具一式を覆い隠した。

学問的放蕩のこの失われた時代の勇壮な名残は、いまも用いられている用語に忍び込んでいる。オルリーとヘインズによると、松果体の腺部はかつてはその丸い形から陰茎亀頭という名前で呼ばれていた。今日私たちは、松果体がメラトニン——睡眠‐覚醒の周期を調節するのに中心的な役割をはたす——を生産することを知っている。

というわけで、今度時差ぼけになることがあったら、それをあなたの脳のペニスのせいにするとよいかもしれない。そしてぼくがここで乳頭体――再認記憶に匂いを加える役目をはたすと考えられている大脳辺縁系内の小さな丸い組織――の歴史をとりあげなかったのは、それがその名の通りで説明するまでもないからである。

神経解剖学領域のこのどぎつい命名の問題に困惑して頭をかきむしったのは、オルリーとヘインズが最初ではない。一九〇二年に、上品なウィンズローに賛意を表しながら、フランスの解剖学者ジョゼフ・オーギュスト・アリスティッド・フォールも、過去数世紀の解剖学者たちが「第三脳室のまわりのさまざまな部分に下品な名前をつけるのに興じていた」と述べている。オルリーとヘインズはさらに、これらの中世的な解剖学者たちが脳という灰色のかたまりにその好色な目を向け、そこに自らの思考を司るエンジンだけでなく、自らの性器も見ていたことを明らかにしたのだ。

11　好色なゾンビ——夜間の性器と夢遊

この世の男性の生殖器官はみな、ニワトリ（コック）と同じく、昇る太陽に向かってかしこまってコケコッコーと鳴くように見える。しかし実際には、こうした「朝立ち」では、すべての健康な男性に夜間に、ほとんどは夢を見ている時に時計仕掛けのように起こる一連の夜間睡眠時勃起現象（ＮＰＴ）がそのまま持続している。この勃起現象は夢を見ているレム睡眠時に頻発する。目覚ましのベル（ブザーズ）、母親（マザーズ）やほかのだれか（アザーズ）によって否応なく覚醒させられるのは、多くの場合この睡眠からである。

あなたがペニスの持ち主なら、身体のほかの部分は筋肉が麻痺した状態（夢を行動に移さないようにしている）にあるのに、一部分がいかに頻繁に立ち上がるかを知って驚くかもしれない（そして夢を行動に移せないことを知って安堵しているかもしれない）。ミネソタ地域睡眠障害センターのカルロス・シェンクらは、睡眠に関係した解離性障害をもった一九歳の青年の事例を報告している。[註67] 彼は家のなかを四つん這いで歩き回り、唸（うな）り声をあげ、ベーコンをくちゃくちゃ噛んだが、彼はこの時自分がジャングル育ちのネコ科の生き物であり、動物園の飼育係の差し出した肉片に跳びかかってとる「夢を見て」いた。シェンクらは、一三歳から七九歳までの男性のペニスが毎晩およそ九〇分ほど（全睡眠時間中の二〇％）勃起状態にあることを見出している。あなたの脳は睡眠の四つの段階を経るが、そのなかで「睡眠に関連した勃起」は八五分周期で起こり、平均して二五分ほど続く（もちろん、彼らはストップウォッチで計測している）。ぼくの知るかぎりでは、NPTについてはよく練られた進化的仮説は多くないし、その「適応的機能」も提案されていない。しかしわかっているのは、それが昼間の性的活動には関係しておらず、年齢とともに減少し、テストステロンの量と正の相関があるということである。女性の夜間の性器の状態を調べた研究はそれよりはるかに少ないが、女性も同様に、レム睡眠の時に膣が濡れた状態になる（そそり立つペニスの夢を見ているのだろうか）。

さて、このような退屈な生物学的詳細は道徳的困惑の材料には思えないかもしれないが、自由意志が性器とどうつながるかを理解しようとする時には、大きな戸惑いを引き起こす。睡眠に関係したペニスの勃起が相手の男性から性的関心を示すものとして解釈された、ある若いフランス人男性の事例について考えてみよう。[註68] ある研究グループが二〇〇一年にフランス睡眠学会の年次大会で報告しているところでは、二四歳の異性愛の男性がお尻の傷の痛みで目が覚めた。前の晩はひどく酔っていたため、自分の身に起こったことにまったく覚えがなかったけれども、自分が夜の間にレイプされたに違いないと思った。この研究グループは「法的医学検査によると、確かに肛門側断端に最近ついたと思われる顕著な裂傷があった」という報告を確認している。

問題はだれがそれをしたかだった。とりわけ気になったのは、この男性の上司が一晩中眠り続けていたのかどうかだった。二人はそのまえにプールでのんびりし、サウナに一緒に入って汗を流した。デートレイプ薬が使われた形跡はなかったが、(南フランスではよくあることだが)その晩は酒をしこたま飲み、その異性愛の男性は、上司にはソファで寝てもらい、自分は中二階の部屋で寝た。しかし明らかに、その夜にとりわけぐっすり眠ったのは部下のほうで、酔っぱらった上司のほうではなかった。年長の上司は、彼らがもちろん夜通しセックスしていたことをすぐに認め、部下のペニスが勃起していたことと、馬乗りになった時に抵抗しなかったことを理由に、彼としては合意にもとづくセックス以外にはありえないと主張した。(あなたの眠りが深かったとして、アナルセックスの初体験の間中眠り続けているには、ずっと夢遊状態でいなければならないということを想像してみよう。)法廷はすべてを解決しようと試みたものの、レイプ容疑の上司の勾留は二年に及び、最終的に裁判官は両者の言い分がどちらもある点では正しいと認め、上司には釈放という判決が下された。

これは、セックスと法律が絡み合う多くの奇妙な例のひとつにすぎない。「セックスソムニア」(睡眠時性的行動症)に関連した現象は、ひときわ印象的ないくつものケースを通して一般の人々の関心をその都度集めてきたが、同時にそれらはこの不可解な問題に関する興味深い学術的研究も動機づけている。セックスに関するアーカイヴを創設した偉大なるアルフレッド・キンゼイでさえ、男性の夢精や女性の夜間の射出に議論の多くを割いているにもかかわらず、一部の人々が睡眠中に性的な行動を示すことについては言及していない。

前述のケース（眠っている部下が知らないうちに望まざるセックスをした事件）とは違って、セックスソムニアの発作によって問題を起こすのは通常は、眠っている人間のほうである。この睡眠時の異常行動がどの程度の頻度で起こるのかは正確にはわかっていないが、専門家の多くはかなり一般的だと考えている。眠っている最中に性行為が頻発するほぼすべての人に、夢遊病の病歴がある。実際のところ多くの専門家は、セックスソムニアをたんに一％から二％のおとなに起こる一種の夢遊状態だと考えており、現在、標準的な診断マニュアル『睡眠障害国際分類（改訂版）』でもそのように分類されている。ほとんどの人が臨床的治療を求めておらず、それはたんに自分の状態を知らないからか、知っていても困惑しているからだが、彼らの性的「自動症」は、たとえば記憶に残らないマスターベーション、弱く腰を突き出す動きや熱い睦言（むつごと）のように、害のないものであることが多い（自動症の概念についてはすぐあとで述べる）。

しかし、二〇〇七年の『脳研究レヴュー』誌において心理生物学者のモニカ・アンダーソンらは、その時点までに発表された論文中の症例研究すべてを精査し、セックスソムニアのもとにある共通点をつなぎ合わせようとした。(註69) アンダーソンらは、睡眠中のセックスの引き金となるもっとも一般的な要因が、睡眠不足、ストレス、アルコールやドラッグの服用、過度の疲労、夕方の過度の身体運動であることを見出した。彼らの報告によると、男性で年齢が三五歳以下であることも重要な要因であった。さらに女性が夜間にこうした意識の変性状態に陥った場合には、その行為は、男性のセックスソムニアのようにその夜に不幸にしてそばにあった（いた）ものを愛撫したり下腹部を押しつけたりするのではなく、うめき声をあげたりマスターベーションをするといった、どちらかと言えば害にならない行動のことが多かった。

セックスソムニアについてもっとも驚くべきことのひとつは、眠っている人間のこの不適切な行動が時に、覚醒時にはとくに性的興奮をもたらさない相手に対しても向けられることがあるという点である。一九九六年、『医学・科学・法』誌において精神科医のピーター・フェンウィックは、異性愛とされる士官候補生の男性のケースについて述べている。(註70) この男性はほかの候補生のベッドに忍び込み、その候補生の下腹部を愛撫し、同性愛の暴行の容疑で軍法会議にかけられた。会議では、この容疑者が勃起していなかった——セックスソムニアでは勃起することもしないこともある——

ことが、その行為が「意図した」ものではなく、奇妙だが夢遊の偶発的出来事にすぎないことを示しているとして、不起訴になった。セックスソムニアの異性愛者が同性愛行動を示したほかの例として、一六歳の少年が夜に叔父と叔母のベッドへ行き、叔父に淫らな行為をし始めたという例も報告されている。

まえのところで述べたように、勃起は司法制度にとって事を複雑にしている。世界中のメディアの注目を集めた有名な例は、クリーヴランド・クリニックの睡眠研究者のグループが『カレント・サイキアトリー』誌に紹介したもので、ジャン・リューデックという名の三〇歳の造園家のケースである。(註71) 二〇〇三年のある夜、彼はトロント郊外で行われたクリケットの試合後のパーティでしこたま飲んで、長椅子で寝てしまった。「しばらくすると、彼は隣の長椅子で眠っていた女性に近づき、コンドームを装着すると、彼女との性交を開始した」。彼女は目が覚めてみると、恐ろしいことに、つけていたはずの下着がなくなっていて、虚ろな目のリューデックが彼女をレイプしかけているところだった。彼女は彼を押しのけ、トイレに駆け込んだ。しばらくして戻ってみると、そこには困惑して立ちつくしているリューデックがいた。リューデックには夢遊病の病歴があった。精神科医のコリン・シャピロは、被告人がこの事件では解離状態にあって、自分の行為については意識できなかったという弁護の証言を行って、無罪になった。

このような難しい裁判のケースはもっぱら、それが自動症——眠っている最中に犯した行為——であることを証明できるか（あるいは少なくともその可能性が高いか）どうかにかかっている。この自動症については、フェンウィックが次のような明確な定義を述べている。

自動症は、本人の預かり知らない不随意行動のことを言う。それは通常は状況に照らすと不適切な行動であり、その人らしからぬ行動である。その行動は判断を欠いてはいるが、複雑で動作もしっかりしており、見かけ上は目的があってなにかに向けられているように見える。あとになって、本人はそれについてなにも覚えていないか、あるいは覚えていたとしても、その行為についての混乱した断片的記憶しか残っていない。(註72)

言いかえると、セックスソムニアは基本的に好色なゾンビのようなものだ。犯罪の弁護においてこのセックスソムニアが持ち出された場合、本当にそのせいなのか、それとも便利な言い訳にすぎないのかをはっきり見極める方法はいまのところない。ただ、いくつかの基準は少なくとも法廷での判断では参考になる。たとえば、ポリグラフによる夜間の睡眠パターンの詳細なデータ、過去における夢遊病の症状や睡眠に関係したセックス、引き金になることが知られている要因（飲酒や薬の服用、疲労やストレス）、犯した行為の時間的経過（症状はふつうは眠りに就いてから二時間以内のノンレム睡眠時に出る）、出来事を覚えていないこと、その出来事を隠そうとか「裏工作」をしようとかすることなく、ただただ混乱していることなどである。夢遊状態にある人間が、コンドームを包装袋から器用に取り出すといったように目的をもって行動しているのに、コオロギほどの意識しかもちえないというのは、どう考えてもおかしいように感じる。しかし、ロンドン睡眠センターのイルシャード・エブラヒムは、食事を用意して食べたり、バイクや車を運転したり、乗馬までするといった例（すべて夜中の睡眠中に起きた）を引きながら、夢遊の行動がきわめて多様で、細かな行為にまでおよぶことを強調している。[註73]

セックスソムニアの状態が犯罪につながってしまうといった深刻な問題を抱えている人にとって、朗報は、それが薬によって治療可能だということである。就寝前に少量のベンゾジアゼピン（とくにクロナゼパム）を服用するだけで、ほとんどの場合は効き目があるようだ。もしあなたが眠っている最中に性的暴行をはたらいたという過去をもっているなら（あるいは、あなたが頻繁に夢遊状態になり、しかも家に子どもがいるなら）、このことについて医者に相談してみようと思うかもしれない。実際、児童虐待の容疑がかけられたセックスソムニアのケースがいくつかある。しかしセックスソムニアは、ひとりで眠る独身者にとっても問題になることがある。ある二七歳の男性は、目が覚めると指に精液がべっとり付着していることが一週間に何度もあるという生活を五年間送ったあとで、自分がセックスソムニアの状態でマスターベーションをするということを知って思い悩んだ。(註74) この可哀想な男性は動けないように身体をベルトで縛りつけたが、夜間に変貌した自分がこのベルトを引きちぎり、その時に二本の指の骨を折ってしまった。

ここでひとつ指摘しておくと、セックスソムニアは悪いことばかりではなく、パートナーがセックスソムニアであることによって性生活が実際に恩恵を受けている場合もある。シェンクらは、そのようなケースをいくつか紹介している。ある女性は「目覚めている夫とのセックスが時たまで、しかも落ち着きなく行われ、夫がよそよそしく、嫌々ながらしていると語った」。この女性は、少なくとも夫とは「時には怪我をすることがあっても、睡眠中のセックスのほうが満足できる」ということを発見した。

さて、締めくくろう。どうすれば、あなたのパートナーの夜間の腰の突きが意図してのものかそうでないのかを決定できるだろうか？　ことの詳細は省くが、この疑問こそが数日前の夜にこのエッセイをぼくに書くように仕向けたのである。明らかに、性交の最中にいびきをかくことはセックスソムニアを示すひとつの兆候であり、多くのセックスソムニアのパートナーによると、それがもっとも複雑な性行為の最中でさえ突然起こるという。同様にぼくの頭に浮かんだのは、ゾンビのような夜間陰茎勃起が、「ペニスの弾くような動き（フリッキング）」の有無によって実際の意識的な性的興奮から区別できるかもしれないということである。（フリッキングは専門用語ではない。たぶんあなたもぼくがなんのことを言っているのかおわかりだと思うが、恥骨尾骨筋の引き締めによって生じる、勃起したペニスの上下の随意運動のことだ。これを表す用語がないか多数の文献にあたってみたが、見つからなかったので、ここではちょっとだけ詩的にこう呼ぶことにする。）ぼくはつねづね、ペニスのこうしたフリッキング反応がヒトではなんらかのコミュニケーション信号の役割をはたしていると思っているが、適応的観点からこれを調べた研究者はいまのところいないようだ。どんな研究になるか、想像してみよう。

いずれにしても、セックスソムニアの男性は、自分の社会的認知を用いてペニスをフリックしてパートナーに性的関心のメッセージを意図的に伝えることができるのだろうか？　それは絶対確実ではないにしても、手がかりとしては使えるかもしれない。それにそのことを覚えておけば、この世の終わりが到来した時には、なにかの助けになるかもしれない。というのも、世界の終末の到来を信じる人々によると、その時には、セックスに狂った男のゾンビたち（それに加えてたくさんの好色なゲイのゾンビたち）でこの世界があふれかえることになりそうだからだ。

12 マスターベーションと想像力

ミネソタ州のレインズボロでは、いろいろ変なことが起こった。学会に向かう途中でそこに泊まった夜、ぼくは、筋骨隆々のアフリカ系アメリカ人のケンタウロス（半人半馬）と出会う夢を見た。彼は酔った女性たちと乱痴気騒ぎに興じていて、ぼくの相手をしてくれた女性は（それでは足りないかのように）ぼくがする予定の基調講演で白いウエディングドレスを着るよう求めてきた。「女みたいに見えないかな？」、「大丈夫」と彼女。「男用のドレスだから」。

フロイト先生なら、この派手な夢のことを聞いて眉をひそめたかもしれないが、もしこれらのイメージがぼくの抑圧された性的願望を示しているのなら、ぼくには発見しなければならない一面があるということになる。とはいえ、ぼくにはそうは思えない。エロティックな香りをともなった夢は、レム睡眠中のほかのほとんどの夢と同じで、車掌は乗っているものの、その暴走列車のシュールな行く手についてはなす術がない。むしろ、もしある人間の隠れた性的願望について本当に知りたいのなら、マスターベーションの絶頂にある時にその人間が心の目でなにを見ているかを考えてみるのがよい。

頭のなかに空想的な情景を作り上げるというこの能力は、まさに進化の魔術であり、私たちの器用な手と協働することで、私たちに文字通りのオルガスムをもたらしてくれる。それは心的表象（以前に体験したイメージや感覚入力の内的表象）と呼ばれる認知能力を必要とし、多くの進化理論家はこの能力がヒトの系統でごく最近に起こった革新だと考えている。とりわけセックスに関係したことになると、この能力がフルに（もしくは頻繁に）活用される。

進化生物学者のロビン・ベイカーとマーク・ベリスによる（インターネットポルノ以前の）古典的なポルノを用いた研究では、男子大学生が平均するとおよそ七二時間に一回の割合で射精に至るマスターベーションをしており、多くの場合「相手がいてのセックスに先立つ四八時間以内にマスターベーションをしている」ことが見出された（註75）。男性は多くの場合、毎日セックスをしているのではないなら、セックスを最後にしてから二日以内にマスターベーションをして快感を得ていた。

この一見直観に反する状況——そもそも、トイレットペーパーや靴下のなかに無駄に自分の種子を放出するのではなく、睾丸にできるだけたくさんの精子を貯め込むはずでは？——を支持するベイカーとベリスのきわめて論理的な主張は、精子には「寿命」がある（その生産から五日から七日しかもたない）のだから、そしておとなの男性は一日に三〇〇万個もの精子を製造できるのだから、マスターベーションは古い精子を減らしてより適した新しい精子のためのスペースを確保するという進化した方略だというものである。量より質の問題というわけだ。ベイカーとベリスによれば、これこそが適応的な物流管理法である。

男性にとっての利点は、若い精子のほうが女性に受け入れられやすい、もしくは女性の生殖管のなかでより確実な位置取りができるということにある。さらに生殖管のなかに入ってしまえば、若い精子は、精子競争がない（その男性としか関係をもっていない）場合にはより生殖力をもちえるし、精子競争がある（ほかの男性とも関係をもっている）場合には競争力をもちえる。最終的に、若い精子のほうが生殖管のなかでより長生きするのであれば、高められた生殖力と競争力もより長続きすることになる。(註76)

ほんとかな、と疑った人もいるかもしれない。ベイカーとベリスは頭の回転の速い実証的な研究者というだけでなく、大胆さも兼ね備えていた。彼らが自分たちの仮説をテストするために行ったのは、三〇組を超える勇敢な異性愛カップルに彼らの性生活のより具体的なサンプル——性交後の膣からの「フローバック」、すなわち自然に女性の身体から戻って出てくる男性の射精物――を提供してくれるよう頼み込むことだった。ベイカーとベリスが説明しているように「フローバックでは、性交後五～一二〇分して、一～二分の間に三つから八つぐらいの白い小球が出てくる。女性は練習するとフローバックの始まりの感覚がつかめるようになり、二五〇ccのガラスのビーカーにまたがってその物質を採取できるようになる。［そして次のような情報もある。］フローバックがもうじき始まるという準備状態に入ると、たとえば咳をすることによって、その開始を早めることもできる」(註77)。

ベイカーとベリスが予想したように、ガールフレンドがフローバックした精液中の精子の数は、そのボーイフレンドの最後のマスターベーションからの経過時間が長くなるにつれて有意に増加した。最後の射精からの経過時間に応じて精液の相対量（その時間が長いほど、射精される精液の量は多くなる）を統制してみても、結果は同じだった。もしこれまで青少年の親たちがこうしたことを知っていたなら、マスターベーションにつきまとう不安、罪悪感や恥の感情などもなかったかもしれない。

実際、青年心理学の父、G・スタンリー・ホールでさえ、マスターベーションに対しては手のひらにとげが刺さっているかのように反応した。ホールは、青少年に夜間に起きる自然な排出（すなわち夢精）が「自然」だということは受け入れたが、マスターベーションは「人類の災禍であり……この世でおそらくもっとも重要なよい遺伝の潜在力を破壊するもの」とみなした。(註78) ホールの考えでは、一〇代でマスターベーションをした人たちから生まれた子は「幼児性傾向や過熟」の兆候を示すという。でもホール先生、男の子はそういうものなんです。あいにく、これについては明確なデータを持ち合わせていませんが、このような自然の行動を自分に禁じる若者のほうが禁じない若者よりも多くの問題をもつ傾向があるように思います。

ここで、マスターベーションの際の空想と認知の話題に戻ろう。本当に興味深いのはこの問題だ。ベイカーとベリスの仮説がヒトの場合にとりわけあてはまるように思えるのは、自然界で見るかぎりでは、私たちヒトがこれらの精液から流れ出る利益を自らの手のなかに収めたように見えるからである。残念ながら、これまでヒト以外の霊長類のマスターベーション行動を追った研究は、ほんのわずかにある程度である。これに関連するデータがどこかのフィールドノートの山のなかに埋もれていそうなのだが、ぼくは野生チンパンジーについてこの問題をあつかった研究を見つけられなかったし、チンパンジーの多彩な行動について記したあのジェイン・グドールでさえ、それについては述べていないようだ。しかし、入手可能なすべての報告からしても、ヒトとの比較の点でも、人間のように自分の手でマスターベーションを完遂するというのは、ほかの動物種ではきわめて稀な現象である。動物園に行ったことのある人なら知っているように、確かにほかの霊長類（有名なのはボノボだが）も自分の性器を弄ぶことがあるものの、それが意図したオルガスムを導くことはめったにない。

類人猿のマスターベーションを研究するうえで障害になるものはそうないように思えるが、いくつかの研究は、ヒト以外の霊長類ではマスターベーションが稀だということを示している。一九八〇年代初頭、研究者は、ウガンダ西部にあるキバレの森に生息する野生のサル、ホオジロマンガベイのいくつかの集団の性行動を二二カ月にわたって観察した。(註79) 性行動は豊富に観察され、とくに雌の外陰部が腫張のピークを迎える時期にそうであった。しかし、雄がマスターベーションをして射精に至るのが目撃されたのはたった二回だった。そう、そうなのだ。健康な男性なら三日に一回はマスターベーションをせずにいられないのに、ホオジロマンガベイの雄たちの場合には二年近くの観察のなかで二回だけだったのだ。

人類学者のE・D・スターリンも、ガンビアに生息するサル、アカコロブスを観察したが、マスターベーションに遭遇することは稀だった。二〇〇四年に『霊長類学フォリア』誌に掲載された報告のなかで述べているように、五年半にわたり通算で九五〇〇時間以上行った観察のなかで、オスの五頭においてマスターベーションをして射精したのは（たったの！）五回しかなかった。しかも、これら稀な出来事は、性的に受け入れ可能な雌が近くにいて、声をあげてほかの雄を誘い、交尾している時だけに起こった。

ここで重要なのは、雌たちはすぐ近くにいたわけではなかったが、マスターベーションをした雄は彼女たちを見ることも声を聞くこともできたということである。言いかえると、心的イメージは必要なかった。実際のところ、これらの出来事についてのスターリンの記述を読むかぎりでは、それが計画的というよりは偶然に射精が起こったように思える。雄にとっては幸せな偶然だったには違いないが、しかし偶然は偶然でしかない。スターリンは次のように書いている。「この時には、雄は座って、自分のペニスが勃起するまでこすり、引っ張ったり、引っ掻いたりしたが、勃起後にさらにこすることによって射精が起こった[註80]」。同様に、この期間に追跡観察された一四頭の雌のアカコロブスのうち「三頭の異なる雌が」自分で性器を刺激することで「マスターベーションをしているのが観察された」。とはいえ、これは可能性の話でしかない。というのは、どの出来事もコロブスのオルガスムの顕著な兆候——顔の表情筋の引きつりや喜悦の叫び——は見られなかったからである。

ヒト以外の霊長類におけるマスターベーションについてのおそらくもっとも興味深い報告（というよりも、セックスをしたくてもできない劣位の雄にさえマスターベーションが見られないという報告）は、一九一四年に『動物行動ジャーナル』に発表された一風変わったギルバート・ヴァン・タッセル・ハミルトンという人物による研究である。ハミルトンは、カリフォルニアのモンテチートの緑あふれる所有地でモンキー研究センター兼サンクチュアリなるものを運営していたようだ。彼は先駆的な性科学者で、少なくともその時代にあってはとりわけ自由な考えの持ち主で、動物界における同性愛行動が自然のものだという考えを支持していた。サルの性器に触って刺激してやるという自分の研究を正当化するなかで、彼は次のように述べている。「通常『倒錯』という表現が用いられる類の性行動が実は正常なものであって、生物学的にもある程度適切な行動であるという可能性は、これまで十分に検討されてきたわけではなかった(註81)」。

実際ハミルトンは、自分のところのサルでは荒々しいマスターベーションが見られるものと思っていたようだが、驚いたことに、手でそのようなことをして快感を得たのはジョコという名の雄のサルだけだった。「雄のサルのなかで」とハミルトンは書いている。

マスターベーションが確認されたのはジョコだけである。檻に入れられて数日後、ジョコはマスターベーションをしてその精液を飲んだ。私には、ジョコを入手する以前の数年間、彼が不自然な条件下で暮らしていたと考えるだけの理由がある。七頭の性的に成熟したサルが檻のなかに数週間単身でおかれた――大きな檻で、しかも近くの檻にはほかのサルがいて、気候も暖かであるという、物理的にも精神的にも良好な条件下にあった——が、マスターベーションをしたサルは一頭もいなかったという事実に鑑みると、私はマスターベーションがサルではふつうに起こることではないという考えに傾いている。(註82)

確かに、ハミルトンはいささか変わり者だったようだ。この論文の最初のほうで彼は、モードという名の雌ザルが彼のところの雄の飼いイヌからマウントされる（そして挿入される）のを好んだが、ある日性的に興奮したモードが自分のお尻を見知らぬイヌに差し出したところ、そのイヌに腕を噛まれ、それ以後はそうしたことをしなくなったと述べている。ハミルトンの記述でもっと気になるのは、夏の昼下がりにハンモックで寝ていた人間の子どもを見つけたジミーという名のサルについての記述である。「ジミーはすぐにその子と交尾しようとした」と、ハミルトンは感情を交えずに記している。(註83)その子がハミルトンの子だったのかどうかは明らかではないし、その子の母親がジミーがしようとしていることを見た時にどんな反応を示したかについても述べていない。いずれにしても、子どもを守るというハミルトンの能力には問題があったようだが、自分のところのサルの性生活について述べる際の率直さはその話の信憑(しんぴょう)性を高めている。

では、なぜサルや類人猿はヒトのようにマスターベーションをすることがないのだろうか？　雌への性的接近ができなくて欲求不満な劣位の雄の間でさえ、マスターベーションは稀である（実際、観察されている少数の例は優位な雄の例のようだ）。なぜ研究者は、ヒトの性行動の進化を理解するうえできわめて重要なこうした明確な差異に気づいてこなかったのだろうか？　結局のところ、アルフレッド・キンゼイがアメリカ人の九二％がオルガスムに至るマスターベーションをしていると最初に報告してから、ほんの六〇年しか経っていないのだ。

このような種間の違いは、私たちでとくに進化したイメージ能力の点から説明できると、ぼくは思っている。私たちヒトだけが、オルガスムを引き起こすエロティックな情景――直接の外的現実から完全に切り離された猥褻な内的空想――を心のなかの劇場で意のままに思い浮かべる能力をもっている。初期の性心理学者のひとり、ヴィルヘルム・シュテーケルは、マスターベーションの際の空想を一種のトランス状態（意識の変性状態）――「いまの現実が消え去り、禁じられた空想がすべてを占拠する一種の陶酔あるいは忘我の状態」――だと書いている。(註84)

ここで、この本を脇において、五分ほど、ぼくの言っていることをテストしてみることにしよう（飛行機のなかにいるなら、トイレに行ったほうがいいかもしれない）。あなたの心のなかにエロティックなイメージをなにも思い浮かべることなく、オルガスムを得られるようにマスターベーションを試みてみよう。あるいは、心をまったく空っぽにするか、アートギャラリーに巨大な白いキャンヴァスが掛かっている（ぼくも見たことはないが）のを想像してみよう。もちろんこの場合には、ポルノや裸のだれかを使ってはならない。

うまくいっただろうか? あなたがほかのほとんどの人と同じなら、それが不可能だとわかっただろう。ついでに言うと、これはぼくが、自分は無性愛者だがマスターベーションをしてオルガスムを得られると主張する人々に対して、彼らが本当に無性愛者なのかを信じかねる理由のひとつである。彼らもなにかを思い浮かべなければならないはずで、そのなにかが彼らのセクシュアリティを明かすことになるからである。

マスターベーションの空想になにが現れるかを実証的につかまえるのは、容易なことではない。しかし、果敢にもそれを試みた研究者たちがいる。一九六〇年、ナルシス・ルキアノヴィッチという名のイギリスの医者は『一般精神医学アーカイヴ』誌に、ぼくがこれまで興味深く読んだなかでもっともセンセーショナルな科学的研究を報告した。ルキアノヴィッチは一八八人（男性一二六人、女性六二人）に、マスターベーションをする際の空想について聞き取り調査をした。ただし、これらの人々はみな精神病の患者であり、「病気もさまざまで、その神経症状も多種多様」であり、したがって彼らのマスターベーションの際の空想は必ずしも典型的なものとは言えないかもしれない。けれど、これらの患者が提供した自分のエロティックな空想についての詳細は、ヒトのマスターベーションにともなう心的イメージが驚くほど豊かだということを垣間見させてくれる。次に示すのは、現役時代には公務員だった七一歳の男性の報告である。彼は「マスターベーションのやり過ぎ」からくる強迫的な罪の意識のために治療を受けていた。

私のまえでは真っ裸の美しい女たちが踊っていて、とても刺激的で魅惑的な動きを繰り広げます。踊りが終わると、上半身をのけぞらせ、脚を開いたまま性器を見せ、私をセックスに誘うのです。それは、手を触れられると思えるほどにリアルです。東洋のハーレムのような風情で、大きな卵形の部屋で、長椅子がおかれていて、壁にはたくさんのクッションが並んでいます。絨毯（じゅうたん）の華美な色彩や美しい模様の細部まで鮮明に見てとることができます。（註85）

ルキアノヴィッチは次のような四四歳の学校の校長の空想も紹介している。その空想はウィリアム・バロウズの小説『裸のランチ』のひとコマ、麻薬中毒者の幻覚のようにも読める。

そのなかでは彼は、ペニスを屹立（きつりつ）させた裸の少年たちが自分の前を行進してゆくのを「見た」。マスターベーションが進むにつれて少年たちのペニスは大きさを増してゆき、ついには一本の巨大な脈打つペニスだけが視野全体を占め、そこで彼には長いオルガスムが訪れるのだった。このようなマスターベーションの際の同性愛の空想は、一〇歳の頃、彼の最初の同性愛体験の直後に始まり、その後変わることなく続いている。(註86)

一方で、病理的な例として、日常生活を妨害してしまうほどの慢性的マスターベーションの例もある。実際、思春期やおとなの知的障害者のなかには、人のいるまえでマスターベーションをしてまわりを驚愕と困惑に陥れることがあり、これが親や監督者にとって悩みの種になる。実験室や見世物の動物園のような悲惨な状況下で飼われている一部の霊長類がそうなように、そこでは自分を刺激することが強迫的なものになる。

この問題をあつかっている臨床医たちにとって検討に値するのは、その人間の認知的限界が、心的イメージを思い浮かべるのが難しいがゆえに、より「適切な」個人的マスターベーションをできなくしている可能性である。実際のところ、性的な空想の頻度と知能との間には正の相関がある。ルキアノヴィッチのサンプルの平均ＩＱは一三二だった。したがっておそらく、性的興奮を喚起するためにほかの人がその場にいる必要のあるマスターベーションは、知的障害をもつ人々の場合には性的満足を得る唯一の方法なのだろう。悲しいかな、社会はこの問題に適切に対処していない。たとえば一九六九年から一九八九年の間、米国のある施設では、男性にマスターベーションを止めさせる目的で六五六件の去勢手術が行われた。ある臨床研究は、若い患者が人のいるまえで自分のペニスを引き出すたびに、その口にレモン汁を垂らしてやることによって、この問題行動をある程度止めさせることができたと報告している。

いずれにしてもルキアノヴィッチは、性的な空想が仮想上の相手をともなうと論じている（これは子どもの空想の友人〔訳註　発達心理学的研究によると、子どもには遊び友達として姿の見えない空想上の友人がいることがある〕と似ていなくもない）。しかし彼も認めるように、性的な空想の相手は、より長期にわたる子どもの空想の友人とは違って、きわめて実際的なひとつの目的のために呼び出される。すなわち、「オルガスムに達するや、空想上の性的パートナーの役目も終わり、ご主人の心からいとも簡単かつ即座に追い払われる」。

この領域で見出されているのは、男性のほうが女性よりも頭のなかを訪れる客人の数が多いということである。一九九〇年に『性研究ジャーナル』に掲載された研究のなかで、進化心理学者のブルース・エリスとドナルド・サイモンズは、男性の三二％がそれまで性的な空想のなかで一〇〇〇人以上の人間（女性）と性的出会いをしたと述べたが、これに対して、そう述べた女性は八％にすぎないことを見出した。[註87] 男性はまた、女性よりも頻繁に、一回のマスターベーションのなかで空想のパートナーをとっかえひっかえしていると報告した。

心理学者のハロルド・ライテンバーグとクリス・ヘニングは、この領域の数々の興味深い性差を要約している。彼らは、いくつもの研究を概観した結果、マスターベーションの際に夢想すると報告する割合は女性よりも男性のほうが多いと結論している。[註88] しかし、ここで指摘しておかなければならないのは、ライテンバーグとヘニングがとりあげている研究の間では「空想」も「マスターベーション」も一貫性をもって定義されているわけではなく、一部の参加者は「マスターベーション」をたんに（オルガスムを生じさせるというよりも）自分を刺激するという意味にとっていた可能性があるし、また一部の参加者は、「空想（ファンタジー）」をある種の基本的な心的イメージとしてではなく、かなり厳密に考えていた。はっきりした根拠も示さないまま「白人」と「黒人」の比較をしている怪しげな研究もひとつ含まれており、これだと実証的な研究としてはゴタ混ぜという印象を受ける。とはいえ、その研究では違いは見出せなかった。

これらの研究では、男性も女性も等しく、セックスしている間に空想したことがあると語った。基本的に、だれもがパートナーとセックスしている最中のどこかで、ほかのだれかやほかのなにかを思い浮かべる傾向がある。情熱的なセックスをしている最中にムードを壊すのは「いまなにを考えているの？」という質問だ。

ほかにも次のような興味深いことがわかった。性的空想の発達は男性のほうが女性よりも早いのだ（始まりの平均年齢は男性が一一・五歳、女性は一二・九歳）。女性は自分の最初の性的空想が相手との関係によって引き起こされたと言うことが多いのに対し、男性は視覚刺激によって引き起こされたと言うことが多い。男性も女性も、異性愛者も同性愛者も、もっとも一般的なマスターベーション時の空想は刺激的なセックスを追体験するものだが、それはいま現在のパートナーとのセックスだけでなく、新たなパートナーとのセックスの想像も含んでいる。

もちろん、一歩踏み込んでデータを見てみると、さらに興味深いことがわかる。一四一人の既婚女性を調べた研究では、もっとも頻度の高い空想は「無理やりあるいは力づくで従わされる」や「自分がいけないことや禁じられていることをしている」のを想像することだった。三〇三〇人の女性についての別の研究では「有名人とのセックス」、「若い男や少年を誘惑すること」、「はるか年上の男性とのセックス」などが一般的であることが明らかにされている。男性の空想は視覚的で明瞭な身体の細部をともなっているのに対し（たとえば、ルキアノヴィッチの研究で紹介した脈打つ巨大なペニス）、女性の空想はストーリー展開、感情、愛情、人間関係、そして恋愛をより多くともなっている。ゲイの男性の性的空想は、とりわけ「知らない男性との劇的な性的出会い」や「グループセックスの観察」、そしてペニスやお尻の刺激的なイメージだった。ある研究によれば、レズビアンの空想トップ五は「力づくの性的出会い」、「現在のパートナーとの劇的な出会い」、「男性との性的出会い」、「喜ばしかった過去の性的出会い」、そして（痛そうだが）「男性や女性の性器に向けられたサディスティックなイメージ」だった。

ライテンバーグとヘニングによる興味深い結論のひとつは、一般的に（そしてフロイト的に）信じられていることとは違って、性的空想がたんに満たされない願望のせいや性的なことができないせいではないという点である。

断食をすると食べ物についての白昼夢を頻繁に体験するようになるので、セックスを絶つと、性的な空想についても似たような影響があると思う人もいるかもしれない。しかし、わずかに存在する証拠はこの逆を示している。もっとも活発な性生活を送っている人ほど、もっとも性的な空想にふけり、この逆ではないように見える。いくつかの研究が、空想の頻度はマスターベーションの頻度、セックスの頻度、一生を通しての性的パートナーの人数、自己評価による性的欲求の程度と正の相関があることを示している。(註89)

ライテンバーグとヘニングは性的空想と性犯罪の関係について魅力的な議論も展開しており、性犯罪者がマスターベーションの際に逸脱した空想をした時にはバレリアン酸や腐敗臭といった不快臭をかがせて、そうした空想をさせないという研究も紹介している。これは、その人間のリビドーを妨害するには十分かもしれない。しかし、ライテンバーグとヘニングの論文は一九九五年に書かれたものであり、それ以前に行われたほかの研究者たちの研究も概観していた。このことがなぜ重要かと言えば、想像の余地のない今日のインターネットポルノ画像が主流になる以前のことだからである。

というわけで、ぼくが自問するのは次のようなことだ。心的イメージ形式の性的空想が廃(すた)れてしまった世界――踊る性器、好色なレズビアンや見知らぬサドマゾたちといった幻想的なイメージがオンラインの実際の映像に置き換わった世界、色欲に駆られた若者が目を閉じて忘我や至福の状態にもはや浸ることもなく、代わりに一〇万円ほどのラップトップを開いて現実のポルノ女優をライヴ画面に呼び出せる世界――において、心のなかでエロティックなものをイメージする能力を失うことは、私たちヒトという種にどのような結果をもたらすのだろうか？　次の世代は、性的な空想に関して知的に怠惰になってしまうせいで、ほかの領域の創造性も影響を受けるのだろうか？　セックスの間中、夫や妻を自分が本当に欲する別の相手として思い描くというイメージ体験やマスターベーションの空想の訓練を欠いてしまうと、その結婚生活は終わってしまうのだろうか？　ぼくが言いたいのは、ポルノは進歩ではないということなのではなくて、それが進化のゲームを変えることになるかもしれないということである。

13 小児性愛と思春期性愛

いまは亡き「キング・オヴ・ポップ」、マイケル・ジャクソンは小児性愛者ではなかった。少なくともこの用語の厳密な生物学的意味では、そうではなかった。小児性愛は道徳的意味合いを帯びるようになり、いまは悪の代名詞のようになっている（実際のところ、このことばを人前で言うのには勇気がいる）。しかし性研究者から見ると、この用語はかなり誤用されている。

マイケルが「性的魅力年齢の指向」の正常範囲から外れていたとしても（とはいえ、彼がそうだったかどうかは知りようがないが）、それは思春期性愛（ヒビフィリア）だったのかもしれない。思春期性愛とは、思春期初期（年齢的にはおよそ九歳から一四歳）の子どもを性的に好むおとなを指すために新たに提唱された診断分類である。これに対して、小児性愛者は思春期以前の子どもに対する性的好みを示す。このほかには、一五歳から一六歳の若者に惹かれる後期思春期性愛者（エフェボファイル）（ギリシア語で「エフェボス」は「思春期に達した人」を意味する）、一七歳以上の者を好む成人性愛者（テレイオファイル）（ギリシア語で「テレイオス」は「成人」を意味する）、さらにはきわめて稀ではあるが、もっぱら高齢者（少なくともここでの目的から言えば、通常は六五歳以上と定義される）に性的に興奮する老人性愛者（ジェロントファイル）（ギリシア語で「ジェロントス」は「老人」を意味する）がいる。したがって、性犯罪者は小児性愛者の括りでまとめられることが多いが、生物学的に言えば、この問題はもっと複雑である。六歳以下の子どもに強く惹かれる者を言うために、小児性愛の下位カテゴリーとして「幼児性愛者（インファントファイル）」も提案されている。

性的魅力年齢の指向のこの分類方式にもとづけば、ナボコフの名作『ロリータ』の語り手、世界的に「小児性愛者」で通っているハンバート・ハンバートは、思春期性愛者とみなすのがより適切だろう。（トマス・マンの『ヴェニスに死す』――ぼくは「ロリータのゲイ版」だと思っているが――の主人公にも同じことが言える。）ハンバートが「ニンフェット」についてどう記しているかを見てみよう。「もつれたまつげの、青白い肌をした思春期の少女たち」について簡単に紹介したあとで、ハンバートは次のように説明する。

> 九歳から一四歳までの間に、その二倍も何倍も年上の旅人を魅了するような、人間ではなくニンフの（すなわち悪魔の）本性を示す少女が出現する。ここではこの選ばれし生きものを「ニンフェット」と呼ぼう。（註90）

マイケル・ジャクソンは思春期性愛の指向をもっていたせいで不名誉な評判を立てられてきたし、彼の名は永遠に「リトルボーイズ」という不吉な表現と一緒に残るかもしれないが、彼は思春期性愛者とみなされた最初のセレブや有名人ではなかった。皮肉なことに、マイケル・ジャクソンの最初の妻リサ・マリー・プレスリーも、思春期性愛の賜物としてこの世に生を受けていた。彼女の母親プリシラがおとなのエルヴィスの目を釘づけにしたのは一四歳の時で、これは、マイケルが性的虐待をしたとして訴えられた相手の子どもたちより一歳か二歳上なだけだった。それにジェリー・リー・ルイスのスキャンダラスな事件もある。二二歳の「グレイト・ボールズ・オヴ・ファイアー」のシンガー、ルイスは一三歳の又従妹と結婚していた。

精神医学の世界では最近、小児性愛と同じく、思春期性愛も医学的疾患とすべきか、あるいは脳の病理を示すものではなく、たんに正常範囲内の性的指向とみなすべきかについて激しい論争がある。思春期性愛を精神疾患のリストに加えることには、政治的に重要な含みがある。というのは、精神疾患という診断が思春期の子どもを性的に虐待した者たちをそれを理由に弁護することを可能にするかもしれないからである。一方で、これは加害者には自らの犯罪行動について医学的弁明の余地を与える。ほとんどの西洋社会では、大部分の人々はこうした成り行きには必ずしも満足していない。というのも、彼らは個人が自らの犯罪行為に責任を負うべきだと思っているだけでなく、精神疾患を理由にした弁護は犯罪者を居心地の悪い刑務所に収監するのではなく、治療のために入院施設に収容することになるからである。他方では、もし思春期性愛が法的に精神疾患とみなされたなら、そのような人々を無期限に子どもたちから遠ざけておくことが容易になる。というのは彼らの市民権は実質的に国家に取り上げられ、刑期を務めあげたあとも、彼らを入院施設に留め置くことができるからである。したがって一〇歳の子をレイプした男は、アメリカ精神医学会の基準によって精神疾患だと診断され、刑務所行きを免れはするものの、結局は「刑に服した」自由な市民として社会に復帰することはないかもしれない。

思春期性愛を精神疾患として分類することを声高に主張している研究者のひとりは、心理学者のレイ・ブランチャードである。『性行動アーカイヴ』誌においてブランチャードらは、小児性愛という伝統的名称で診断されている多くの人々が、実際には、思春期以前の子どもに対しては思春期初期の子どもに対してほど関心があるわけではないことを示す新たな証拠を提示している。これらの性的魅力年齢の指向の違いを探るために、ブランチャードらは八八一人の男性（一般市民から募った同性愛と異性愛の男性）を実験室で調べ、さまざまな年齢のヌードモデルの映像を見せて、その時のペニスの状態の測定（プレスチモグラフとして知られている）を行った。この方法ではペニスの血液量の変化を測定するので、その測定結果は、見ている映像に対する性的興奮のかなり客観的な指標――児童期や思春期の子どもに惹かれる人間の場合、惹かれないと口では言うにしても――になると考えられる。言い換えると、ペニスは嘘をつくのが下手だ。実験ではたとえば、一二歳の少女のヌード映像（猥褻な映像というよりも、医学書に載っている写真に近い）が、録音された次のようなナレーションと一緒に提示される。「あなたは深夜、近所の一二歳の少女と一緒にいて、テレビを見ています。あなたは腕を彼女の肩に回し、指を彼女の胸に這わせます。その胸がふくらみ始めているのがわかります……」[註91]。

ブランチャードらは、彼らのサンプルのなかの男性が性的に惹かれる年齢の点からカテゴリー分けできることを見出した。何人かは思春期前の子どもに対してペニスの反応が最大であり（小児性愛者）、また何人かは思春期の子どもに対して（思春期性愛者）、また残りはおとなに対してペニスの反応が最大だった（成人性愛者）。これらのカテゴリーは相互排除的ではなく、たとえば、成人性愛者であっても思春期の子どもに対してある程度の興奮を示すことがあるし、思春期性愛者であっても思春期前の子どもにある程度の関心を示すこともあった。しかしブランチャードらが発見したのは、この方法を用いることによって、もっとも強い性的興奮を示す相手の年齢の範囲の点から、真の小児性愛者と思春期性愛者とを実験的に区別することが可能であるということである。

ブランチャードらは、この研究で得られた結果にもとづいて、思春期性愛が「子どもに対するほかの種類の性的関心に比べるとかなり一般的なものだ」と結論している。さらに彼らは、小児性愛とは異なる性倒錯の精神疾患として、現在改訂中の『DSM』に思春期性愛を加えるべきだと主張している〔訳註　改訂版の『DSM－5』には結局含まれなかった〕。しかし、この領域に従事するブランチャードの同業者のみなが、これを精神疾患とみなすアプローチに賛同しているわけではない。実際、彼らの大部分は思春期性愛を精神疾患とみなすことに強く反対している。彼らの反対は、まえに述べた政治的理由だけでなく（これについてはあとでも詳しく見る）、思春期性愛の診断の難しさにもよっている。心理学者のトマス・ザンダーは、実年齢は身体的年齢と完全に一致するわけではないので、性的魅力年齢の指向のこうした微妙な違いを含めることは、診断の点で問題になると指摘している。すなわち「性犯罪の鑑定者にとって、被害者の思春期の段階にもとづいて小児性愛なのかどうかを決定することがいかに実際的でないかを想像してみてほしい。このような決定は文字通り重箱の隅をつつくことになりかねない(註92)」。

ブランチャードの提案を疑問視するだけの重要な理論的理由もある。もっぱら思春期初期や中期の若者に惹かれる男性が社会から疎(うと)んじられるのは、その男性にはっきりとそうした烙印が押されるからだが、歴史的には（そして進化的にも）これは必ずしもそうだったわけではない。実際、思春期性愛者——少なくとも一五歳から一六歳頃の少女に惹かれる後期思春期性愛者——は、競争において優位に立っていたのかもしれない。心理学者は、若さの指標が、感じられる美しさや魅力と（現在も、歴史的にも）高い相関を示すことを繰り返し示してきた。異性愛の男性にとって、これは意味がある。というのは、女性の生殖可能性（進化の観点からすると女性の「価値」）は二〇歳あたりを境に少しずつ落ちてゆくからである。明らかに、思春期前の子どもとのセックスは、文字通り実りがない。しかし好むと好まざるとにかかわらず、思春期を迎えたばかりの少女の場合にはそうではない。彼女たちは生殖可能で、しかもそうなったばかりの状態にあり、男性にとって子を産ませた場合には、その子の父親が自分だということがある程度保証される（したがって若い娘に惹かれることは、その娘がほかの男性の子を身ごもる可能性に対処するための強力な方略を示している）。こうした動機は、多くの本や映画になにげなく描かれている。たとえば議論を呼んだ映画『プリティ・ベイビー』では、若きブルック・シールズが、一九一七年当時のニューオリンズの売春婦の娘、一二歳のヴァイオレットの役を演じ、熱望された彼女の処女が競売にかけられ、最高値をつけた男のものとなった。

一方、おとなの男性が少年や思春期の若者に惹かれることを進化の点から理解しようとすると、かなりの難問になる。結局のところ、この場合には思春期の娘の場合のような不貞や子を産める年齢といった問題はない。しかし、心理学者のフランク・マスカレラの「提携説」は、この同性愛の指向年齢の問題を解こうとしている。(註93) マスカレラによれば、過去には、高い地位の年長の男性とティーンエイジの少年との間の同性愛関係は、少年が上位の社会的階層へと登るための手段（性行為と引き換えに権力を手に入れる）として機能した。この種の同性愛関係のもっとも明白な例は古代ギリシアに見られるが、ニューギニアのいくつかの部族にも似たような例がある。もちろん、ドナテルロに小悪魔のようなダヴィデ像を作らせたこの欲望は、今日の世界でも依然として生き続けている。グーグルの画像検索画面でトゥインク（twink）――クリームの詰まった金色のペニスの形をしたケーキ菓子トゥインクに由来し、「やせ型で、体毛や髭がほとんどない」同性愛の少年を指す俗語――という単語を入力して、なにが（というより、だれが）引っかかってくるか試してみるとよい。それをするのが恥ずかしいなら、アメリカの国会議員のゲイ・スキャンダルの「開いても安全な」記事がいくつもあるので、そちらを見てみるとよい。

いずれにしても、オスカー・ワイルドならマスカレラの説を支持しただろう。彼の有名なことば「あえてその名を呼ぶことをしない愛」(註94) はたんなる同性愛ではなく、「若者に対する年長の男性の崇高なる愛」だったからだ。

それは、ダヴィデとヨナタンを惹き寄せ、プラトンがその哲学の礎とし、シェイクスピアがソネットのなかで歌っているものです。それは深遠な精神愛であり、完璧で純粋なものです。その愛は、ミケランジェロに見られるような偉大な芸術作品も生み出しました。……それは美しく、繊細で、もっとも崇高な形の愛情です。……それについて不自然なところはなにもありません。それは知的な愛情であり、年長者と若者との間につねに存在していました。知性あふれる年長者と、喜びと希望、そしてこれから花開こうとする人生の輝きのすべてをもつ若者とがいるかぎり、それは存在し続けます。ですが、世間の人々はそのことを理解しません。それを嘲り、それを理由にその人間を晒しものにさえするのです。

しかし、ぼくから見ると、マスカレラの提携説はいささか考えにくい。性的関係におけるおとなの男性の側の関心ということで言えば、それはそうかもしれないが、ティーンエイジの少年のほうの興奮パターンにはそれほどはあてはまらない。マスカレラが示唆しているように、お金、名声や地位は、このような性的関係を物理的に可能に、そして共生的なものにさえするかもしれない。しかしふつうは、同性愛のティーンエイジの少年は、中年男性によりはほかのティーンエイジの少年に興奮する。異性愛の少年が成長しても依然として若い女性のパートナーを求めるように、ゲイの少年もゲイの中年男性になりはするが、性愛的に若いパートナーを好む傾向は変わることもなくなることもない。古代ギリシアのような例外はあるにしても、ほとんどの文化では若い男性は、成功へのこの特別ルートを歩むことに大きな関心をもっていたようには見えない。これについては、現代ではそういうことをしないだけの話であって、ぼくが間違っているのかもしれないが、でも老紳士の慰み物になるぐらいなら、それ以降の人生をトイレ掃除をしたり、ショッピングモールでベーグルを売ったりして過ごしたほうがましだと思う人がほとんどなのではないだろうか。

いずれにしても、この領域の専門家たちから見れば、思春期の若者に惹かれることに生物学的真実（さらには適応的真実）があるとするなら、精神疾患の診断マニュアルの改訂版に思春期性愛を加えようとするブランチャードの主張はまったくナンセンスなことを言っているように聞こえる（というのも、男性が閉経した女性に惹かれる老人性愛のような明らかに非適応的なほかの性倒錯も、いまはこの診断マニュアルには入っていないからである）。犯罪心理学者のカレン・フランクリンが言うように、思春期性愛を疾患とみなそうとする動きは、現代が「道徳的に危機的状況にあって懲罰を必要としている」からではなく、犯罪心理学における「にわか景気の家内工業」によって動機づけられているように見える。[註95]「市民権剝奪」（政府が一般市民の安全を優先して特定の人間から市民権をとりあげること）は、その人間が診断可能な精神疾患にかかっていることが前提となるので、フランクリンはブランチャードの提案を「科学を装って主観的価値を押しつける典型例」と呼んでいる。(註96) ほかの批判者も同様に、性的魅力年齢の指向にもとづくこうした医学的分類がどれも、文化規範による恣意的区別に根ざしていると主張している。

マイケル・ジャクソンが非難の矢面に立たされた性的児童虐待裁判とも関係するが、これまで議論されてこなかった問題がひとつある。それは、私たちがある人間を計り知れないほど貴重な（文化的にかけがえのない）能力をもった存在とみなす時に、その人間がおかした過ちを大目に見る傾向があるかどうかである。一例として、ある実話について考えてみるが、まずはそれを一般的な形で示してみよう。

かつて、少年を好むひとりの男がおりました。よその国は法律が緩かったので、この男は妻と幼い娘をおいてよその国へと旅し、少年相手の男色という点で趣味を同じくするもうひとりの西洋人と落ち合いました。このバカンスの間、二人はその地のいかがわしい場所を歩き回り、売春業者を見つけて、セックスのために少年たちを買ったのです。

もしあなたがほかの大部分の人と同じだとすると、おそらく嫌悪に身を震わせ、怒りがこみあげているかもしれない。この二人の男の睾丸が引っこ抜かれてもいいとか、あれを植木バサミでちょん切られてもいいとか思ったりしたかもしれない。あるいは、あなたが実際的な人なら、病気の家畜を処置するように安楽死されてもいいと思ったりしたかもしれない。

しかし、実はこれはアンドレ・ジッドの自伝のなかに書かれている出来事だと知ったなら、あなたの感じ方はどう変化するだろうか？　ジッドは、これらの出来事の一部始終を公にしてかなり経って、一九四七年にノーベル文学賞を受賞している。ジッドは実際アルジェで、ほかならぬあのダブリン生まれの異才、オスカー・ワイルドと一緒の時間を過ごしていた。ジッドは次のように書いている。

ワイルドはポケットから鍵を取り出し、二部屋しかない小さなアパートにぼくを導き入れた。……二人の少年が、それぞれ顔まで隠すアラビア合羽に包まれて、彼のあとからついてきた。案内役はぼくらを残して帰ってしまった。ワイルドは、ぼくとモハメッド少年を奥の部屋に入れ、自分はもうひとりの少年と手前の部屋に入った。その後、快楽を求めるたびに、ぼくはきまってこの晩の出来事のことを思い出した。(註97)

未成年者との彼らの性行為に問題がないわけではないし、彼らを罰すべきではなかったということでもない。(実際ワイルドは、ジッドとのこのマグレブ旅行の後まもなく、猥褻行為の罪で二年の重労働の刑をロンドンで言い渡され、最後は不遇と貧困のなかで亡くなった。)そしてどういうわけか、マイケル・ジャクソン(「空前絶後のエンターテイナー」)や映画監督のロマン・ポランスキーに対して多くの人が抱くさまざまなものが入り混じった感情のように、彼らが国の宝であったという事実は私たちの道徳的な怒りを希釈するかもしれない。

たとえば実際問題として、あなたたなら、オスカー・ワイルドが少年に惹かれるという理由で、彼をもう動けなくなった動物のように安楽死させることを望むだろうか？アンドレ・ジッド――彼が亡くなった時『ニューヨーク・タイムズ』は「文学の専門家たちから今世紀でもっとも偉大とみなされているフランスの作家」と称賛した[註98]――は、文学などどうでもいい暴漢からペンを奪われ折られて当然なのだろうか？(同じく、有名な「官能的で、唇の厚い、物憂げな若者」[註99]の同性愛的絵画を描いたイタリアの画家カラヴァッジョや、一一歳の少女アリス・リデルに『不思議の国のアリス』を捧げたとされる、人々から愛される思春期性愛のルイス・キャロルもそうだ。)事はそう単純ではない。そして人間は法の点でみな平等だという原則(そしてマイケル・ジャクソンの場合も裁判においてはそうだったが)はわかってはいるが、ぼくは、ほかの多くの人もぼくと同じく、このような状況下のこの悪魔に（なんだか落ち着かないにしても）多少は同情するのではないかと思う。

この激論を呼ぶ問題をあなたがどう感じていようとも、性的魅力年齢の指向を理論的観点から調べるうえで大きな障害のひとつは、主流の科学者の多くがこの問題について言及することも、得られている限られたデータについて研究や議論をすることもしたがらないことである。性的児童虐待のケースの圧倒的多数が男性の犯罪者であることから、男性と女性には違いがあることが予想されるが、いまのところ、たとえば一般女性から参加者を募って、性器の興奮の測度が小児性愛、思春期性愛や後期思春期性愛の点で男性と似た割合を示すかどうかを調べるという実験は行われていない。

ぼくは、こうした学術的懸念が少なからず科学コミュニティ内の恐怖によるものだと推測する。というのは、この問題を道徳とは無関係な観点からとりあげる場合でさえも、社会のなかの一部の憤慨した人々から見ると、小児性愛を擁護しているようにとられかねないからである。率直に言って、感情に動かされたこうした道徳的反応は単純素朴であると同時に、近視眼的であるようにも思う。結局のところ、理解していなければ、それを適切にとりあげることも、それを変えることもできない。ぼくは、この問題に対する憤慨そのものが私たちのセクシュアリティについてきわめて重要なことを示しているのではないかと思ってきた。もしそこにヒトの本性についてぼくが学んだことがあるとすれば、それは、社会が声を張り上げてだれかを悪魔呼ばわりする時にはつねに、実は鏡に映った自分たち自身を見て恐怖にかられているのかもしれないということである。そして必ずしも男性や女性のみながみな思春期の少年少女に惹かれるわけではないにしても、それは社会が思っているよりもはるかに一般的である。実のところ、性的空想によってマスターベーションをする時は別にして、それ以外では人は自分の性器がなにに反応するかについては権限がない。しかし、人は自分の性器でなにをするかはかなりコントロールできる。少なくともぼくから見ると、両者はまったく別物だ。

14 動物性愛

私たちの行動は、文脈を書かずに平明に記述してしまうと、多くの人の眉をひそませるものになることがある。特定の事実や細部を省いてしまうと、なんでもないことでも、仰々しくて奇妙なものになる。そうした一例。最近、ぼくはたまたまガリヴァーの舌を噛んでしまった。

さてここで質問。ぼくは口のなかにガリヴァーの舌を入れて一体なにをしていたんでしょうか？　でも、この質問はガリヴァーにしたほうがよいかもしれない。ガリヴァーは、ぼくがベーグルを食べていた時に、その長くて薄い筋肉質の舌を挿し入れてきて、噛むのを邪魔したのだ。ガリヴァーは、自分の舌を噛んだ人間の歯の感触に驚いて、キャンと鳴いてから跳ね回った。幸いにしてガリヴァーに外傷はなく、ぼくは獣医にどうして自分の飼い犬の舌を噛むことになったのかを説明しなくて済んだが、その「事故」から数日の間ガリヴァーは、口をしっかり閉じて大事な舌を隠し続けた。それによって、ぼくとフアンの顔をその舌でペロペロ舐めまくるのが一時的に止むことになった。この話は面白かったので友人たちに話して回った。「イヌを噛む人間」

というこの話は、予想した通り、ジェシーはそれほどまでのイヌ好きかという反応を引き起こした。ということで、ここからが本題だ。

ぼくの友人たちからのこうした反応が、数カ月まえに受け取った――ぼくのコラムの読者で、驚くほど博識の人からの――少々特殊なＥメールを思い出させた。この人はウマに強く惹かれる自称「ズーファイル」（ギリシア語で「動物を愛する人間」を意味する）で、ぼくが、動物に対する禁じられた性愛という、とりあげると厳しい非難を浴びそうな話題について書くことを望んでいた。「動物性愛をひとつの『正当な』性的指向とみなすという政治は」と彼は主張していた。「動物性愛者をひとつの集団として無視するか、彼らを社会の本流からの憎しみのこもった激しい攻撃にさらすかのどちらかを意味します」。

実はこのメールを読んだ時には、理屈抜きの嫌悪感が最初に来て、関わらないほうがよいと感じて、メールをゴミ箱行きにしてしまった。しかしガリヴァーの舌の一件は、噛まれてかわいそうだというぼくの同情も加わって、そのメールのことを思い出させた。再読して、ぼくはそこにかなり興味深い科学的疑問があることに気づいた。ほかの点ではノーマルで健康な人間が、本当に、ヒト以外の動物への真の性的好みを発展させることがありうるだろうか？

もちろん、行動としての獣姦に目新しいことはなにもない。獣姦を描いた先史時代の絵は、シベリア、イタリア、フランス、フェザン（現在のリビア）とスウェーデンで見つかっている。古代のギリシア人、エジプト人、ヘブライ人、ローマ人も、伝えられているところでは、そうした性行為をしていた。古代ローマの女性は、ヘビを自分の膣に入れたり、乳首を吸うように訓練したと言われている。古代エジプトでは、女性が宗教儀式の一部としてヤギがなかに入るのを許した。かつてナイル川やインダス川流域でよく行われていたことだが、サルが男性の性器を愛撫するよう訓練された。しかし、人間よりも動物に対してより性的に興奮するということ（動物との性行為はそのひとつだが）は、それとはまったく違う。結局のところ、ぼくが原理的には女性とセックス可能だからといって――もしぼくがしつこくアルコールを勧められ、しかも彼女が素敵に見えるぐらい男らしかったとしても――ぼくが異性愛者になるわけではない。それはたとえば、目を閉じて面白半分にペニスを嫌がるヤギに挿し込んで、セクシーなチアガールの姿を思い浮かべている農家の好色な若者と同じようなものである。その行為だけでは、動物性愛者ということにはならない。

数十年にわたって、ヒトと動物との性的関係についての科学的研究がもっぱら焦点を当ててきたのは獣姦の行為であり、その行為を人間とのセックスの代用物とみなしてきた。こうしたアプローチの結果として、研究者はつい最近まで、一部の人々が人間との性的関係には関心がなく、ウマ（あるいはイヌ、ヒツジ、ウシ、ブタなど）と恋に落ちるほうを好むという可能性を見落としていた。

このように獣姦を性的指向としてではなく行動として強調することは、さかのぼれば少なくともアルフレッド・キンゼイの研究に行き着く。キンゼイはその古典『男性の性行動』のなかで、アメリカの「農家育ちの男性」の五〇％がさまざまな種類の家畜（通常は有蹄動物）と「性的接触」をもったことがあると報告している。キンゼイはそれ以上の分析をしていないので、これら農家育ちの男性が実際にどのような行動をしたのかは不明である。キンゼイが言うには、彼らの多くは若い頃にした動物との性的実験（これらの幼稚な性的接触のほとんどは一〇歳から一二歳ぐらいの少年時代に起こった）を恥ずべきことだと思っており、そのためキンゼイは臨床医に、それは女性が少なく、婚前交渉が厳しく禁止されていた田舎の環境で育ったからだと言って、いまはおとなになっている患者を安心させるよう助言している。キンゼイは「動物との性的接触は、ある程度は人間の女性との性的交渉の代替である」と書いている。(註100)

しかし、動物性愛者を、女性に接触不能な状態にあり、農家育ちで十分な教育を受けていない者というステレオタイプとして描くことは、最近の知見では疑問視されている。これらのなかでぼくにとってもっとも興味深いのは、心理学者のクリストファー・アールズとマーティン・ラリュミエールが発表している二つの事例研究である。ひとつは、ウマに対して強い性的関心を示す、IQの低い反社会的な四五歳の受刑者の事例である。(註101) 実際彼は、動物性愛が関係する犯罪で四度刑務所に入っていた。そのうち最後の事件は残忍なやり方で一頭の雌ウマを殺害したというもので、それというのも、彼がその雌ウマが種馬ばかりを見ていると思って嫉妬にかられたからだった。(嫉妬はだれもがもつものだが、彼の場合はそれも問題だった。)この男の言う雌ウマに対する性的関心は、実際に彼のペニスの変化を計測することによって確認された。刑務所でプレスチモグラフをペニスに装着することに同意して、さまざまな年齢の男女のヌード写真を見せられても、そのペニスには変化が起こらなかった。同じく、ネコ、イヌ、ヒツジ、ニワトリ、ウシのスライドを見せても、なんの変化もなかった。しかし、インポテンツなのではなかった。ウマのスライドを見た場合には、はっきり変化が現れたからである。

アールズとラリュミエールが報告しているこの事例やほかの逸話的証拠(それには、性的に女性よりもウサギを好む一六歳の「知的に未発達の」若者についての一九五〇年代の研究も含まれている)は、その時代には重要だった。というのも、それらは動物性愛が驚くほど稀な(しかし実際に存在する)種類の性的指向だということを示唆していたからである。それはつまり、それらの人々にとっては、自分の「恋人」である動物とのセックスが、ヒトとのセックスの代替物以上のものになっていた。彼らにとっては、ヒト以外の動物とのセックスが最良のものなのである。

二〇〇二年に発表された研究の末尾でアールズとラリュミエールは、自分も動物性愛者だという人たち（これらの人々の多くはインターネット上では「ズーズ（zoos）」と自称していて、インターネットはこれまでなかったようなやり方で彼らを結びつけ、家畜小屋にいるハエのような好奇心の強い研究者たちを引きつけている）から手紙やEメールをたくさんもらったと書いている。反応した彼らの多くは、自分たちがキンゼイの分析に見られたような知的発達の遅れた田舎の人間ではないということを強調していた。実際、何人かは高学歴で専門職に就いていた。しかし、これらの人々がもっとも気にしていたのは、動物に対して好色になるあまり、彼らになんらかの形で危害を加えているという社会の誤解だった。大部分の動物性愛者は自分たちが動物を虐待しているという見方を一蹴し、その逆だと言った。多くは、自分たちを動物性愛者であると同時に、動物福祉の支持者でもあると考えていた。

次にアールズとラリュミエールは、逸話と実話を分けるべく、四七歳の男性についての事例研究を報告している。この男性は高学歴で（二八歳で医学博士号を取得していた）、なんの問題もないように見え、ごく平凡な都会育ちで、愛情に満ちた両親をもち、虐待やネグレクトを受けたこともなかった。しかし彼は、幼い時から自分の動物性愛傾向をなんとか理解しようとしてきた。彼の場合も性愛の対象はもっぱらウマだった。

思春期に入って私の性的空想は、ふつうそうだと思われるものとは違っていた。私は、ほかの男の子が女の子を見るように、ウマを見ていた。カウボーイの映画のなかにウマが登場する場面は、私の目を釘付けにした。図書館ではこっそりウマの写真を見た。インターネットでさまざまな情報が手に入る以前の時代であり、私は自分がまったく孤立しているように感じていた。私は都会育ちで、ウマを近くで見たこともなければ、むろん触ったことも、その匂いを嗅いだこともなかった。家族のだれもウマに触れたことはなかった。なのに私にとって、ウマは強くすばらしい魅力を、そしてそう、なによりもまず性的魅力をもっていた。私は、この世に私のような人間がいるはずがないと思った。私はふつうの人間になろうとした。女の子に興味をもつよう努力してみたが、彼女たちがつねに異質で、不快で嫌悪感を抱かせる存在であることには変わりがなかった。思春期の頃に何人かと性的接触を試みたが、それは機械的かつ不自然で……結局うまくいかなかった。[註102]

一四歳の時、彼は家の近くに馬小屋があるのを見つけ、自転車で足繁く――人目を忍んで――通った。その時の彼を思い描いてみよう。彼は野原に潜んだあと、初秋の夕暮れの赤みを帯びた青空の下、牧草地の柵にもたれかかり、股間を不思議に熱くするこの大きな神秘的生きもののそばに行くことを熱望した。ついに近づくことができた時、彼はその体に触れ、匂いをかぐことができた。三〇数年後、彼はその匂いを「驚くぐらいすばらしかった」と記している。これは戯曲『エクウス』の真似ではなくて（この戯曲がヒントを得ているイギリスの獣姦事件が起きるよりもまえのことだった）、ほかの点ではノーマルな人間が実際に発達の過程で経験したことである。その三年後、一七歳になった彼は雌ウマを購入し、乗馬の訓練を受け、この雌ウマに「長い間求愛」し、ようやく結ばれたのだった。

この黒い雌ウマがそこにおとなしく立ち、私が抱きしめて撫でてやる時、彼女が尾を上げ私がその根元をさすってやる時、そして彼女が尾を上げて静かに立ち、私が手桶を台にして、そして息を呑んで興奮しながら、心をこめて彼女のなかに入る時、それはこの上ない平和と調和の瞬間であり、正しいことをしているように感じ、天啓を得るのだった。(註103)

この事例研究も、動物とセックスをするのが農家育ちの知的発達の遅れた人間だけではないし、自分を受け入れてくれる性的パートナーを人間では見つけることができない魅力に欠けた人間でもないということを示している。実際、医学博士号を取得後まもなく、この男性は女性と結婚し、二人の子どもをもうけた。しかし、彼の性生活は彼女を雌ウマだと空想することによっており、結婚生活は案の定長続きしなかった。ぼくがこのとっておきの話を姉にしたところ、「なにがどう問題かはわかるわ」とのこと。

動物性愛についてのもうひとりの先駆的な研究者、メリーランドを拠点に活動する性科学者ハニ・ミレツキも同様に、彼女が面接調査した九三人の自称動物性愛者（八二人の男性と一一人の女性で、平均年齢が三八歳）が人間よりも動物に惹かれることを見出している。(註104) アールズとラリュミエールの研究の雌ウマに惹かれる男性とまったく同じように、彼らの大部分（七一％）がいまの生活にはなんの支障もないと思っており、九二％は動物のパートナーとのセックスを止めるだけの理由がないと考えていた。ここが肝心な点だ。というのは、アメリカ精神医学会の現在の版の診断マニュアル『ＤＳＭ－Ⅳ』では、障害としての動物性愛の分類が、動物に性的に惹かれることに悩んでいる場合に限られるからである。獣姦はいまだにほとんどの州では非合法だが、起訴されることはめったにない。というのはおもに、動物と性交しているところを現行犯としてつかまえることがかなり難しいからである。

しかし、おそらく想像がつくように、動物性愛というテーマは緊張を強いるテーマであり、動物愛護団体（たとえば「動物の倫理的処遇を求める人々の会」）からは憤怒を引き出し、そのほかの人々（私たちの多くのようにプラトニックに動物を愛する者）からは型通りの道徳的反応を引き出す。皮肉なことにそのせいで、動物の権利の擁護者として有名なプリンストン大学の哲学者で作家のピーター・シンガーは、困った立場に立たされている。『ナーヴ』誌に載せた「過激なペッティング」と題するエッセイのなかでシンガーは、オランダの生物学者ミダス・デッカーズの著書『最愛のペット』の書評を担当したが、結果的にはそれ以上のことをした。ヒトが動物と虐待ではなく快楽を与え合うセックスをすることは、ユダヤ教とキリスト教の伝統的道徳観が私たちに教えてきたように（レヴィ記をご覧あれ）本来的に悪なのかどうか、読者に再考を促したのである。シンガーは次のように書いている。「生殖に関係しないほかの性的行為が許容されるようになってきているにもかかわらず、ほかの動物とのセックスの禁止が強く支持されいまも受け継がれているということは、そこに大きな力――性愛の点でも、ほかの点でも、動物と人間とはまったく違う存在なのだという私たちの願望――がはたらいていることを示している(註105)」。

シンガーがぼくに語ってくれたように、彼は動物とのセックスを唱道したわけではなくて、なぜそれがそれほどいけないことだと思うのかという疑問を提起したにすぎなかった。しかしそれ以来、彼のこのエッセイは、人間の安楽死や妊娠中絶について彼とは見解を異にする敵陣営によって、彼を攻撃する材料として用いられるようになった。彼らいわく「動物とセックスするのがよいなんて思っている奴の言うことを真に受ける必要などない！」しかしもちろん、ほとんどの動物性愛者は、シンガーの言うように、根拠不十分な動物愛護の正当化の陰にはヒトは特別だという「偏見」が隠されているということに頷くだろう。結局のところ、私たちも動物なのに。

『超越するセックス』という本の一章で人類学者のレベッカ・カシディは、フランスのロニョンで一六〇一年に行われた裁判についての悲しい話を紹介している。そのもとには、人間が「動物以上」の存在だという宗教的な色彩を帯びたこの仮定があった。法廷では、クロディーヌ・ド・キュラムという名の一六歳の少女の飼いイヌとの獣姦が裁かれた。

そのような行為が体の構造上可能なのかどうかが不明だったため、裁判官たちは、そのイヌと娘をテストするために何人かの女たちを助手に指名した。女たちがクロディーヌの衣服を脱がせていたところ、そのイヌは彼女に跳びかかった。この証拠をもとに、そのイヌとその娘は絞殺され、その遺体は焼かれて、灰が四方にまき散らされ、「人間のとんでもない行為を思い出させる痕跡ができるだけ残らないようにされた」。(註106)

動物性愛者についてのとりわけ刺激的な研究は、『性行動アーカイヴ』誌に載った社会学者のコリン・ウィリアムズとマーティン・ワインバーグのものである。[註107]彼らは、ある農場で開催された動物性愛者の集会に参加した。彼らによると、参加者の多くは若い男性で（ほとんどは高学歴だった）、セックスの相手の動物に対して「真の愛情」をもっていたという。多くの動物性愛者は「動物サディスト」を呪うべき人々とみなし、動物に危害を加えて快楽を得ている人たちとの間に距離をおくように努めている。しかし、一部の学者（たとえば犯罪学者のピアズ・バーン）は、動物がセックスに同意することができると思っている点で動物性愛者が間違っており、したがってどんな種類の動物とのヒトの性的関係も「種間の性的暴力」とみなすべきだと主張している。

このきわどいテーマについてぼくはどういう立場かというと、感情的にバーンの「ゼロ容認」［訳註　どんな小さな違反であっても罰則を適用すること］に近いところにいるように感じる。もし節操のない動物性愛者がぼくの愛犬ウーマをベーコンで釣って連れ出し、彼のワゴン車に乗せようとしたら、ぼくは悪魔のように怒りまくるだろう——たとえウーマがしっぽを振って戻ってきたとしても。「倒錯」や「変態」といった用語はどちらも、理論的な支えを欠いている。理性的に考えると、シンガーは動物とのセックスに対する本能的な嫌悪をとりあげているという点で正しい。これまでも発情期の雌のチンパンジーが後ろ向きになって膨らんだ性器をぼくの下腹部に押しつけてきたことがあったし（ぼくは「おいおい、動物の種類を間違えてるし、それにぼくはゲイだよ」と言った）、ウーマだけでなくほかのイヌもぼくの脚にマウントしてきたことがあったので、ほかの動物の性的関心を誤読することがあるのは、なにもヒトに限ったことではない。二〇〇五年にアラブ種の種馬が勃起したペニスでシアトルの男性を突き刺して、それが腸を貫通して男性は死亡するという出来事があったが、これは本当の犠牲者がどちらだったのかを考えさせる。

では、動物性愛が私たちヒトの一部に見られるとすると、ほかの動物の一部も、もっぱらヒトに対して性的に興奮するということがありえるのだろうか？　モーリス・テマーリンは著書の『ルーシー――人間として育てる』のなかで、彼のチンパンジーの「娘」が性的に成熟すると、人間の男性にしか性的関心を示さなかったと書いている。[註108] 心理療法家だったテマーリンは、ルーシーに雑誌の『プレイガール』を買い与えたところ、彼女は裸の男性の映った見開きページを広げ、そこに自分の性器をこすりつけたという。

いずれにしても、哲学的にどう考えるかは別にして、ぼくには、これほど多くの人々（人口全体の一％強の人々）を動物性愛者とみなしうることが驚くべき――そして進化の観点からするときわめて興味深い――ことのように思える。そして科学的研究者は、動物性愛が真の性的指向かもしれないということを徐々に認めつつあるように見える。さらに、あなたもそう思っているかもしれないが、ぼくも実証的に答えるべき疑問がいくつもあると思っている。動物性愛者が一般にウマやイヌのような家畜のほうをネコ、リャマやブタといった家畜（爪のとがったネコは問題かもしれないが）よりも好む傾向があるのはどうしてなのだろうか？　動物性愛者は、好む動物種の特定の個体をほかの個体よりもより「魅力的」だと感じるのだろうか？　もしそうなら、ウマの顔の左右対称性のような標準的な美しさの手がかりに魅せられるのだろうか？　同性愛の動物性愛者（同性の動物のパートナーを好む）と異性愛の動物性愛者とは、どれぐらいの割合になるのだろうか？　額を思いっきり蹴飛ばされるというのでなければ、動物性愛者はどのようにして「同意している」相手と「その気になって」いない相手とを見分けるのだろうか？　なぜ動物性愛者は女性よりも男性のほうが多いのだろうか？　動物性愛者は性的に成熟した動物だけに惹きつけられるだろうか？　もしそうでないとすると、「幼体動物性愛者」もありえるのだろうか？　文化によって違いはあるのだろうか？　動物性愛者になる傾向は遺伝するのだろうか？

性科学者が動物性愛（おそらく性倒錯のなかでもかなり稀なもの）についてのこれらの科学的疑問に果敢に取り組むようになるには、もう少し時間がかかりそうだ。一方で、率直に言うと、ぼくは優しい動物性愛者にちょっとだけ嫉妬を感じている。ヒトという種のメンバーに惹かれることにともなう感情的負荷を持たずに済むのなら、なんていいことかなとも思う。まわりにそうと知られることなく動物（もちろん同意しているおとなの動物だが）と一緒にいられるなら、人生はもっと楽なものになっているかもしれない。

15 無性愛者の謎

ゲイだと、好奇心旺盛な異性愛者からよく次のように聞かれる。「自分がゲイだと最初に気づいたのはいつ頃でした？」ぼくの場合、覚えているのは小学三年生の時に、スーパーマンの人形の服を脱がせてみてがっかりしたことや、もっとも魅力的な男の子と仲良くなりたいと思ったことだ。しかしホルモンの影響の点で言うと、一四歳になって鏡に映る自分を見て、ようやく自分がゲイだということを発見した。そうか、そういうことだったのか。

その時から、それまでのことが不可解でなくなった。結局のところ、性的な願望がはっきり姿を現した。振り返ってみると、「ガールフレンド」とのペッティングは、飼っていたイヌの歯の歯垢を落としてやるのと同程度の快感しか得られなかった。それに対して、一目惚れした男の子の脚に触れただけで、ぼくには得も言われぬ快感が電流のように走った。高校の体育の授業のあとのロッカールームでは、困った身体的反応が現れないようにするために、心のなかで自分に冷水を浴びせるかのように、裸の女の子（とりわけぼくのガールフレンド）を思い描かなければならなかった。これをさらに続けることもできるけれど、でももうおわかりだろう。自分の本当のアイデンティティ――同性愛、異性愛、両性愛――は、それを好むにせよ隠すにせよ受け入れるにせよ、人生のある時点で（ふつうは思春期に）意識され始める。私たちはみな、ほかの人間と性的に接触したいという自然の「指向」をもっており、ほとんどの場合、自分の身体の欲望をどうにもできない無力な傍観者でしかない。

少なくとも、これは大部分の人の理解の範囲内である。しかし一部の研究者は、私たちヒトには、男性あるいは女性に対する欲望や性的関心の欠如に特徴づけられる、もうひとつの性的指向があると考えている。それは、生涯にわたってヒトに（動物にも）性的に惹かれることがまったくない場合である。このような人々は無性愛者とみなされる。両性愛者は男性にも女性にも惹かれるが、これに対し、無性愛者は男性・女性どちらとのセックスにも無関心だし、興味もない。自分の性的アイデンティティが現れるのを待っている――まわりの友人たちと同程度に性欲あふれる人間へと変身するためのほとばしるような好色さの出現をじっと待っている――一〇代の若者を想像してみよう。けれど、それは起こらないでしまう。これらの人々は、たんに独身主義者――そういう生き方を選んだ人間――なのではない。というよりも、彼らにとってセックスはうんざりするものでしかない。

二〇〇七年のある研究では、自分を無性愛者だとしている人々に、自分がほかの人間と違うことにどうして気づくようになったかを聞いている。ある女性は次のように答えている。

言いたいのは、たとえばだれかほかの女性と一緒にいるといった夢や空想（性的空想ですが）を持ったことがこれまでにないということです。とにかく私には、レズビアンの傾向はまったくありません。私ぐらいの年齢なら、そのような夢や空想、あるいはそれ以上のことをしたことがあるとお思いかもしれません。お思いでしょ？　でも私の場合、男性とセックスをするという夢を持ったことも、そのような性的空想をしたこともないのです。本当にそうなのです。(註109)

別の研究では、一八歳の女性が次のように答えている。

だれかに性的に惹かれるということはありません。人間のフォルムは好きですし、人間を芸術作品のように見ることもできます。確かに人間に美的な魅力を感じはしますが、もっとも美しい人であっても、その人に性的に接触したいと思うことはありません。(註110)

心理学者のアンソニー・ボガートによると、知られている以上に真の無性愛者がいるのかもしれない。二〇〇四年にボガートは、一万八〇〇〇人を超えるイギリス人の調査データを分析し、「いままでだれにも性的魅力を感じたことがない」と回答した者が一八五人（すなわち一％）おり、同性に魅力を感じると回答した者（三％）を下回る程度だということを見出した。(註Ⅲ) この発見以来、何人かの研究者は、無性愛が本当に生物学的な現象なのか、それともある人たちがさまざまな理由から用いたり受け入れたりする不安定な社会的ラベルなのかを明らかにしようとしている。

性欲は生涯にわたって盛衰するし、抗鬱剤に頼っている多くの人たちが経験するように、薬や病気のせいで性欲が実質的に失われることもある。またターナー症候群のように、性欲の欠如としばしば結びついている染色体異常もある。子ども時代の性的虐待のように、トラウマとなる出来事もセックス嫌悪につながることがある。しかし、もし真の無性愛が明確な指向だとすると、それは遺伝的異常や環境的影響が原因ではない。確かに、その原因についてはほとんどわかっていないが（ボガートはそれが出生前の視床下部の変化に起因するのかもしれないと考えている）、大部分の無性愛者は正常で、健康で、ホルモンバランスも問題なく、性的に成熟した人間である。いまだ不明な理由から、彼らはつねにセックスを味気なく退屈なものとして感じる。したがって無性愛は、「獲得される」のでも「状況に依存する」のでもないが、その人の生物学的性質の基本部分であるという意味において、性的指向のひとつなのだろう。異性愛の男性やレズビアンの女性がある日目覚めたら男性を好きになっていることがありえないのと同様、ある人間が（少なくとも原理的には）突然無性愛者に「なる」ことはない。もし一方の性への「好み」がホルモン治療のような臨床的介入によって目覚めることがないのであれば、性欲減退のような性的機能不全の可能性も除外される。ボガートが述べているように、モノフェチや性倒錯をもつ人たちでさえ、たとえば女性の靴にたまらなく惹かれる男性や、女性の死体とだけセックスをする死体性愛者のように、通常は性別にもとづく好みを示す。

しかし、無性愛のストーリーは一筋縄ではいかない。たとえば、AVEN（「無性愛の理解と教育ネットワーク」）のウェブサイト・フォーラムでの議論が示すところでは、自分を無性愛者とみなしている人たちの性的傾向には驚くほどの個人差がある。マスターベーションをする人もいるし、しない人もいる。セックス抜きの恋愛（抱擁やキスはするが、性器に触れることはない）に関心を寄せる人もいれば、そうでない人もいる。自分を「異性愛の無性愛者」（異性に対して性愛に関わらない美的あるいは恋愛的好みをもつ）とみなす人もいるし、「同性愛の無性愛者」や「両性愛の無性愛者」とみなす人もいる。アセクシュアル・パルズというセックスなしの恋愛のための出会い系サイトさえある。しかし多くの無性愛者は、自分のパートナーを満足させるのなら、進んでセックスもする。そのセックスは彼らにとって嫌なものでも苦痛をもたらすものでもなく、ちょうどトースターでパンを焼いたりごみ箱のごみを捨てたりするのと同じように、その行為から快感が引き出されることはない。ニコル・プラウゼとシンシア・グレアムが自分を無性愛者とみなす人々への聞き取り調査において見出しているように、「彼らはとくにセックスをこわがっているわけではなかったが、……興奮することへの欲求が低かった」(註112)。ほかの無性愛者は、完全にセックスを欠いた(理想的なのは無性愛者との)関係に固執する。たとえば、多くの無性愛者は処女や童貞であるのに対し、皮肉にも、ほかの無性愛者は、無性愛者でない人々よりもはるかに性経験が豊かだ。体外受精のような人為的手段を用いて子どもをほしがる人もいるし、セックスによって子どもを持ちたいと思う人もいる。逆に、子どもをまったくほしがらない人もいる。

このように一方では、周縁的な性的アイデンティティをもつ人々が勢いを増しつつあるという社会学的問題がある。彼らは明確なコミュニティを形成し始めており、『モンテル・ウィリアムズ・ショー』や『ザ・ヴュー』〔訳註　どちらも米国のテレビトークショー〕の番組や『ニュー・サイエンティスト』誌の特集記事など、メディアの注目も浴びつつある。他方では、無性愛の本質のもっと興味深い生物学的問題が残されている。すなわち、この地球上にいるほかの人間に対して性欲をまったく感じることなしに「正常に」発達することが本当に可能なのだろうか？　この本質的基準を満たさない自称無性愛者がいるのは確かかもしれないが、もし無性愛のコミュニティのなかのほんのわずかな人さえも本当に性的興奮を経験したことがないのなら、そのことは、ヒトの無性愛と進化プロセスを理解するうえで興味深い疑問を提起することになるだろう。

科学者たちは、ヒトの無性愛についてまだ表面を撫でる程度の研究しかしていない。このテーマをあつかった研究はまだ数えるほどしかない。というわけで、次のような疑問が残されている。無性愛には、同性愛のように遺伝的要因があるのだろうか？　この可能性は高い。結局のところ、歴史的には少なくとも、オルガスムを感じる必要のない女性の無性愛者も、おそらく男性のパートナーとの間に子どもができたろうし、その結果無性愛の遺伝的基盤の存続も確実なものになっただろう。（ボガートの最初の発見は、無性愛が女性の間にはかなりよく見られるということを示唆していたが、プラウゼとグレアムの最近の研究は、自己報告を用いた大学生のサンプルで見るかぎり、そのような性差を見出していない。）もし無性愛者のなかに性的空想やポルノなしでマスターベーションをする人がいるのなら、彼らを身体的に興奮させるものは一体なんなのだろう？　そして一部の無性愛者はそうらしいのだが、快感を感じることなしに、どのようにしてオルガスムに達するのだろう？　同様に、進化心理学の立場から理論的に考えるなら、ヒトのほぼすべての認知と社会行動の根底には究極的に性的競争がある。だとすると、進化心理学者は無性愛をどう説明するのだろうか？　セックスが満足感を与えて私たちの遺伝子を広める自然の策略なのだとしたら、進化の最大の策略に引っかからないような人間という自然のカテゴリーは実際に存在するのだろうか？

とはいえ、この謎を解く最良のやり方にも倫理的な障壁がないわけではない。しかし心理科学者が、実験に協力してもよいという無性愛者を募って、統制された条件下で、かつ一連のエロティックな刺激を提示して身体的興奮（ペニスの勃起や膣の濡れ具合）を測定しないかぎり、ことの真相は永遠に無性愛者のパンツのなかに隠されたままだろう。

16 足フェチ——ポドフィリア入門

小児性愛(ペドフィリア)についてはすでに論じたので、今度はポドフィリア——足に対する性愛、場合によってはさらにその延長である靴に対する性愛——について考えてみよう。実際には、足性愛の小児性愛者は少なからずいるので、両者は相互排除的なものではない。しかしいずれにしても、まったく異なる種類のフェチ（身体欠損性愛(アクロトモフィリア)、とりわけ手足切断者への性愛）に話題が逸れてしまうという危険を冒しながら、ぼくがこれまでつねに足——この細長く、異臭を放ち、先っちょの硬くなった、地面に触れる器官——を不快きわまりないものと思ってきたということから始めさせてもらおう。パートナーのそれをちょん切りたいということではないが、ぼくの言いたいことはおわかりだろう。

実際、こうしたぼくの足嫌いは、ぼくにとってポドフィリアを興味深いものにする。ポドフィリアは、なにがのちに性的に美味になるかを決めるうえで、性的な味蕾(みらい)の学習がどの程度可能かを示しているからである。おそらくぼくの場合は、性的発達の臨界期にあたる時に、ほかの人間の足との謎めいた出会いがなかっただけなのかもしれない。「足戯（フット・プレイ）」から強い性的満足を引き出す人々では、足に対する好みは、子どもの頃や思春期初期の特別な出来事にさかのぼれる場合が多い。

足と靴のフェティシズムというテーマをあつかった古典のなかでもっとも重要で詳細なもののひとつは、一九二七年のイギリスの性科学者ハヴロック・エリスのものだ。エリスは次のように書く。「少数ではあるが、わずかとは言えない数の人々では、足やブーツが女性のもっとも魅力的な部分になっており、病的な場合には、女性自体が相対的にどうでもよい付属物とみなされている」(註113)。エリスは、一八世紀のフランスの小説家レティフ・ド・ラ・ブルトンヌ──その不敬な文学作品には自分自身の嗜好への言及があちこちにある──のケースについて述べている。（実際、彼の名をとったレティフィズムは、足フェチを指す業界用語になっている。）自然体で書かれたレティフの自伝『ムッシュー・ニコラ』では、その時六〇歳の書き手が四歳ぐらいの時に女の子の足に心奪われたことを回想している。自分の足フェチの起源についてのレティフの説は、その時代、女性の新鮮さと純潔が非常に尊ばれていたので、じかに泥がつくような身体の部分を汚れなく優美に保てる女性がすべてのなかでもっとも魅力的だったというものである。

レティフは、フランスのブルゴーニュ地方で育った子ども時代を振り返っている。「足の美しさに対するこの嗜好は、私のなかではとても強力で、欲情を掻き立てずにはいなかった。……よその家に入ってブーツが並んでいるのを見ると、私はいつも歓喜で震え、あたかもそこに少女たちがいるかのように、顔を紅潮させて目を逸らすのだった」。エリスが述べているように、なぜこれらのブーツがレティフをとりわけ興奮させたかと言えば、それらが彼の渇望する足のエッセンスを吸収しているからだった。レティフは「憧れの女性が身につけたものに我を忘れて熱いキスを浴びせた」。実際彼は、一〇代の少年の頃にある年上の女性の足のとりこになり、彼女がはいていた「バラ色の踵(かかと)と縁飾りのついた緑のスリッパ」とともに埋められることを切に願った。

最近の研究は、靴フェチがたんに、これらの無生物の対象に特別に惹かれるというだけではなく、性的興奮がその靴の持ち主の足との密接な結びつきと関係しているというエリスの直観が正しかったことを示している。たとえば社会学者のマーティン・ワインバーグらは、男性の同性愛者の足フェチについての一連の報告のなかで、フット・フラッターニティ(註114)（足愛好クラブ）の会員に、靴のなにがとりわけ魅力的に感じられるのかを尋ねている。これら二六二人の男性のうちの大部分は、新しい、まだだれも履いたことのない靴にはまったく興味がないと答え、一方で、魅力的な男性が履いていた靴に対する強い好みをもっていた。古着屋で靴を吟味することは、これらの足フェチの多くにとって天の恵みだった。というのは、それが靴の以前の持ち主について想像をふくらませることを可能にし、実は美しくなどない人間（ソウル）（足底（ソウル）にあらず）という現実を直視せずに済んだからである。そして異性愛者の足性愛がシンボリックな要素をもっている——足フェチの異性愛の男性は特定の種類の女性用の履き物やレギンスに特別な嗜好を示す——ように、ゲイの足フェチも、靴の種類を理想化された男性と結びつけている。たとえば、あるゲイの足フェチはワインバーグらに、豊かな感覚の絡み合いが靴の種類ごとのステレオタイプ的な連想とどのように結びつくようになったかを「匂いとそれに対応する男のイメージ、たとえばデッキシューズとプレッピー、スニーカーと若者、ブーツと支配的な男」と説明している。別のゲイの足フェチは、自分の嗜好にこの象徴的なテーマが次のように現れる。

> ブーツは力と強さを表している……それは、勇ましさの本質、男らしさの誇張だ。……ウイングチップスは成功しているビジネスマンの特徴である。……スニーカーはいかした若者の肌に触れていたものだし……ウィージャンズのペニー・ローファーを履いているのはアイヴィーの男子大学生だ。

『性研究ジャーナル』に載せた次の論文で、ワインバーグらはフット・フラッターニティ（この団体は一九九五年には一〇〇〇人以上の会員がいて、その圧倒的多数は高学歴のホワイトカラーの白人だった）の会員に、男性の足に対する自らの性愛の起源について尋ねている。（註115）ワインバーグらは回答者に「とくに最初に足や履き物に興味を抱いたのが何歳だったか、そしてマスターベーションの強力な作用を知るために、思春期に足や履き物について空想に耽（ふけ）りながらマスターベーションをすることがあったかを尋ねた」。回答者は、足で性的に興奮することを意識するようになった最初の出来事が平均すると一二歳で、ほぼ全員が足に関係するもの（たとえば靴、靴下、足の写真）を用いて、あるいは艶（なま）めかしい足に遭遇する場面を思い浮かべてマスターベーションをしていたと答えた。

発達的な文脈では、二〇四人の回答者のうち多くは、おとなになってからの自分の性的アイデンティティのもとになった過去の特別な出来事を思い出せなかった。しかし八九人は、足に関係した最初の引き金になったと思える出来事について詳細に説明することができた。もしあなたが親で、足をたまたまぶらりと垂らして、あなたの感じやすい幼い子がそれを見る可能性があるなら、彼らの回答は足をそうするのを躊躇（ちゅうちょ）させるかもしれない。ある男性は、幼い子どもの頃におもしろがって毛布をかぶり添い寝したことを次のように振り返っている。「両親のそばで逆さになって眠ると、ぼくの顔のところに父の足がくるんだ」。別の男性は「父の足の裏をくすぐるということをよくやっていて、父が笑うのを喜んでいたけれど……父はゲームのつもりで笑っているように見せかけていたのかも」と語っている。また別の男性は、「五歳か六歳の頃、父の靴を脱がせて、熱い足を揉んでやったら……柔らかで暖かな足になって、父は気持よさそうに眠りに落ちてしまい、ぼくはその足にキスをしたんだ」と回想している。ほかの回答者も似た体験をしていたものの、親の足は関係がなかった。たとえば、二段ベッドの上の段にヒーローとして崇めていた兄がいて、そこから下げた足が自分の顔のまえにきたことがあったとか、友達や近所の子とレスリングをして遊んでいて、自分の股の間にはさまった足を発見して不思議な気分になったことがあった。

異性愛者の足性愛についてのエリスの分析と同様、ワインバーグらは、この同性愛者の足性愛の起源がほとんどの場合、発達期のこうしたポジティヴな体験——ネガティヴな体験や虐待の体験ではなく——にあるとしている。実際、これは重要な観察である。というのも足フェチは、足で蹴られたいとか暴力的に踏みつけられたいとかいったように、その人間のマゾヒズム的な願望を表していると仮定されることが多かったからである。一部のケースはこの通りなのかもしれないが、エリスは、平均的な足フェチには支配的人物に服従したいという隠れた願望があると性急に仮定しないようにと、読者に注意を促している。(註116)「女主人の足に対するフェティッシュな崇拝が蹴られたいというその男性の隠れた願望に由来すると仮定することは、彼女の手に対するフェティッシュな崇拝が顔をひっぱたかれたいという隠れた願望の表れと仮定するのと同程度に不合理である」。

エリスは、性的発達において「特定の対象に偶然引っかかってしまう」——それがおとなになってからの性的嗜好を形作ってしまう——のが聡明で早熟な子どもに多いと確信していた。この顕著な例、大きな問題を抱えた少年の例が『アメリカ心理療法ジャーナル』に「足フェチの子どもの治療」という題で掲載されている。(註17)このケースを診たのは精神科医のジュール・ベムポラードらのチームである。彼らが「カート」と呼ぶ少年は、八歳の時にクリニックに連れて来られた。彼の総合的なＩＱは一二九という高い値だったが、それまでのどこかで、母親にそっと忍び寄り、靴を脱がせ、その足を舐めて興奮しまくるという奇妙な習慣を身につけていた。「足を舐めている間」とベムポラードらは書いている。「つねにペニスが勃起し、彼はペニスで遊んだ」。この少年の過去について調べ始めると、次のことが明らかになった。

母親の足に対する執着は生後一年目から始まっていた。母親は、カートが「私の足で遊ぶのが好きで」、それが可愛かったので、そうするよう仕向けさえしたと回想している。彼女がベッドに寝ている時にはカートは彼女の足を撫でさすったが、それは彼女にとって心地よいだけでなく、カートにも満足をもたらした。しだいに足を撫でるだけでなく、足を口に入れたり舐めたりといった行為も加わるようになり、母親は彼の「マッサージ」のご褒美としてお小遣いをあげることもあった。五歳か六歳頃には、この行為は性的な興奮を呼ぶものとなり、大声をあげ性器をいじることへと発展した。この段階になって、母親はカートに足に触わるのを禁じるようになったという。

もちろん、この段階では手遅れだった。ベムポラードらはカートを一六歳まで診ている。カートは学校での成績も優秀なままで、母親のつま先への露骨な症状を自制することもなんとかできていたが、足に対する強迫観念はほとんどそのままであり、母親が遊び心で許したことが一生の性的問題を残した。さらにフロイト的な悪夢を生み出す別の要因もあった。ある日デリカテッセンの前を通った折、冷ややかで潔癖症のユダヤ人の父親が、店先の窓に下がっているサラミを指差して、カートにあれは死んだ男の切断されたペニスだと言ったのだという。カートはそれ以来、自分の身を守るため、自分の部屋をキリスト教の飾り物で埋めるようになった。そして母親は、風呂に入っている時に幼い息子のペニスで遊び、それを「可愛い」と言ったことも認めた。

一〇年ほどして、イギリスの小児心理臨床家ジュリエット・ホプキンスは、足に性愛的に惹かれるという問題をもったおてんばな少女のケースについて述べた。(註118) この少女の足フェチの起源についてのホプキンスの解釈によると、すべては浴槽のなかで始まった。父親はこの幼い娘と一緒に風呂に入ったが、その時には浴槽のなかで膝の上に娘をのせるのが常だった。ホプキンスは、その位置からだとよく似た二組の足が見え、そのことがその子に安心感と力を与えた（というのは、その子にとって脅威となりえる性器の構造の明瞭な違いが見えなくなったから）と述べている。

しかし、センセーショナルな話なら事欠かないものの、足に対するこの性愛傾向が邪悪な、あるいは犯罪的なものになるのは、ほんの少数に限られる。大部分の精神科医は、フェチがその個人の社会的適応や心の健康に支障を来たすのでなければ、臨床的介入が必要な「問題」としてあつかうべきでないと考えている。実際、ワインバーグの同性愛者のサンプルの八〇％は、パートナーがそのような趣味をもっていないにもかかわらずよく理解してくれ、足のプレイを二人の通常のセックスのルーチンに採り入れていると報告した。（実のところ振り返ってみると、ぼくが最初に性的な出会いをした男性は、ぼくのつま先をフェラすることに強い関心を示した。彼は足フェチの秘密をもっていたに違いないが、正直に言えば、ぼくはその時それをすごく嫌だと思ったわけではなかった。その夏ぼくの足はひどい水虫だったので、彼のためを思って彼を払いのけたのだった。）パートナーのサポートに関連してワインバーグらは、フット・フラッターニティのようなグループの会員との接触が困惑や不満を大幅に減らし、その結果引きこもっていた同好の士をクローゼット（あるいは靴置き場）から出し、非難されることのないコミュニティのなかで心を開いて共通の興味を追求するのを可能にすることも見出している。

しかし一九八六年当時には、こうした「共生的」なアプローチはセラピストのジョゼフ・コーテラの選択肢にはなかった。(註119) コーテラは実際のケースの記録を『行動療法と実験精神医学ジャーナル』に発表したが、それは孤独な三一歳の足フェチの男性の最初の治療セッションについて詳細に述べていた。この男性は、一〇代の初めの頃にほかの男の子たちと取っ組み合いをして宙に浮いた足に性的に興奮して以来、自分が一二歳から一四歳の少年の足を空想するようになったことに気づいた。重要なのは、この男性がそれまでそうした感情を気にしていなかったにもかかわらず、この時になって「正常」になることを望み、それで治療に訪れたということである。コーテラは、この患者の行動を変えて、少年の足に惹かれないようにするだけでなく、男性にも惹かれないようにした。もちろん、彼がキッズフットロッカー［訳註　アメリカの子ども向けスポーツ用品店］に勤めているのを発見して喜ぶ親はいないだろうが、このケース報告を読むかぎりでは、彼はまったく害がないように見えるし、その治療はその時代の悲しむべき証拠のように見える。しかし、その判断はあなたにお任せすることにして、コーテラの治療セッションに耳を傾けてみよう。

セラピスト　しなくちゃいけないのは、少年たちとの取っ組み合いを想像してマスターベーションをするたびに、足フェチが悪くなるってことを自覚することだね。実際にあなたがしているのはそういうことだから。あなた自身がその習慣を強めているんだ。

患者　その通りだというのはわかりますけど、自分ではどうにもできないんです。

セラピスト　だったら、できるようにしてあげよう。

患者　先生がして下さるんですか？

セラピスト　あなたにやる気があるなら、今回がいいチャンスかもしれないね。まず、リラックスのしかたを教えてあげよう。次に自己コントロールのやり方だな。それによってマイナスの思考を取り去れるし、いけない性的空想をし始めたら、恐ろしいことや嫌悪を催すようなことを思い浮かべるようにもなれる。

患者　するのはそれだけですか？

セラピスト　もっとある。女性に性的に興奮するようになることもだ。

患者　でも、それって罪深いことなのではありませんか？

セラピスト　足フェチのままでいて人生を駄目にするのと、女性に興奮するようになるのと、どちらが罪深いことかね？

患者　わかりました。言う通りにします。

セラピスト　これまでいろんなフェチを治療してきたけど、その経験から言えば、必要なのは、女性との関係を築いて性的に興奮することだよ。変わりたいと思うなら、それをするのはあなただ。これが私の治療のやり方だよ。

患者　わかりました。

異性愛の足性愛は、進化の観点から説明するのがかなり難しい。不思議なことだが、祖先の過去における特殊な状況下では、（おそらくフェチのなかでも）このような男性の足ノェチはそうでない男性よりも優位に立ったのかもしれない。大部分のフェチはきわめて特殊な嗜好をもつことが知られているが、その特殊さゆえ、彼らの願望に合い喜んで彼らに合わせてくれる（この場合には、彼らが顔を赤らめるような足をもっていることだが）パートナーを見つけるのは難しいだろう。しかし場合によっては、何人もの性的パートナーをもつことなく、きわめて特殊な女性とだけセックスをすることが成功への鍵になることがある。

これは、精神医学者のジェイムズ・ジャニーニらが『心理学リポーツ』誌に載せている興味深い仮説である（註120）。歴史的には、女性の足が文化的に性愛の対象になるのは、社会における性感染症の流行と符合しているように見える。足に対する嗜好は、病気の流行の経過にともなって盛衰してきている。ジャニーニらは、一三世紀の淋病、一六世紀と一九世紀の梅毒、現代のエイズの流行において、どのように足への性愛が出現し、沈静化したのかを示している。たとえば一六世紀のスペインでは、画家たちはとくに女性の足の絵を描き始め（歴史的に最初のことだった）、「つま先をちょっとだけ」見せる靴が大流行した。ジャニーニらの考えは憶測の域を出ていないにしても、それは有望な仮説として、性行動とフェティシズムについて集団レベルのデータによって確証されるのを待っている。「靴がぴたりとはまったなら」が彼らの論文のタイトルだ。

17 ゴム偏愛者の物語

一九六九年六月六日、自分の担当した珍しい事件に学術的価値があると思ったミシガン州南部在住の刑事が、机のまえに座って、キンゼイ研究所のスタッフに宛てて実務的な添え状をタイプで仕上げたところだった。この刑事が書いていたのは、自分から進んでカラマズーの精神科病棟の監房に入っていた、礼儀正しい、自称「ゴム偏愛」の男性患者についてだった。その男性患者は、自分の恥と苦行の暗い穴のなかで、真夏の蟬時雨(せみしぐれ)とストレッチャーの車輪の軋(きし)る音、そして隣近所の患者たちのうめき声のオークストラを聞きながら、数週間にわたって、ベッドに背を丸めて座り、懸命に自分の性的悪魔を追い払おうとペンを走らせた。「この報告は私の魂であり、これによって私の人生は救われるだろう」と彼は書いていた。そしてその報告は、ほどなくこの刑事の机の上に載ることになり、一通り目を通されると、茶封筒に入れられてブルーミントンへと航空便で運ばれ、最後はキンゼイ研究所の未公開資料として同じような数万点もの報告書の棚にひっそりと収まることになった。

その四〇年後、研究所の図書室の蛍光灯の柔らかな明かりの下で、ある本を執筆中だったぼくは、このゴムフェチの手書きの性的自伝とその刑事の簡潔な添え状に出会った。明らかに、この男性にとって自分の病気について書くことは、自らの魔除けの意味があった。聖書のことばの散りばめられた五〇ページほどの明快で密度の濃い文章で書かれた、いまだに恐怖に満ちた文書のなかで、この悩める四一歳の「ゴム偏愛者（ラバー・ラヴァー）」は、ゴムと肉体に対する自分の飽くなき欲望の起源を懸命に理解しようとしていた。彼はそれまでゴムに関係した罪で何度も逮捕されたことがあり、このうちもっとも小さなものは、想像上の妻に着せるゴムのビキニの水着のことでデパートの女性店員に——ビキニのモデルの広告紙を見てマスターベーションをしながら——不穏当な電話を何千回もかけたことだった。

彼によると、すべては七歳の時に、裏のベランダの物干し紐に干してあった母親のきらびやかな白のゴム製の水着を見つけた時に始まった。この興奮を呼び起こした出来事は、ちょうど自分の性器に妙な快感を最初に覚えた時と重なっていた。しかし、ある意味無害な、若い時に変な性癖として始まったものは、最終的に角（つの）を生やし、極度のフェチとして罪をおかすおとなの性的アイデンティティへと成長した。その刑事は「彼は名刺大のカードに、自分がゴム製の帽子やガードルに精液を噴きつけるのが好きでたまらないとタイプで打ちました」と書いていた。警察署の乱雑な仕事場で書かれたらしい添え状には、カップからこぼれたコーヒーのしみがあった。「彼は被害者たちの郵便受けにこのカードを入れたり、時には彼らの車のフロントガラスのワイパーに挟み込んだりしていました」。

あなたは、この病理的なゴム偏愛者が、セクシュアリティが変なところに行ってしまった極端なケースだと思うかもしれない。しかし、性的異常を調べてゆくにつれて、ヒトの標準的な性的発達と性心理の、通常なら隠れている微妙なメカニズムについて独特な洞察が得られる。このゴム偏愛者の場合、子どもの頃の母親の水着――湖水の水滴がつき、汗の匂いも感じられる、信じられないぐらい白い素材――との遭遇が、思いがけない勃起とたまたま符合しただけのことなのかもしれない。だが、この符合はあまりに強力だったため、彼が小さな親指と人差し指の間でこのゴムを愛撫したとたん、彼は変わりようのないゴム偏愛者に変身してしまった。

この基本的な発達のシステム――子どもの頃の際立った特別な出来事が発達しつつあるセクシュアリティに「刷り込まれる」こと――は、ごく稀というわけではないかもしれない。実際、幼い子ども時代の体験がおとなになってからの性的嗜好――とりわけなにが私たちを性的に興奮させたりさせなかったりするのか（それが微妙だったり無意識的だったりするにしても）――を決定することは、よくあることですらあるかもしれない。このゴム性愛者と同じく、平凡なセクシュアリティをもつ人たちの場合も、ベッドルームでの秘密の嗜好が、遠い過去に親や親戚や友達によって性的に興奮させられたことに起因するのかもしれない。

『一般精神医学アーカイヴ』誌の論文に報告されている二九歳の女性の症例をとりあげてみよう。この女性は、男性とセックスしている時には、サドマゾ嗜好があり、ペニスに目が釘付けになるという。これら強力な性愛の引き金について、彼女は次のように回想している。

> 四歳の時、父は、私がマスターベーションをしているのを見つけました。父は膝の上に私をのせて、お尻をぶちました。父はパジャマ姿で、ズボンの前のスリットが大きく開いていたので、父が手をあげるたびに、私の口のすぐ近くで、父の大きなペニスと茶色の睾丸が動くのが見えました。……それ以来無意識のうちに、お尻をぶたれることと、父のペニスが見えたことや私の最初の性的興奮とを結びつけるようになったのです。(註121)

もちろん問題は、子ども時代の性的経験、とりわけヒトのおとなのセクシュアリティとそれらの経験との間の因果関係を調べることが（少なくとも厳密に統制された研究という意味では）難しいという点にある。同様に、取り澄ました社会、あるいは少なくとも個人のセクシュアリティを思春期におけるホルモンの放出にともなって突然現れるもの（もしくは「ゲイ遺伝子」のように、経験の影響を受けずに生得的で青写真の通りに出現するもの）とみなす社会は、その問題が人間的体験のなかで中心的位置を占めているにもかかわらず、それに目を向けようとはしない。たとえば子どもの言語獲得を研究するのとは違って、おとなのセクシュアリティに至る実際の発達経路を調べることはほとんど不可能である。それは実験では証明できないからというよりも、子どもの頃のセクシュアリティという研究テーマが大学の研究倫理審査委員会の電気柵にひっかかりそうな危ないテーマであり、それゆえほとんどなにもわからずに終わるおそれがあるからである。いま紹介したような回想的自己報告は確かに興味深いが、残念ながら逸話の域を出るものではない。

　とはいえ、実験的研究者の賢さを過小評価しないほうがよい。幼い頃の特別な刺激の経験とおとなになってからのセクシュアリティとの間の明確な因果的結びつきの検討は、確かに厳密な実験的操作には従わないが、統制された方法を用いて発達の道筋を探る術がないわけではない。たとえば研究の目的から言えば、人間の子どもをラットで代用することは可能だ。そしてそれこそが、おとなの性行動を形作るうえで初期経験がいかに重要かを示す、いまや古典となった研究のなかで、トマス・フィリオンとエリオット・ブラスが行ったことだった。一九八六年に『サイエンス』誌に発表した論文で彼らは、子を産んだばかりの母親ラットの匂いを実験的にそれぞれ異なるように操作した。[註122] ある母親の群（実験群）はシトラールと呼ばれるレモン臭を乳首と膣に塗布され、別の母親の群（対照群A）は同じレモン臭を背中に塗布された。また別の母親の群（対照群B）は、レモン臭ではなく、無臭の生理的食塩水を乳首と膣に塗布された。これらの母親ラットは赤ちゃんラットのもとに戻されたので、それぞれの群の赤ちゃんラットは、授乳時の母親ラットの発する匂いとその身体部位の点で互いに異なっていた。

子どものラットは離乳すると母親から引き離され、ほかの若いラットと一緒にされて育った。性的に成熟した雄ラットは、生後一〇〇日目頃にそれぞれ二匹の生殖可能な雌ラットのうちの一方と引き合わせられた。しかし、この二匹には違いがあった。引き合わせるのに先立って、これら雌のうちの一匹には膣の周囲にレモン臭が塗布され、別の一匹にはなにもせずに膣の匂いは自然のままにされた。レモン臭のついた雌の性器は、二つの対照群の雄には効果をおよぼさなかった（すなわち、どちらの雌とも喜んでセックスをした）のに対し、赤ちゃんの頃乳首と膣にレモン臭を塗布された母親から授乳された雄ラットは、レモン臭の雌とペアにされた時には有意に早く射精した。実際フィリオンとブラスによると、これらの雄は、無臭の（少なくとも膣にレモン臭の塗布されていない）雌と交尾した場合にはオルガスムを感じるところまで行かなかった。

しかし、ラットでのこの知見をそのままヒトのセクシュアリティへと一般化できるだろうか？　ぼくの知るかぎりでは、これに類する実験はこれまでヒトでは行われていないが、ヒトでも、乳房による授乳がおとなになってからの男性の性的好みやバイアスに影響をおよぼしうるなら、それは興味深いことに違いない。だが、私たちは子どもが性的ではないという考えに縛られているため、これらのデータがヒトのセクシュアリティにもあてはまるのかどうかをはっきり知ることができそうにない。さらに、この領域においてはわが子の発達に進んで手を加えようとする母親を見つけるのは至難の業だろう。自分の息子をレモンの香りのする性器を異様に好むフェチにすることは、たとえそれが学術的に重要な理由によってなされるとしても、科学に要求されていることを超えている。

ミシガンのゴム偏愛者が性的刷り込みのこの奇妙なメカニズムについて知ってさえいたなら、宗教的な罪の意識に苛（さいな）まれ続けることもなく、科学に多少の慰めを見出したかもしれない。不運なのは、性的刷り込みの基本的メカニズムそのものはほかの人間と共通なのに、それを自分ではほとんど制御できないために、ほかの人とはまったく違ったものに刷り込まれてしまったことである。

ひょっとして、まだ手遅れではないのかもしれない。添え状のなかでその刑事は、このゴム偏愛者が精神科病棟に入っていて、「彼はここで残りの人生を送りたいと希望していますし、老人になってもここで暮らすことを望んでいます」と記しているからだ。ぼくの計算だと、彼が存命なら、いまは八〇代の半ばだろう。もし病棟のスタッフがコンピュータ通で、患者にインターネットの閲覧を許可するような広い心の持ち主であったなら、ぼくとしては、彼が長生きして、インターネットの性的ルネッサンスを体験していることを願う……彼は、罪をおかすことなく幸せに空想に耽っている、自分と同じような数万人の人間がいることを知るだろう。ひょっとして（本当にひょっとして）、彼はいまこの文章を読んでいて、白いゴムを身にまとった自分の母親を懐かしく思い出していたりして。

18 女性の射出

ゲイであるぼくにとっても議論に値するという点で、女性の射出（female ejaculation. 俗称は潮吹き）はきわめて興味深いテーマだ。しかしこのテーマについては、真摯な科学的追究、とくに進化的観点からの追究はほとんどなされてこなかった。女性の射出は、オルガスムの際の相当な量の液体の排出（平均すると三ccから五〇ccの量になる）として定義される。この話題が最初に学者によって記述されたのは二〇〇〇年前にさかのぼるのに、これまでほとんど研究されてこなかったというのは、なんとも不思議である。ここで言っているのは、女性の性的興奮にともなう通常の膣分泌液のことではない。男性のオルガスムにともなう多量の精液の放出に似たもののことを指している。

『性医学ジャーナル』に二〇一〇年に掲載された驚くべき論文のなかで、泌尿器科医のジョアンナ・コルダらは古今東西の文献の翻訳にしらみつぶしにあたって、性交の際に女性の膣が潤うという一般的な現象と、それよりは珍しい性液の射出との違いに言及している記述をいくつも見つけ出した。(註123) たとえば、ベッドで女性を悦(よろこ)ばす技(わざ)を会得したい男性向けに書かれた四世紀の道教の書『房中術』は、女性の性的興奮の「五つのサイン」を見てとるよう勧めている。

一　顔が赤くなる＝あなたとセックスしたい
二　乳房が硬くなり、鼻に汗をかく＝ペニスを挿入してほしい
三　喉が渇き、唾液が出なくなる＝感じやすくなり、とても興奮している
四　膣がぬるぬるする＝オルガスムに達したがっている
五　性器が液を出す＝悦びの状態にある

とはいえ、これらの秘伝は真に受けないほうがよい。たとえば、あなたが裁判の弁明で右記の二番を引き合いに出してきて、相手の女性が鼻に汗をかいていたので、あなたのペニスを入れてもらいたがっていたと主張しても、法廷ではおそらく通用しない。しかし、この古代の書物では「膣がぬるぬるする」と「性器が液を出す」が区別されていることからすると、後者は「明らかにオルガスムの際の女性の射出」と考えられていた、とコルダらは推測している。古代インドでは、紀元二〇〇年から四〇〇年のものとされる『カーマ・スートラ』が「女性の精液」は「連続して出続ける」と記している。そして西洋では、アリストテレスも性交中の女性の液体の放出について

言及していて、それが男性の射精も「顔負けだ」と指摘している。アリストテレスは「女性の射出が色白で、概して女性らしい女性に見られ、色黒で見かけが男性のような女性には見られない傾向がある」とも述べている（彼がどのようにしてこの結論に至ったのかは、想像してみるだけで楽しいが）。

しかし、女性の射出についての最初の真の科学的説明は、一七世紀後半まで待たねばならなかった。その説明を与えたのは、オランダの婦人科医ライニール・デ・グラーフである。彼は膣分泌液（性的興奮にともない性交を容易にする）と女性の射出（射精と同等）とをはっきり区別した。女性のオルガスムとほぼ同じ時に排出される「漿液（しょうえき）・粘液性分泌物」だということを述べながら、「明らかにこの液体は（一部の人々が考えるように）尿道を潤すためのものではない」とデ・グラーフは書いている。「その液体が生じる管は尿道の出口に位置しているため、排出される時には、尿道に触れない」。

射出をして自らがひどく混乱してしまう多数の女性たちがいた時代を過ぎ、時は一九五二年、ドイツ生まれの婦人科医（奇妙なことにこの職業にはたくさんの男性がついている）、エルンスト・グレーフェンベルクの診察室。デ・グラーフやほかの人間たちの貢献が見落とされることが多いのに対し、グレーフェンベルクは、尿道に沿って走る膣の前壁の性感帯を「発見」したことで知られている。彼は「女性のオルガスムにおける尿道の役割」という論文のなかで、そこを最初に「Gスポット」と呼んだ。コルダらはグレーフェンベルクの発見を紹介するなかで、どのように彼が（おそらく彼の診察室で）マスターベーションをしている女性がオルガスムの時に尿道から液体を「噴出」するのを観察したかについて述べている。それは性的な刺激作用の初期には起こらず、オルガスムのアクメの時にしか起こらなかったので、グレーフェンベルクは、その目的が潤滑のためではなく、快感のためにあると結論づけた。「観察したケースで」と彼は書いている。「液体を調べたところ、性質的に尿ではなかった。これまで女性のオルガスムの際に放出されると報告されてきた『尿』は実は尿などではなく、膣前壁の尿道に沿った性感帯の部分に相当する尿道内の腺からの分泌物だと考えざるをえない」。

女性の射出液の化学的成分が最初に分析されたのは、一九八二年になってだった。尿でも精液でもないとしたら、それはいったいなんなのか？　エイミー・ジリランドが発表した研究によると、射出をする大部分の女性は、オルガスムの際に「相当な」量の――「ベッドが濡れる」、あるいは「噴射して壁にかかる」ほどの――液体を放出すると報告している。(註124)というわけで、女性の少なくとも四〇％がそれまでの人生のなかで少なくとも一度は分泌するこの液体にいまだ呼び名がないというのは、かなり奇妙な話である。（ある賢明な読者が「射出液（ejillculate）」という名称を提案してくれたが、ぼくもその呼び名がいいと思う。)

ほとんどの研究は、女性の射出液と尿が成分上異なるものだということを示しており、実際のところ男性の精液と共通の特徴がある。精液については、まえのエッセイで論じたように、精子はそのほんの一部を構成するにすぎず、残りの成分は何種類もの向精神薬である。しかし多くの女性では、この液体に尿がまったく含まれていないわけでもない。射出をする女性の大部分は、それが自分だけに起こることだと思い、科学的情報もないので、この不思議な液体がどんなものかを自分で調べてみるしかなく、次のように述べている。ある女性は、それがどろっとしていて粘り気があり、塩辛いと言い、別の女性は、水っぽくて無臭であると言っている。「この二〇年間、この領域での研究はまったく行われなかった」とジリランドは嘆く。「女性の射出液がなんなのか、それがどこで造られているのかについて、ほとんどの性科学者にとって満足のゆくような答えはいまだに得られていない」。

しかし、科学的に適正に統制された条件下でこの現象を調べるのが難しいことの一因は、それがとりわけ実験室に持ち込みにくい研究だということにある。ほとんどの女性によれば、射出するには、非常にリラックスした状態でなければならないと同時に、激しく興奮した状態になければならない。つまり、その時になにが起こっているかを明確にするには厳密な研究が必要だが、問題は、射出を自認する女性のクリトリスを刺激して射出の類を引き起こすために電気的な刺激装置や測定装置を用いることがムードをぶち壊してしまうことにある。これこそ、エジプトの研究者グループが身をもって知ったことだった。[註125]彼らは三八人の健康な若い女性の性器に電極をいくつも装着し、圧力を測るために膣と子宮に風船を挿入し、オルガスムを感じさせるために電動バイブレータを用いて彼女たちを刺激してみたが、一滴の射出液すら得ることができなかった（得ることができたのは膣分泌液だけだった）。彼らは前戯が必要だったかもしれないと述べることができただけだった。一方、すでに一九八八年にチェコのチームが、サンプル数は少ないが、実験室条件下で一〇人の女性に「女性の尿道からの排出」を引き起こすことに成功していた。[註126]しかしこれらの女性は、エジプトの研究とは違って、射出を頻繁に経験したことがあると述べていた。

したがって多くの点で、女性の射出について私たちの知りうることは、よく射出をする女性本人の報告に由来する。しかし、化学分析から少なくとも次のようなこともわかっている。すなわち、尿素が含まれることがあるにしても、女性の射出液は尿ではない。ジリランドが聞き取り調査をした女性の多くが語っているのは、予期せずに液体をほとばしらせるという恥ずかしい体験を何度かしてからは、セックスのまえには必ず膀胱を空にするように努めたが、それでも並外れて射出してしまうということだった。実際のところ、この研究で一三人の女性中六人は、研究に参加するまでは女性の射出については耳にしたことさえなく、自分が「異常」だと思っていた。

射出をする大部分の女性にとって、射出は、オルガスムが生じる際につねに起こるというわけではない。しかしそれは、女性の射出が都市伝説にすぎないとした一九六六年のマスターズとジョンソンの疑わしい主張と著しい対照をなしている。[註127] 幸いにしてパートナーが射出を喜んでくれる女性も一部にはいるが（パートナーも、相手の女性を射出させられたなら、大成功と思ってよい）、ほかの大多数は（少なくとも最初は）強い羞恥を感じた。いくつかのケースでは、これが自らに禁欲生活を課すことになったり、驚くべきことではないが、関係がぎくしゃくしたものになった。教育は人生を変えるし、結婚生活を救うことがある。ジリランドの研究に協力したある女性は、彼女の射出が驚異的な性的興奮のサインだとわかってからの夫の変わりようを次のように述べている。「以前は、夫は『ぼくにおしっこをかけてほしくないね』とか『セックスするまえにトイレに行かなかったのか？』とか言っていました。いまは、好きになって『ぼくに浴びせてよ』と言っています[註128]」。

よいことは、多くの女性が射出を人生において自分に力を与えるものとして肯定的にとらえるようになったと述べている点である。ジリランドは「私を鼓舞して行動させるのは、科学的好奇心以上に、女性の射出について知らないということがおよぼす悪影響である」と結んでいるが、ぼくもその通りだと思う。もちろん、この話題が性的に刺激的なものであり、避けて通るのが難しいということもわかっている。とはいえゲイであるぼくの場合は、もっぱら科学的好奇心が先行している。なぜ一部の女性だけが射出し、ほかの女性は射出しないのだろうか？　ヒトの進化において女性の射出の役割（役割があったとしての話だが）とはなんだったのだろうか？　そしてなぜ一部の人々（そう、あなたのことだ）にとっては射出は忍び笑いを誘うフェティッシュな話題なのだろうか？　このテーマについて、科学はこれからぬるぬる滑りやすい長い道をたどることになるかもしれない。

19 「ファグ・ハグ」――男が好きな男を好きな女

『ザ・ゴールデン・ガールズ』の十数年来のファンだったぼくは、ルー・マクラナハンが二〇一〇年の六月に亡くなったというのを知って悲しみに沈んだ。実際、ぼくは本当に涙を流したと思うのだが、それまでぼくが有名人の死で涙を流したのはベアトリス・アーサーとエステレ・ゲティぐらいだった。これは同性愛者の言いそうなことのように聞こえるかもしれないが、それだけでなく、寝るまえにファンと毎晩『ザ・ゴールデン・ガールズ』のDVDを見るという習慣にはまっていたからでもある。ほかの「ガール」（ぼくらはそう呼んでいた）と同様、マクラナハン演じるところのブランシェ・デヴロー――クリーミーなチーズケーキと金持ちの男たちに対する飽くなき食欲をもった南部出身の粋（いき）な美人――は、我が家では笑みを誘う想像上の友人のような存在になっていた。幸いにして、ブランシェの精神はDVDのなかで永遠の輝きを放っている。そう、彼女を好きなのは、ぼくがゲイだからだ。

　マクラナハンの訃報を聞いて、ぼくは彼女の生涯についてもっと知りたくなった。したのはウィキペディアを覗くことだったが。[註129] ぼくは彼女がゲイやレズビアンの人権だけでなく、積極的に動物の権利の擁護活動もしていたのは知っていたが、同性愛者の権利擁護活動が一九七一年にまでさかのぼることは知らなかった。ストーンウォールの反乱〔訳註　一九六九年六月に起こった事件で、同性愛者の権利獲得運動の転機になった〕からちょうど二年して、彼女はグリニッチのゲイバーを舞台にした映画『親友の何人かは』に出演し、「いけてるファグ・ハグ」の役を演じた。

それからぼくの頭は切り替わり、あの比類なきマクラナハンと同性愛者の権利の問題を離れて、関心は「ファグ・ハグ」ということばに向かった。ぼくのことで言えば、ぼくは自分を「ファグ」として見たことはないし（ほかの多くの人々がぼくをそんなふうに見ていて、残念なことにそれ以上のものとしては見ていないことは承知しているが）、これまで多くの親しい女友だちを「ハグ」として見たこともない。それゆえぼくは、ゲイの男性に惹きつけられる異性愛の女性のことを指すこの呼び名のもとにあるネガティヴなステレオタイプについて詳しく知りたくなった。というわけで、まず心理学者のナンシー・バートレットらの研究を見てみよう。彼女らは「ファグ・ハグ」についての最初の量的研究を『ボディ・イメージ』誌に発表している。(註130)

バートレットらも「ファグ・ハグ」という用語に関心を抱いた。ファグ・ハグ以外にも、このような女性たちを巧みにとらえた表現が（それほど侮辱的でないものも含め）いくつもある。たとえば、フルーツ・フライ、クィーン・ビー、クイア・ディア、フェアリー・ゴッドマザー、ファグ・シャガー、クィーン・マグネット、ハグ・アロング、スウィッシュ・ディッシュ、ファゴティーナ、ホモ・ハニー、フェアリー・コレクター、フェアリー・プリンセス、ファグネット。

とはいえ、一般の人々の意識に反響するのは「ファグ・ハグ」だ。バートレットらが言及しているように、身近なメディアにおいても日常的表現においても、「ファグ・ハグ」ということばは、大部分の人々の心のなかに、魅力に欠け、太っていて、だれからも相手にされず、異性愛の若者の注意も引かないので、しかたなくゲイの男性と付き合おうとする女性というイメージを喚起する。それ以前の研究、テレビ番組、恋愛小説のなかの逸話を調べることを通して、バートレットらは、ファグ・ハグのもうひとつのステレオタイプを見出した。それは、見るからに大げさで、感情的になりやすく、不安定で、みなの注意を引こうとする女性（『ふたりは友達？　ウィル&グレイス』でメガン・ムラーリーが演じているカレン・ウォーカーを思い浮かべてもらうとよい）。バートレットらの研究でとりわけ興味深いのは、「男が好きな男を好きな女」というこの社会的カテゴリーが「文化を超えて見られる」という観察である。彼らがあげている例では、フランス語ではスーレット（小さな姉妹）、ドイツ語ではシユヴーレンムッティス（ゲイのママ）、メキシコではホテラス（「ホタ」はファグのこと）と呼ばれる。日本でも、このような女性は「おこげ」（「お釜の底にくっついている焼けたご飯」のこと）と呼ばれる。

バートレットらによれば、「ハグ」の基本にある一般的信念は、これらの女性が「自分の身体をよいものとは感じておらず、その結果として、異性愛の社会的場面に特有の、女性の身体的魅力の重視とその厳しい評価を回避しようとして『ゲイの世界』へと逃げ込む」というものである。有名な自称「ファグ・ハグ」の女性コメディアン、マーガレット・チョーは次のように言う。「あなたの生活のなかでゲイの男はあなたの若さや美しさに興味はないの。彼が知りたがっているのはあなたの心（ソウル）なの。好きなのはあなたの勇気や知性。彼にとって、あなたはこれらの点で（そしてほかの点でも）きれいであって、あなたが外見的に美しいかどうかは関係ないの（註131）」。

多くの女友だちのいる「ゲイの男性」として、ぼくは、チョーがぼくらのことを本当に理解しているのかどうかよくわからないし、彼女がゲイの男性を理想化しすぎているようにも見える。巷には、うわべだけで中身のないゲイも数多くいる。彼女は、生物学者のジョン・メイナード＝スミスの男性の同性愛者についての「スニーカー・ファッカー」説を耳にしたことがないようにも見える。その仮説は、太古の過去においてゲイの男性が繁殖上のニッチに独占的に入り込むことができたと仮定する。なぜなら、女性はゲイの男性には警戒を解き、ほかの男性も彼らを性的な競争相手とみなさないからである。つまりは、ぼくらは生殖力のないただのゲイではないというわけだ。そして予想していなかったことが起こったのだという（とくにアルコールが入った時にはそうだったかもしれない）。

しかし、バートレットらがとりわけ関心をもったのは、ファグ・ハグをめぐるネガティヴなステレオタイプになんらかの真実があるかどうかという点である。そこでバートレットらは、インターネットを通じて一五四人の異性愛の女性にファグ・ハグ調査（これはぼくの命名）を行った。これらの女性は一七歳から六五歳の範囲にわたっており（平均年齢は二八歳）、既婚者も未婚者もいたし、離婚した女性も、夫が亡くなって独り身の女性も、現在男性と交際中の女性もいて、大部分は高学歴だった（少なくともある程度の大学教育を受けていた）。バートレットらは、ファグ・ハグをめぐる神話の鍵となるいくつかの仮説をテストするために量化可能な情報の提供をそれぞれの女性に求めた。

まず参加した女性は、友人の数——ゲイの男性、異性愛の男性、女性の友人それぞれの数——を答えた。さらに、これらの友人のうちもっとも親しいゲイの男性、異性愛の男性、女性の友人についてその「親しさ」の程度を評定するよう求められ、次に身体的自己評価尺度と呼ばれる質問紙に回答した。この質問紙は、自分が感じる自分の性的魅力や体重への関心度を測定する二四の質問項目からなっていた。最後に参加者のそれぞれは、過去二年間の恋愛関係についての情報——うまくいかなかった最近の恋愛では「振った」ほうだったか「振られた」ほうだったかといった質問が含まれていた――を提供した。

この結果が分析され、女性がゲイの男性と友人になるのは自分の身体的評価が低く、異性愛の男性から見て自分が魅力的でないと感じているからだという仮説がテストされた。バートレットらによれば、もしこの仮説が正しいなら、友人であるゲイの男性の数と、自分の身体の自己評価や恋愛の成功との間には統計的に有意な相関が見られるはずである。つまり、自分の恋愛生活が貧弱なほど、そして自分を異性愛の男性には望ましくないと思っているほど、友人としてゲイの男性をより求めるはずである。しかし、データはこれとは別のことを示していた。実際、少なくともこのサンプルで見るかぎりでは、親しさの程度、関係が破綻した回数、身体的自己評価、これまでのゲイの友人の数、これら四つの間にはなんの関係もなかった。

科学において一般的仮定が誤りであることが示されることはよくあるし、ファグ・ハグの神話にもそれが言える。しかし、この研究にはいくつかの予期せぬ発見もあった。たとえば、ゲイの男性の友人が多くいるほど、その女性は自分を性的に魅力的だと思っていた。もちろんこれは相関なので、因果関係については推測できるだけである。バートレットらも示唆しているように、実際にゲイの友人が多くいる女性は、そうでない女性よりも身体的に魅力的なのかもしれない。おそらくゲイの男性がそばにいることは、異性愛の男性の恒常的な性的誘いを遠ざけ、これらの女性に一種の安心を与えるのだろう。（ただ、バートレットらの研究は、自分の感じる自分の魅力度を測っていて、他者から見た魅力度を測っているわけではないので、議論の余地を残している。）あるいは、引き立たせ役のゲイの男性たちに囲まれていることが、自己評価を高めているのかもしれない。この注目は男性たちから来るので、自己評価を高めるにはとりわけ効果的なのかもしれない。しかし興味深いのは、もっとも親しいゲイの男性と知り合いになってからの時間が長いほど、感じられる自分の性的魅力度が低かったことである。バートレットらはこの予期せざる結果を解釈するなかで、それが「ファグ・ハグ」のステレオタイプ――「自分が性的魅力に欠けると感じている女性はおそらく、ゲイの男性との親密さを深めてゆく」――の中核となる微妙な真実を反映している可能性があると示唆している。ほかのファグ・ハグは、彼らとは長くは続かない表面的な結びつきしか求めていない。

ぼくのお気に入りのフェアリー・プリンセス、ジンジャーへ――これはきみに向けて書いた。それ以外の読者には、どう考えたらいいかという問題を最後に紹介しておこう。ぼくがこのエッセイを書きながら気づいたのは、レズビアンと付き合いたいという異性愛の男性は、私たちの社会では驚くほど数が少ないということである。あなたもひょっとして「ダイク・タイク」や「レズブラ」という呼び名を耳にしたことがあるかもしれないが（「ファグ・ハグ」と違って、この二つは俗語としてポピュラーなものにはなっておらず、それゆえぼくもグーグルで確認する必要があった）、彼らの存在は明らかに稀少だ。なぜ同性愛者と異性の友人という関係が男性の場合と女性の場合とでは頻度に違いが見られるのだろう？　あなたもそうかもしれないが、いまのところぼくも推測がつかない。

20 女性のオルガスムの謎

ヒトの男性の生殖システムの奇妙な進化について多少長々と述べたので、今回は、Y染色体を含まない生物学的メカニズムの自然の起源について（書かなければならないわけではないとしても）書いたほうがいいだろう。言うまでもないが、女性のオルガスムというテーマは必ずしもぼくの守備範囲ではない。ゲイとして、ぼくはつねに、女性のオルガスムをかなりエキゾチックで縁遠いものとして、たとえればアフリカの小さな村で編まれている飾り物の籠みたいなものとして考えてきた。この問題についてはぼくの書くことに間違いがあるかもしれないが、記憶のかぎりでは、ぼくはオルガスムを感じている女性と一緒の部屋にいたことはないし、もちろんそれを与えたこともない。では、このことを念頭において、オルガスムの至福が身体のほかの部分よりも平均して一五センチ突出した器官に神経学的に根ざしているのではない人間になにが起こるのかを見てみよう。

幸いにして、少数ではあるが、熱心な研究者たちがこの問題についてぼくなどよりもはるかに多くの時間を費やしてきている。とは言うものの、彼らもいまだに女性のオルガスムの進化について頭を悩まし続けている。まず問題の核心に行くまえに、女性のオルガスムが実際にどのようなものかをここで確認しておこう。次のような使える定義が『性研究年報』の報告に載っている。心理学者のシンディ・メストンらによると、

女性のオルガスムは、変化する一過性の強い快感であり、変性した意識状態を引き起こす。通常は膣周囲の横紋筋の不随意で律動的な収縮で始まり、それと同時に子宮や肛門の収縮や筋緊張（性的に引き起こされた血管充血がこれによって部分的に解消される）をともなうことが多く、一般には幸福感と充足感がもたらされる。(註132)

実際この記述を読むかぎりでは、女性ということ以外では、ぼくにとってまったく縁遠いものでもなさそうだ。実際、進化的機能の点からは、女性が男性との性行為でオルガスムを経験することが不思議だというのなら、男性が男性との性行為でオルガスムを経験することも同じように不思議だろう。私たちのどれぐらい多くが母親のオルガスムの結果としてこの世に生を受けたのかは知りようがないが、同じ謎は、その日の父親のオルガスムにはあてはまらない。男性と違って、女性は自分の遺伝子を広

めるためにオルガスムをもつ必要がない。

それゆえ生物学的に見ると、女性のオルガスムの「適応的機能」についてはいまだに激しい議論がある。いまは亡き伝説的なスティーヴン・ジェイ・グールドなど何人かの理論家は、それがなんらかの目的をもつものではなく、男性の射精反応の奇特な副産物にすぎないと主張してきた。グールドは「おとこのおっぱい（ニップルズ）とクリトリスのさざ波（リップルズ）」と題する挑発的なエッセイを書き、最初に人類学者のドナルド・サイモンズが言い出した考えを肉付けした。(註133) 一九七九年にサイモンズは、胚発生の初期には、男と女は同一の基本的ボディプランを共有していることを指摘した。女性の身体において男性と共有する組織や神経回路は、男性の射精（異性愛の男性では明らかな生殖の役割をはたす）の進化のある意味幸運な副産物であり、もとは「たまたま」進化によって快感のために形成され、それが性的に成熟した女性においては幸せなことにオルガスムをもたらすのだという。クリトリスが基本的にペニスの女性版だというのは、どちらも同一の原基から発生するからである。これはまた、なぜ女性のオルガスムが膣への刺激よりもクリトリスへの刺激によって起こるかを説明する。

この副産物説が布教的な色合いを帯びていて、象牙の塔の女嫌いの男たちによってカビ臭い教員談話室で作られたと思われても困るので、女性の生物哲学者エリザベス・ロイドが長年にわたってこの考えの主要な唱道者だったということもつけ加えておこう。このロイドがサイモンズの考えていることを最初にグールドに教え、またのちに副産物説を強く支持する『女性のオルガスムの場合』という本を著したのだった。(註134)ロイドの本は多くの進化論者に酷評されたが、それは彼女の書いたものにフェミニズムの声があからさまに響いていたからだった。基本的に彼女が主張するのは、女性の肉体的な至福が生殖生物学の醜い現実から解放されつつあるということである。彼女の立場はこうだ。外に出るか、家にひとりで留まるか、それはあなたの選択次第。自分を楽しむべきよ。女性であるということは子どもを産むことだけじゃないのよ。しかし何年にもわたって、ほかの実証指向の探偵たちが、この事件について調べ続けてきている。その多くは副産物説を疑問視し始めており、証拠は女性のオルガスムが適応的機能をもっている可能性を示唆すると主張している。

あなたがオルガスムの起源をさぐる探偵役を演じられるように、この領域の研究者が妥当な進化的ストーリーを作るために用いてきた手がかりを以下にあげておこう。

手がかりその一　双生児研究では、オルガスムの頻度にはある程度遺伝的な要素があるという証拠が得られている。(註135)あなたの祖母がエクスタシーで顔を紅潮させてよがっているところは想像したくはないかもしれないが、明らかに女性のオルガスムには遺伝的寄与がある。ただし遺伝的要因は、女性のオルガスムの集団レベルの差異の三分の一を説明するにすぎない。

手がかりその二　大部分の女性は、性交中よりもマスターベーションをしている時のほうがオルガスムを多く経験すると報告する。重要な点は、このようなマスターベーションによるオルガスムが必ずしもペニス－ヴァギナのセックスを想像したり模したりすることによっているわけではないことである。しかし、進化心理学者のデイヴィッド・バラシュが述べているように、「あること（たとえば女性のオルガスム）がさまざまなやり方（たとえばマスターベーション）で達成できるからといって、それが別の特定の文脈（たとえば異性間の性交）においてとりわけ適応的だったために進化したということの反証にはならない（註136）」。

手がかりその三　高学歴の女性は、そうでない女性と比べてマスターベーションでのオルガスムを報告することが多く、セックスではオルガスムを経験することが少ない。もうひとつの社会的仲介変数は宗教性であり、信心深い女性は、そうでない女性よりもオルガスムを経験する頻度が少ない（少なくとも自分は少ないと報告する）傾向がある（註137）。

手がかりその四　アメリカの女子大学生で集められた自己報告のデータにもとづいて、心理学者のトッド・シャッケルフォードや生物学者のランディ・ソーンヒルなどの研究者は、オルガスムの頻度と男性パートナーの身体的魅力度――魅力度は主観的評価と顔の対称性の指標によって測定されている――の間に正の相関があることを明らかにしている。(註138)「遺伝的適応度」の点では、魅力度は健康や全体的な遺伝的資質と正の相関を示す傾向があるということを思い出してほしい。

手がかりその五　ある生理学的証拠によれば、女性のオルガスムは、一回の射精液中のより多量もしくは良質の精子の保持を可能にする。これについては、心理学者のダニエレ・コーエンとジェイ・ベルスキーが端的に次のように表現している。「交接による女性のオルガスムの間、子宮頸部が律動的に精液のプールに浸り、その結果オルガスムをともなわないセックスに比べ精子の保持を（およそ五％ほど）高め、妊娠の確率も高める」。(註139)しかしロイドが指摘しているように、女性のオルガスムの「子宮吸引」という特性についてのこの古典的な「データ」はよく引用されはするが、このデータは一九七〇年に行われた研究の一部で、ひとりの被験者に由来するものである。しかし明らかに、「妊娠したい」という女性の願望はセックスの際のオルガスムの自己報告の頻度を高めており、また女性のオルガスムは月経周期のなかで妊娠する確率のもっとも高い時期に起こることが多い。

手がかりその六　心理学者のトマス・ポレットとダニエル・ネットルが行った刺激的な研究によると、富裕な男性と交際（あるいは結婚）している中国人女性は、富裕でない男性パートナーをもつ女性よりもオルガスムの頻度を多く報告した。(註140)すなわち、男性パートナーの収入は女性のオルガスムの頻度と強い正の相関を示しており、この収入の効果は、ポレットらがさまざまな外部変数――たとえば健康、幸福度、教育、その女性自身の収入、「西洋化」の程度など――を統制しても、はっきり認められた。いずれにしても、ポレットとネットルの理論をほかの動物にあてはめてみたとすると、雌のオルガスムが配偶相手の雄の地位や富と関係しているのは、動物界ではヒトの女性だけではないということになるかもしれない。雌のニホンザルは、地位の高い雄とセックスをする時には、「オルガスムに似た」雄の身体を手でしっかりつかむ反応を頻繁に示す。この時に彼女たちも下唇を噛んでいるのかどうかについては、いまのところデータはない。

全体的に見ると、いま紹介した知見は、ロイドを声高に批判するバラシュのほうを支持しているように見える。バラシュは、女性のオルガスムが「自分がいまセックスをしているのが社会的に優位な男性だということを身体が脳に教えるための信号だ」と主張してきた（註141）。ポレットとネットルは、女性のオルガスムが男性の収入と関係しているようだということが、お金（資産）が子孫へのその男性の長期の投資の信頼できる指標であり、それはまたそのもとにある望ましい遺伝的特質も反映していると推測する。この点において、女性のオルガスムは感情的な絆を作る役割をはたすのかもしれないし、地位の高い男性とのセックス（とその後の妊娠）を動機づける役割をはたすのかもしれない。もちろん、これはこれらのデータを解釈するひとつの方法でしかなく、当然ほかの解釈も考えられる。たとえば、地位の高い男性はふつうは、地位の低い男性よりも自尊心が高く、そのことがベッドルームにおいてその男性をより望ましくより安心できる存在にするのかもしれない。言い換えると、その男性の社会資本や純資産よりも、ベッドルームでの彼の実際の行動が関係していることになる。

おわかりのように、女性のオルガスムの自然の起源の問題には、いまだ謎の部分が残されている。得られている結果の一部やロジックは副産物説を支持しているが、男性の質とオルガスムの頻度についての最近のデータは、「機能をもたない」という説明に合理的な疑いを投げかける。しかも女性のオルガスムは、実験室において統制された実験で試すのが難しい問題のひとつである。当然ながら、地位や魅力度の点で異なる男性とセックスした際にクライマックスに達するかどうかを調べるために、女性の被験者をランダムに割り振ることなどできない。もちろんこれ以外にも、たとえばレズビアンのオルガスムがいま紹介したようなパートナーの属性と結びついているのかや、レズビアンにはまったく別のオルガスムのパターンが見られるのかといったように、探れる道はいくつか残されている。

本当ならこの話にはクライマックスがあって、あなたをそれで満足させられればいいのだが、残念ながら、そんなふうにうまくは終わらない。ここで見てきたように、現代の進化生物学の重要人物たちの何人かは、快感に満ちた女性器に頭を悩ませてきたのはいいが、驚くほどなんの成果も（少なくともなんの見解の一致も）得ることができなかった。そういうわけで、ここで紹介した手がかりをつなぎ合わせて、女性のオルガスムのストーリー作りをするのは読者諸氏にお任せしよう。

21 意地悪の進化——なぜ女の子どうしは残酷なのか？

つい先日、ぼくは、小学一年生の甥のジアンニのクラスで短い授業をするように頼まれた。危ない話をしたんじゃないから、ご安心を。授業では、ほかの国（北アイルランドのベルファスト）で暮らすっていうのはどんな感じかを喋った。このトークで受けたのは、大西洋の向こう側じゃ、おむつのことを「ナプキン」、クッキーのことを「ビスケット」と言うんだよと言った時だ。どっと笑いが来て、クラスは大騒ぎになった。お客さまは楽しませてあげないとね。

さて、ぼくの姉が住んでいるのはオハイオ州の真ん中にある小さな町だ。それゆえ、とりわけ心優しく可愛らしい六歳の子を育てるには中西部特有のものがあるかもしれないが、ここでは少しの間、社会がこの天使のような無邪気で無垢な存在を堕落させ、怪物のようなおとなへと変えるというルソーの見方（いささか単純すぎるが）を採用することにしよう。例をあげるなら、小さな女の子がぼくに向かって手を振っていて、それがあまりに愛らしかったので、その時にはぼくは人類のなかでもっとも善良な種族——ほかの人々を好意的に好奇の目で見る者、まだ社会的慣習の仕掛けが本当の情動を曇らせたり抑えたりしていない存在——を目にしているように思えた。

ぼくのこのバラ色の錯覚を打ち砕いたのは、ぼくのまえでカーペットに座って笑っている可愛い女の子たちを思春期へと成長しつつある存在として見ることもできるということだった。そう感じるのはぼくだけなのかもしれないが、ぼくは、ホルモンに酔い怒りや不安にかられたティーンほどサディスティックな存在はないと言おう。ほんの数年のうちに、このおさげ髪の女の子は、軽蔑の眼差しをした、ゴシップ好きで、徒党を組み、排他的で、人を見下し、嫌みな中学三年生へと変身し、カフェテリアで思春期特有の意地悪な政治に加わるかもしれない。

もしあなたがこれを女性嫌悪のように感じたなら、たんに経験的事実を述べただけなのでご心配なく（それに、ぼくも戦術としてこれと共通のものをもっているし、洗練されたマキャヴェリ主義者を尊敬もしているので、ここでは彼女たちのことを中傷したいわけではない）。実際、この数十年にわたって、発達心理学、進化生物学、文化人類学などさまざまな専門の研究者が、生殖可能な時期にある男女の標準的な攻撃パターンの顕著な差異に注目してきた。一〇代の少年や若い成人男性は直接的な身体的攻撃（殴る、叩く、蹴る）をする傾向が強いのに対し、それと同年代の女性は際立った社会的攻撃を示す。

典型的な例として、『国際思春期・青年期ジャーナル』に載った研究のなかの例を以下に引いてみよう。

ジョーは一五歳の少女だ。学校の成績は中程度で、課外活動は夏期はスクールテニスを、冬期はネットボールをしている。以前はみなから受け入れられていて、親しい友達のグループもいて、大部分の仲間とうまくやっていた。しかし、一日だけ病気で休んで登校すると、状況が一変していた。ふだんの友人グループのところに行き、話しかけると、彼女らの反応はぶっきら棒で、よそよそしくなっていた。友人のブルックに目をやったが、ブルックは目を合わそうとしなかった。一時間目にはいつも座っている席についたが、ブルックはほかの生徒の隣に座った。休み時間には遅れて友達のグループに加わったが、ちょうどその時にそのなかのひとりが彼女の悪口を言っていた。(註142)

これらの研究者は、オーストラリア南部のティーンエイジの少女の仲間集団では、驚くべきことにこうしたジョーのような状況がふつうにあるということを見出した。とくに残念なのは、教師や親といった監督役のおとながこのような悪口の暴力という破壊的行為を見過ごしてしまいがちだということである。というのも、それらの行為がかなり微妙であり、少年の喧嘩のように目立つものではなく「なにげない状況のなかで」起こることが多いからである。

但し書きが必要だが、これはもちろん、ティーンエイジの少女はみながみな意地悪だと言っているわけではない。多くは素敵で、思慮深く、精神的に成熟している。ティーンエイジの少年が社会的に攻撃的でないとか、少女が身体的攻撃をしないとか言いたいわけでもない。しかし、女性の社会的攻撃については文化が違っても同じような知見が得られていることや、このような行動や態度が顕著に見られる年齢がほぼ同じ（一一歳から一七歳）であることから、少女には「自然に」このようなタイプの攻撃をとる強い心理的傾向があることがうかがえる。

人類学者のニコル・ヘスとエドワード・ハーゲンは、女性の社会的攻撃性が生得的なものかどうかということの疑問をあつかっている。彼らは二五五人の大学生（一八歳から二五歳の男女）を募り、ある社会場面のシナリオを読んでもらい、それについて考えてもらった。シナリオは、要約すると次のようになる。(註143)

大学生のパーティでのこと。あなたは、クラスメイトのひとり（女性の実験参加者の場合は女子学生、男性の参加者の場合は男子学生）もそこにいて、あなたが受講している授業担当のティーチング・アシスタント（ＴＡ）と会話をしているのに気づく。あなたは、その学生があなたについて悪意ある嘘を言っているのがわかる。とりわけ、その学生はＴＡに、あなたがこれまで授業のグループ課題でさぼってばかりいると言っている。あなたが手を抜いていて、二日酔いで授業に出てくることが多く、先日はするべきこともせずにバハ・カリフォルニアに遊びに行ったと言っている。TAは、あなたから手渡されたビールを片手に、あなたをちらっと見て、軽蔑しているかのようにに目をすぐにほかにやった。そのあと、この表裏のあるクラスメイトはあなたのところにやってきて、なに食わぬ顔で次のように言う。「元気にしてる？　いい天気だったよね？」

実験参加者はこの短いストーリーを読んだあと、告げ口をするこの人間にどう応えてやりたいと思ったかについての質問に回答した。参加者は「この学生にいますぐパンチをくれてやりたい」、「このパーティで、この学生がとんでもなくて、講義中もしょうもない私語ばかりしているとみんなに言ってやりたい」や「そうね、いい天気だったねと言ってやりたい」のような項目文に一〇点尺度で（「少しもそうは思わない」が一点、「まったくそう思う」が一〇点）答えた。一番目と二番目の項目文はそれぞれ直接的、間接的に攻撃性を測っているのに対し、三番目の項目文は、参加者が侮辱を甘んじて受けるかどうかを測っている。ここで重要なのは、ヘスとハーゲンが参加者にこの表裏のあるクラスメイトに対するさまざまな攻撃をどの程度適切だと思っているかを聞いているという点である。

得られた結果は、攻撃反応には明らかに性差が見られ、女性の参加者は中傷者の評判を（おもに悪口によって）落とすことで仕返しすべきだと強く感じていた。この性差は、それらの行為の社会的適切さについての参加者の評価を統制しても現れた。言い換えると、女子学生は悪意ある悪口が社会的に不適切だとわかっていても、それが彼女たちのもっとも好む攻撃方法だった。これに対して、男子学生の反応はほぼ均等に分布し、このクラスメイトに対する「情報戦」の行為を好む傾向は見られなかった。

ほとんどの研究者はこの問題の進化的議論が推測の域を出ないということはわかっているが、生殖可能な女性たちの間の社会的攻撃を通常は配偶競争の一形態として解釈している。ヘスとハーゲンは、たとえばもっと若い参加者の群も用いていたら、性差がもっと顕著に見られただろうと述べている。彼らは進化的・歴史的に見て、そして文化を超えて、一五歳から一九歳の女性たちが配偶相手をめぐってもっとも激しく競い合うと指摘している。したがって、望ましい性的パートナーとしてほかの女性の印象を悪くするどんなこと（たとえば、その女性が複数の男性と付き合っていることや、その女性の容姿やほかの奇異・異常な特性）でも、悪意に満ちた噂話の材料になる。

同様に、もしそうなら、意地悪さの程度は女性の生涯においていわゆる正規曲線を描くはずである。表面的には、これはおおむね正しいように見える。ぼくのまわりで言えば、閉経した女性で、平然とほかの女性の恋路の邪魔をやってのける女性は見たことがない。とはいえ、適齢期の自分の娘のためにその性的ライバルの悪い噂を広める場合は話が別で、実際そういう女性なら、ぼくも何人か知っている。

性差と攻撃についての心理学者のアン・キャンベルの研究は、女性の攻撃における文化的伝達とホルモンの関与という複雑に絡み合った多くの糸を丹念に解きほぐそうとしている。キャンベルは、攻撃の性差の大部分が「親の投資説」によって理解できると主張している。親の投資説は、一九七〇年代初めに生物学者のロバート・トリヴァースによって発展させられた。それが基本的に意味することのひとつは、ヒトの場合、母親は自分の子の生存に父親よりもはるかに大きな寄与（そしてはるかに大きな物理的投資）をしているため、女性は配偶戦略において男性よりも全般的に用心深いように進化してきたというものである。キャンベルは、男性の典型的な身体的暴力が多くの場合、繁殖の点でもっとも望ましい女性に近づくための男性間の顕著な形の性的競争だと論じている。これに対して、女性に典型的に見られるタイプの社会的攻撃は、もっとも望ましい男性をめぐる同性間での競争であると同時に、子どもが産めなくなってしまう身体的損傷のリスクも回避している。

親なら、自分が社会性に欠ける娘を育てていると思いたくはないだろう。しかし心理科学の研究は、比較される群間の統計的な有意差にもとづいているということを思い出してほしい。そのような比較をした場合には、両性間には好まれる攻撃や報復のスタイルに差異が観察される（この差異は統計的に社会規範を統制しても現れる）。しかしもちろん、個人差もかなり大きい。私たちの行動の根底にある進化の淘汰圧について理解すれば理解するほど、それを把握して私たち自身の動機をより的確に評価できるようになる。ぼくのお気に入りの思想家のひとり、フェミニストの文化構成主義者シモーヌ・ド・ボーヴォワールは「人は女に生まれるのではなく、女になるのです」という有名なことばを残している。文化が強い圧力をかけてジェンダーの差異の表出をお膳立てするのは確かだが、社会が対処しなければならない生物学的原型がどういうものかを知っておくことも必要である。

22 ゲイに道は聞くな

ぼくは人によく道を聞かれる。よりにもよって、このぼく、方向音痴で、しかも下を向いて歩き、すれ違う人間とはできるだけ目を合わさないようにしている非社交的な人間にだ。外国人としてベルファストに住んでいた時には、とくに道を聞かれた。ふつうはなんとか切り抜けて、間抜けに見えるのだけは避けることができた。けれど、どんなに頑張ってみても、ぼくができたのは、口から泡を飛ばしながら応じたあげく、肩をすくめて次のような代替策に出ることだった。「申し訳ないですが、アメリカ人なんです。ほかの人に聞いてもらえます?」 ヨーロッパの多くの国ではアメリカの漫画のキャラクターがよく知られているおかげで、申し訳ないぐらいになにも知らないアメリカ人であることは、社会的に困った場面を切り抜けるのを容易にしてくれた。この戦術は通常はとてもうまくいった(とはいえ、相手が急いでいないお喋り好きだったりすると、ぼくは、その人にとってアメリカと生(なま)でつながる最初の人間になって、オバマやディズニーワールドについての会話が延々と続くことになったが)。

しかし、北アイルランドをホームグラウンドにして六年も経っているのだから、この土地の人間のように道を教えることができて当たり前のはずだった。それにぼくに道を尋ねてくる人は、限られた人しか知らないモーン・マウンテンの登山道の入り口を聞いているわけではなくて、薬局の場所やぼくのいるキャンパス内の学生会館への行き方だった。実は、ぼくが難儀しているのは人に道を教えることだけではない。道に迷うことにかけても特別だと思っている。注意しているのに、駐車場、病院やキャンパスのなかを迷いに迷って余計な時間をどれほど使ったことか。地図を見ればいいって？　地図もからきしだめなのだ。ちょうど、巻物に書かれたマヤの絵文字を読もうとしているような感じだ。

　ぼくのこうした「状態」をさらに皮肉なものにしているのは、ぼくの家に代々語り継がれているところによれば、ぼくがあのデンマークの伝説的船乗り、ヴィトゥス・ベリング［訳註　一八世紀前半に活躍した探険家。ベーリング海・海峡は彼の名に因む］の末裔だということである。でも、彼もそんなにすごいってわけじゃないかもしれない。というのはコマンドル諸島で難船して乗組員の半数を失い、自分も原因不明の病気で死んでいるから。思うに彼は、ピョートル大帝の命を受けてアラスカの南沿岸を偵察に行った最初のヨーロッパ人として、少なくとも海図を頼りに航路をもう少し正確に知るべきだった。そういうわけで、もしぼくがそういったユークリッド的能力をもつ者の家系に生まれ出てきたのなら、なんで、街なかをひとりで歩き回らねばならない時にかぎって、ぼくの脳は糖蜜が垂れるようにゆっくりした動きになるんだろう?

心理学者のカジ・ラーマンらによって集められている多くの証拠にもとづくなら、それはぼくが同性愛者だということと関係があるのかもしれない。方向音痴はぼくがゲイだからだと言いたいのではない。ラーマンの発見は、これら二つの心理学的特性の間には神経の点で相関があるということである。この相関は、本質的に、左利きが右利きよりも一般に脳梁(のうりょう)が太く、そのため出来事の記憶もよい(エピソードの想起が高まるという一種の神経学的恩恵だ)という発見と似たところがある。サウスポーが記憶の想起にすぐれているのは、彼らが左利きだからではなくて、両方の特性の発現の基礎となる共通の身体的(脳の)特徴をもっているからである。

母親の子宮内の男性ホルモン(たとえばテストステロン)の量など、発生途中の胎児へのホルモン異常の影響のせいで、同性愛者はいくつかの明確な「集団レベルの」指標——これらのホルモンの出生前の影響が残った身体的特徴——を示すことが多い。たとえば、よく知られた「人差し指－薬指(2D：4D)効果」である。これは、異性愛の女性も同性愛の男性も、人差し指と薬指の長さの比は平均的に、同性愛の女性や異性愛の男性よりも大きいというものだ。脳はもうひとつの身体的鋳型であって、異性愛者とゲイの間には脳の構造(とりわけ海馬)に、したがって認知能力にも違いがある。たとえば、同性愛の男性と異性愛の女性は、多くの言語的テストにおいて同性愛の女性や異性愛の男性よりも成績がよいのに対し、異性愛の男性は空間知能のテストにおいてほかの群よりも成績がよい。

『行動神経科学』誌に発表した研究のなかでラーマンらは、ゲイの男性は空間的移動行動においてユークリッド的な方向の方略（たとえば、そのパブは東に八キロ行ったところにある）をとるよりも、左右のランドマークの方略（たとえば、教会のところを右に曲がる）に頼るという点で、異性愛の男性よりも女性に似ていることを見出した。(註144) さらに『海馬』誌でのフォローアップ研究でラーマンと心理学者のヨハンナ・ケールティングは、異性愛の男性は、周囲の視覚手がかりを用いて水面下にある探索物を見つけるという課題において、ゲイの男性や同性愛や異性愛の女性より、発見時間が有意に速いことを見出した。(註145)（なお、ラーマンとケールティングがテストしているのは、自分を異性愛者か同性愛者とみなしている人間であり、両性愛者は除外されている。）

さて、そうじゃないと思ったあなた、これらの一般的知見に反する例を列挙しようとするまえに、これらが集団レベルで見た場合の差異について述べているということに注意してほしい。ゲイの脳についてのラーマンの男・女×異性愛・同性愛者の認知神経モデルはぼくの場合にはぴったり合っているけれど、ぼくのパートナーのファンの脳はカーナビのように正確で、おそらくぼくの先祖のヴィトゥスと互角に勝負できるほどだ。そしてぼくと違って、ファンは顕著な2D：4D比をもっている。さらに科学的には、比較する群間の統計的な有意差は、現実世界で見た時には無視できるほどの小さな差でしかないことがある。最後に、ラーマンが急いで断っているように、ゲイの男性が女性の脳をもっているとか、ゲイの女性が男性の脳をもっているとかといった単純なことではない。むしろ同性愛者の脳は、両方の性の認知・神経的なモザイクに近い。たとえばレズビアンは、ことばの流暢さでは男性と似た成績を示すが、それ以外の認知テストでは異性愛の女性と違いはないようだ。

　最後にひとつ。たまたまぼくは、同性愛者と異性愛者のもうひとつの生理学的差異を示唆する研究に出会った。ナヴィゲーション能力が不十分なことに加えて、証拠によれば、ゲイは異性愛者とは異なる腋臭（わきが）を発し、ほかの人間はその匂いを感じとれるという。[註146] したがってぼくがデオドラントをつけるのを止めたなら、それによって人々がぼくに道を聞くのを――ほかのことについてもだが――思いとどまるようになるかもしれない。

23 抑圧された欲望としてのホモ恐怖

ぼくが二〇歳の頃にカミングアウトするのを決意したのは、愛やものの道理のような立派な理由からではなかった。現実には、異性愛者のふりをし通すことは、するに値すると思ったよりはるかに苦行になった。小学三年生以来、ぼくは自分がゲイであることを隠すために頭を使うのに多大の時間を費やした。

同性愛者だということを隠すために最初の頃とった戦術は、自分が極度のホモ恐怖者だと見せかけるというものだった。八歳の頃、ぼくは「ファグ」ということばを多用したり、どんな時にもゲイの人間に対する嫌悪感を表明したりすれば、ほかの人間はぼくを異性愛者だと思うはずだと考えた。それは理論的にはうまくゆくように思えたが、ぼくの性格からして敵意を剝き出しにするのは土台無理な話で、偽りの憤りを説得力のある行動へと変えることはできなかった。

ぼくはホモ恐怖者に見せかけるテストに失格したのかもしれないが、残念ながら多くの人は合格する。わかっているのは、ぼくがそうだったように、多くのホモ恐怖の若い男性は陰に同性愛願望をもっていることがあるということである（ぼくのように、そのことについてまわりを意識的に欺こうとすることもあるし、その願望の存在にまったく気づいていないこともあるが)。この問題についてもっとも重要な研究は、一九九六年に『異常心理学ジャーナル』に発表されたヘンリー・アダムス、レスター・ライト・ジュニアとベサニー・ローアの研究である。[註147] 彼らは、ホモ恐怖の若い男性が陰にゲイの衝動を隠しもっていることがあるという証拠を示した。

この研究では、異性愛だと自己報告した六四人の男性(平均年齢二〇歳)が、ゲイに対する嫌悪を調べる質問紙の点数をもとに二群(「ホモ恐怖でない男性」と「ホモ恐怖の男性」)に分けられた。ここではホモ恐怖は、自分が同性愛者と一緒にいたなら経験する「不安や恐怖」の程度——基本的には、彼らと関わる際にどの程度快あるいは不快と感じるか——として操作的に定義されている。(医学文献においてはホモ恐怖という用語の意味については論争があり、一部の学者は、それらの人々のアンチゲイの姿勢の認知的性質を強調するために「ホモ拒絶症」のような用語を用いている。)

それぞれの参加者は、ペニスのプレチスモグラフを(その時点では)「小さな男性自身」に装着することに同意した。まえのところでも登場したが、この装置は「ゴムのなかに水銀柱の入った円柱歪みゲージで、性的刺激に対する勃起反応を測定するために用いられる。これを装着した状態では、ペニスの外周の変化は水銀柱の電気抵抗に変化を引き起こす」[註148]。この仕掛け（ペニスではなく、プレチスモグラフのこと。まあ、この場合には両方だとも言えるが）を用いて行われたそれまでの研究では、外周の大きな変化は性的に刺激された時と睡眠時だけに起きることが示されている。

次に、実験参加者は個室へと案内され、そこで三種類の生々しいポルノ映像のクリップを見せられた。三種類は、異性愛のポルノ（フェラチオと膣への挿入）、レズビアンのポルノ（クンニリングスと性器の擦り合わせ（トリバディズム））、ゲイのポルノ（フェラチオとアナルセックス）であった。これらのビデオ映像をランダムな順番で見せられたあと、実験参加者は自分がどの程度性的に興奮しているかを評価し、自分のペニスの勃起の程度も評価した。さて、どんな結果になったか、想像してみてほしい。

非ホモ恐怖群とホモ恐怖群とも、異性愛ポルノとレズビアンポルノに対して有意な鬱血（うっけつ）を示し、興奮の主観的評価点は、それらの種類のビデオに対するペニスのプレチスモグラフの測定値と一致していた。しかし予想されたように、ホモ恐怖の男性だけがゲイのポルノを見た時にペニスの外周の有意な増大を示した。具体的には、彼らの二六%が「多少の膨脹」（六ミリから一二ミリ）を、五四%が「明確な膨脹」（一二ミリ以上）を示した。これに対してホモ恐怖でない男性の場合、これらの値はそれぞれ一〇%と二四%だった。さらにホモ恐怖の男性は、ゲイのポルノに対する自分の性的興奮の程度を有意に過小評価していた。

これらのデータからアダムスらは、「ホモ恐怖の質問紙で高い得点を示し、同性愛に対して否定的感情をもつ男性は、同性愛の刺激的な映像に対して強い性的興奮を示す」と結論した。もちろん、これらの人々が無意識的に自分を欺いているのか、それとも自分が実は同性に惹きつけられるのを意識的に隠そうとしているのかはわからない。前者を説明するのは、フロイトの自我防衛メカニズムのひとつ、反動形成――抑圧された欲望は、自分が本当に欲しているものに対する強烈な情動反応と敵意むきだしの行動として出現する――である。（シェイクスピアの『ハムレット』の台詞を引くなら、「彼女はむきになり過ぎのように思うけど」だ。）後者は、小学三年生のぼくが自分がゲイでないと思わせようとしたように、意図的な社会的欺きの行為を含んでいる。もちろん、どちらも該当していたり、人ごとにあてはまる説明が異なったりするかもしれない。迂闊にも同性愛者であることを暴露（アウティング）されてしまった有名人、たとえばテレビ宣教師のエディー・ロングとテッド・ハガード、牧師で精神科医のジョージ・レカーズと政治家のマーク・フォリーとラリー・クレイグは反動形成の具体例と言えるが、彼らが自分を欺いていたのか、あるいは自分の同性愛的衝動を最初から知っていたのかは、本人以外はだれもわからない。

プレチスモグラフを用いたこれらの実験結果についてのアダムスらの解釈は、あまり問題にされずにきた。ブライアン・マイアーらは『性格研究ジャーナル』に発表した論文のなかで、アダムスの得た結果が同性愛に対する隠れた関心を示しているのではなく、ホモ恐怖のゲイの男性の「防衛的嫌悪」として解釈できると主張している。ほかの恐怖症を引き合いに出しながら、彼らは「クモ恐怖症者が実はクモが好きだとか、閉所恐怖症者が本当は暗く狭い空間に閉じ込められるのを好むとかいった主張は的外れのように思われる」と述べている。(註149) マイアーらは、アダムスの実験でホモ恐怖症者がゲイのポルノにペニスの勃起を示したのは性的興奮のせいではなく、見せられた映像への不安のせいであり、この不安がペニスの鬱血という生理反応を引き起こしたのだと推論する。

しかしぼくには、この「防衛的嫌悪」によるマイアーらの再解釈にもいささか問題があるように思える。すでに性的興奮を引き起こしている刺激に対する興奮の程度が不安状態によって高まるという研究は確かにあるものの、ぼくは不安だけで男性が勃起するという証拠は見つけることができなかった。少なくともぼくにはそうだとは思えない。ぼくは人前で話す時には不安な状態になる。もしそれに加えて、話している間勃起するのを心配しなければならないとしたら、おそらく話すのを断るしかない。同様にマイアーらのロジックに従うなら、男性のクモ恐怖症者は、クモが机の上を這っているのをちらりと見る時にはつねに、陰で軽い喜びを感じているということになる。それはありえなくはないが、ぼくにはどこかしらこじつけのように聞こえる。

もし、ホモ恐怖の男性がゲイのポルノを見ると勃起するというアダムスの発見を性的に興奮している証拠ととるなら、これらの発見はきわめて重要な意味をもつ。たとえば、ゲイバッシングの心理的原因のいくつかを理解する助けになる。ぼくがこれまでに見たなかでもっとも驚いたデータは、一九九八年にサンフランシスコ地域で五〇〇人の異性愛の男性を対象に行われた調査である。(註150) これらの男性の半数は、同性愛者に対しなんらかの形で攻撃的に振る舞ったことがあると語った（ただし、これはそのような行為をしたと認めた男性の数である）。そしてゲイに対してこのようなやり方では攻撃しなかった男性のうち三分の一は「もし同性愛者が言い寄ってきたら」威嚇や攻撃をするだろうと答えた。皮肉にも、この調査が行われたのは、世界中でおそらくもっとも「ゲイに寛容な」地域のひとつ、サンフランシスコだった。

実際、『異常心理学ジャーナル』に載ったアダムスらのその後の研究によると、競争的課題を行うと、ホモ恐怖症の男性は、対戦相手が異性愛の男性の場合よりも、同性愛の男性の場合に攻撃的になることが見出されている。(註151) この研究では、自己報告では異性愛であると答えた五二人の男性（平均年齢は一九歳）が、ホモ恐怖症質問紙のさまざまな質問項目への回答にもとづいて「ホモ恐怖」か「非ホモ恐怖」かに分類された。参加者は次に、反応時間へのポルノの効果を調べるためにさまざまな種類の性的な刺激を見せられると言われた。実際には、どの参加者もゲイの男性のポルノ映像だけを見せられた。

参加者は、男性のカップルが前戯、フェラチオやアナルセックスをする二分間のビデオを見せられたが、その前後で、自分の現在の情動状態についてのいくつかの質問（たとえば怒り、不安、悲しさなど）に答えた。その次に行ったのは競争的反応時間課題で、コンソールの上に「ヒット」の赤いライトがついたらできるだけ早くボタンを押すよう言われ、二〇試行が行われた。参加者は、隣の部屋にいる対戦相手とこの課題を競っていると思わされていた。実際には対戦相手はおらず、ゲームは、全試行の半数で参加者が負けるように操作されていた。勝ったラウンドの時には、参加者は（実際には存在しない）対戦相手に電気ショックを与えることができ、その頻度と強度も調節できると言われたが、もうひとつの選択として、この相手に電気ショックを与えないこともできた。

すべての参加者は最初のラウンドでは「負け」を喫し、対戦相手が与えた（と思っている）軽度の電気ショックを経験した。この研究で重要な操作は、半数の参加者が対戦相手をゲイの男性だと思い、もう半数は対戦相手を異性愛の男性だと思っていたということである。試行に先立って、ゲイのポルノを見たあと、参加者はこの「対戦相手」を紹介する短いビデオ映像を見せられていた。ある条件では、この対戦相手は見るからにゲイとわかるように振る舞い、質問に答えるなかで「この二年間パートナーのスティーヴとは熱い関係に」あると話した。もう一方の条件では、この同じ人間が異性愛者の役を演じ、「この二年間ガールフレンドとは熱い関係に」あると話した。

自分が勝ったラウンドで異性愛の対戦相手に与えた電気ショックの強度と持続時間は、ホモ恐怖群と非ホモ恐怖群の間には有意な差はなかった。しかしホモ恐怖群は、隣の部屋にいるのがゲイだと思っていた時には、より強いショックをより長時間与えた。気分の主観的評定において二群間に違いが見られたのは、怒り－敵意の次元だった。すなわち、非ホモ恐怖群の人々はビデオを見る前と後の気分評定においてこの怒り－敵意の次元でわずかな増加しか示さなかったのに対し、ホモ恐怖者が示した増加は劇的だった。これらのデータは、すでに怒っているホモ恐怖の男性にとって、二人の男性が手を握り合うといった同性愛的な刺激を見ることが耐え難いものになりうるということを示している。

確かに一〇年前に比べれば、現在の社会は同性愛を「受け入れ」つつあるものの（多くは渋々だとしても）、いまだにその表面下では敵意をもった危険分子が本当の受容を妨げている。アメリカのどこかの町の人通りの多い場所にいて、だれかから危害を加えられるという心配をせずに愛する人と手をつなぎあえる日がぼくにもやってくるかもしれないが（ほとんどのカップルが自然にやっていることだ）、それは、世の中が「法の下の平等」というレトリックを超えて本当に変わったとぼくが確信した時だろう。

さて、今度あなたがゲイに強い敵意を抱いている（あるいは彼らを強く非難する）男性に出くわすことがあったら、彼の目をじっと見つめ、あごを掻き「ああ、そうだよね」と言ってみるとよい。

24

失恋と性的嫉妬——ゲイの場合

近頃、ポリアモリー（多重の性的関係）を粋とみなす妙な風潮がある。一部の進歩的な考えのジャーナリストや反宗教的知識人、そして一部の科学者さえもが進化論を援用して、人々のセックスに対する態度や（もっと重要なのは）行動を自分たちの動物的リビドーに合うように考え直してみるよう促している。

多くのベストセラー本を含むこうした最近の試みは、神に支配された禁欲的社会がヒトという種の進化的デザインとどう対立するか——この緊張関係が私たちにセックスについて病的なほどの羞恥心をもたらす——を探っている。もちろん多くの重要な但し書きはつくものの、その基本的なロジックは、ヒトは自然には一夫一妻ではなく、自然淘汰によって明らかに「ペア以外の性交相手」を求めるよう、すなわち自分の遺伝子を再生産するためにパートナー以外の人間ともセックスするように形作られてきたのだから、こうした哺乳類の強力な本能を抑えることが無益であり、誠実で健全なほかの関係を破綻させても仕方がないというものである。

頭ではこれがわかったことにしよう。もし（ぼくと同じく）あなたも神のいる超自然的世界にではなく自然の世界に住んでいると思っているなら，セックスをパートナーだけに限る特別な理由はない。もしあなたとパートナーが水曜の夜にタコスを食べたあとで隣人たちとセックスし合いたいのなら，あるいは浜辺の焚き火のそばで行われる乱交パーティに参加したいのなら，あるいはヤギ皮でできた調教ヘルメットをかぶり，手を縛られたままその地区のボンデージサークルの毎週のセックス祭りへと連れていかれたいなら，そうしてよい（なんなら写真も撮っておこう）。しかし進化論的考えの美しさは，それが，いかなる社会行動も（性的行動もそれ以外の行動も）道徳的に「正しい」行動として規定するわけではない――少なくとも規定できないし，規定すべきでもない――ということである。道徳は関係がない。生物学的適応の点で，ある状況のなかでうまくいく行動も，うまくいかない行動もあるというだけの話である。それゆえ，ある善良で礼儀正しい市民が進化のことをよく知る性的な自由主義者であったとしても，チャールズ・ダーウィンは，たとえばドクター・ローラ［訳註 アメリカの有名な恋愛心理カウンセラー］と同様，道徳についての洞察は与えてくれない。

これに関連したことで言えば，ヒトの性行動の道徳的指針をほかの動物に求めるというのもかなりおかしな話であり，それは，たとえばほかの動物にも同性愛行動が見られ，それが「自然な」行動なのだから，ヒトでも「許容される」といった論理的誤りをおかしている。それはあたかも，ボノボ，ヒキガエルやエミュが時に同性間で性行動をとることがあるという事実が、ヒトにおけるゲイの権利に道徳的正当性を与えるかのようである。たとえ私たちがこの神なき宇宙で一風変わった生物であるとしても、そしてそれが二人のおとなのどちらかを「選択する」ことであるとしても、なぜそれが同性愛関係にある人々を差別する理由になるのだろうか？

しかし、自然は私たちが自分の性器を用いてなにをすべきかについてなにも語らないにもかかわらず、そこに社会的指針を求めてしまうという哲学的問題がある一方で、もう一方には、ポリアモリーをタブロイド紙、トーク番組やインターネット掲示板を超えて標準的なベッドルームで実践するのにも、さらに大きなハードルがある。そのハードルとは、私たちが他者の苦しみに共感するように進化してきたという事実である。その苦しみには、性器をポリアモリー的に使用して裏切ってしまった相手の苦しみも含まれる。

失恋の悲嘆は、パートナー以外の相手とセックスしたいという衝動と同じように心理学的適応であり、進化論者の言うポリアモリーの実践の大きな妨げになる。確かに、変化に富むセックスを求めることは人間――女性と違って基本的に無限の生殖可能性をもつ男性の場合はとくに――にとって自然なことかもしれない。ぼくのパートナー（フアン）はこれを何年間も同じ料理を繰り返し食べるのにたとえたことがある。結局は飽きて、ほかの料理を食べてみたくなるというわけだ。でも、ぼくが彼に言ったように、人間はスパゲッティのようなものじゃない。困ったことに、ヒトには感情がある。

もし不幸中の幸いであなたの相手がサイコパスでないかぎり、そして幸いにしてあなた自身もサイコパスでないかぎり、失恋はあなたにとっても相手にとっても辛い経験になる。それは理性によって容易に繕（つくろ）われることもないし、進化の論理を知ることで解消されることもない。そして私たちは自然によってある程度乱交型であるようにデザインされているだけでなく、パートナーのなかにこの自然の乱交傾向が姿を現す時には自分本位になるようにもデザインされているので、「理性で割り切る人間」であったとしても、自分のパートナーがほかの相手とオープンなセックスをすることに（承知はしていても）傷つかずにはいない。一夫一妻は自然なことではないかもしれないが、パートナーの性生活に無関心なのも、ポリアモリーに寛容なのも、自然なことではない。実際、多くの人々（とりわけ、これらの問題についてあまり深く考えることもなく、科学者や評論家の言うことを鵜呑みにする人々）にとって、ポリアモリーは破滅的な結果を招きうる。

失恋体験についてすぐれた説明のひとつは、人類学者で作家のヘレン・フィッシャーが要約している。精神科医による研究をおもに引きながらフィッシャーは、死んだ、もしくは死につつある恋愛関係――多くの場合は一方のパートナーの不貞が関係している——には二つの主要な段階があると推測する。拒絶の直後の「抗議」段階では、「棄てられたほうは必死になってかつての恋人を取り戻そうとするのがふつうである。憑かれたように自分たちの関係を分析し、なにが悪かったのかを解明しようとし、どうしたら関係を修復できるか執拗に戦略を練る。多くは、相手の家や職場へ芝居じみた、屈辱的な、あるいは危険な態度で押しかけ、もう一度はじめからやり直したいと懇願する。二人がよく行った場所や共通の友人のもとを訪れる。相手に電話をかけ、Eメールを送り、手紙を書き、謝ったり説得を試みたりする（註152）」。

神経生物学的には、抗議段階は、脳のなかのドーパミン受容体とノルアドレナリン受容体の活動が異様に高まった（いわば過熱した）状態として特徴づけられ、母親に遺棄された子どもの動物に見られるような極度の警戒状態をともなう。この切々とした抗議段階は、もとの恋愛関係をもう取り戻せないことがわかると、フィッシャーが「諦め・絶望」と呼ぶ失恋の第二段階へと徐々に移行し、拒絶された側はもとに戻れるという希望をすべて捨て去る。「悲しみに打ちひしがれて」とフィッシャーは書いている。「多くは泣き、寝込み、宙を見つめ、暴飲し、あるいは引きこもってテレビ漬けになる」。脳のレベルでは、ドーパミンを作る細胞が酷使されて勢いを失い始め、無気力や鬱状態が引き起こされる。そして最悪の場合、この鬱状態は心臓発作や脳卒中につながり、文字通り失恋（ハート・ブレイク）から死に至ることもある。このように私たちは、種としては「自然な一夫一妻」ではないのかもしれないが、かといって「自然な多夫多妻」でもない。

これを読むだけで気が滅入る人もいるかもしれないが、ほとんどの人では新たな恋愛が始まると、これらの重要な化学物質もやがてまた脈打ち始める。しかし諦め・絶望段階で興味深いのは、その段階が適応的機能をはたし、絶望的な関係を救済するのを助けている可能性である（これは感情移入を得意とするヒトならではのものかもしれない）。まえのところで述べたように、失恋はあなたにとっても相手にとっても辛いものであり、あなたの行為が相手にこのような苦しく悲しい反応を生じさせる時、あるいはあなたの気になる（しかし、もう一緒にいても愛情も性欲も感じない）相手がそのように苦しんでいるのを見る時、枯れてしまった恋愛から完全に抜け出すのは難しいものになる。以下はぼくの推測になるが（ぼくの知るかぎりではこの主張を支持する研究はない）、私たちがその特殊な社会的認知能力のせいで相手の心を打ち砕くだけの心をもっていないがために、二人の関係がその後も続いて子孫を残したということも多かったかもしれない。

さらに言えば、私たちはセックスに関して特別な種というわけではないかもしれないが、愛着に関しては強い関係を結ぶ。この愛着のもとにある感情は、パートナーの性的不実に驚くほど敏感だ。ぼくはこれをゲイとしても言っているが、主流の進化論的な考えによれば、ゲイは自分のパートナーが見ず知らずの人間とセックスをしてもひどく気にするだけの理由がないという。結局のところ、彼がぼくに不貞をはたらいて妊娠し、ぼくが生まれた子をそうとは知らずに育てるということにはならない。しかし、もしあなたがぼくにそのことを――ぼくが彼の欺きを発見して彼に罵詈雑言(ばりぞうごん)を浴びせ、台所の隅で膝を抱えて丸くなり、自分を憐れみながら身体を揺らしている時に、あるいはぼくが引き続く二週間の間トイレで吐いている時に――説明したなら、ぼくは傷ついた動物のようにまだ震えながら、合理的な進化論的考えに頷いたかもしれない。

実際、同性愛者（とりわけゲイ）の性的嫉妬の場合、ポリアモリーは重要な理論的問題をともなう。もっともよく引用される進化心理学の知見のひとつは、男性はパートナーの女性のほかの男性とのセックスにもっとも嫉妬深くなる傾向があるのに対し、女性はパートナーの男性の「感情的不倫」(すなわち、その男性が別の女性に「セックス以上の」関心を寄せ、彼女と長期の関係をもちうるということを意味する）を察知した時にもっとも強く嫉妬する傾向があるということである。それらは、一方の嫉妬であれば他方の嫉妬ではないといったようなものではなく、一方の端には感情的嫉妬、もう一方の端には性的嫉妬があるといった嫉妬のスペクトル上にある。男性と女性は、なにがもっとも激しい嫉妬を引き起こすかという点で、平均すると異なるところに位置している。この一般的な性差は、進化の点からは意味がある。DNA鑑定以前の時代には、男性はほかの男性の遺伝子（便利なことにそれらの遺伝子は子どもという形でパッケージになるわけだが）になにも知らずに投資してしまう可能性が大いにあった。これに対して女性は、子を産み育てるという多くの物理的必要性に迫られているため、自分の子を生殖が可能になる年齢まで育て上げるのを助けてもらうために、おもに長期の男性パートナーに頼るように進化したのだろう。つまり女性には、男性パートナーの世話や資源がほかの女性やその子どもに向けられてしまうという危険性があった。

したがって『進化と人間行動』誌に心理学者のブラド・サガリンらが同性愛の性交渉について書いているように、「同性間の不貞は異性間とは違って、自分が生まれた子どもの父親だと思い込まされたり、ほかの女性の子どもに資財を注ぎ込むといったおそれはない。このことは、この場合には男性と女性とでは嫉妬の反応が似ており、その反応は異性間の不貞の場合ほど強くない可能性を示唆している（註153）」。実際、この基本的仮説をテストするために計画された研究で、サガリンらは、異性愛の参加者が、かりにパートナーが同性愛者と浮気をしたとしたらどう感じるかと聞かれた時には、異性愛者との浮気の場合ほど嫉妬が強くないことを見出した。ぼくから見ると、実験参加者は嫉妬に加えてパートナーが隠れてやっているということも気になると思うが、これらのデータは生殖に関係しないことが恋愛関係における嫉妬の感情を和らげることを明確に示している。

しかし、前述の研究は実際には、浮気をする仮想上のパートナーが第一には異性の相手と性的関係にあるので、両性愛の性交渉を強調していることになる。これに対して、長期の性的関係にある同性のパートナーの視点からすると、同性愛の不倫の場合は、それとはまったく異なる嫉妬のパターンになるかもしれない。結局のところ、過去のあるゲイならだれもが知っているように、同性愛の関係もこのタイプのドラマをともなうのは確かだ。実際ゲイの男性は、異性愛の男性ほど性的不倫では苦しまないかもしれない。しかし、この点に関してはかなりの個人差がある。ぼくは、ゲイの男性の多くはパートナーが気に入った人とならだれとでもセックスしてよいなどという考えを全面的に受け入れているわけではないと思う。ぼくの想像だが、大部分のレズビアンも、パートナーがほかのレズビアンと出会って懇意になる（すなわち感情的不貞）のを快く思ったりしないように思う。しかし、パートナーの同性との行為がとても気になるという点で、ぼくは少数派なのかもしれない。たとえば性に関するコラムで有名なダン・サヴェッジは、二〇一〇年に『ニューヨーク』誌のインタヴューのなかで、彼の夫のテリーが浮気をしたらどう感じるかと聞かれて、自分は「全然気にしない」と、そしてゲイの男性はパートナーの性的不貞に「異性愛者ほど病的じゃない」と言っている。(註154) そう言えるのかどうか、ぼくには確信がない。異性愛者と同様、同性愛者が病的になることもよくあるからだ。ぼくの場合、ぼくらの間に割って入った性的侵入者に対して、今度ぼくのパートナーに手を出したら、よく切れるハサミであれをちょん切ってやると言ってやったことがある。これは、異性愛の男性に見られるような性的ライバルを脅す典型的な「配偶者防衛」の攻撃行動だった。大部分の進化理論家は、このようにほかの人間を脅して遠ざけることが不貞行為を阻止するための戦術だと考えている。

もちろん、ゲイの男性がＨＩＶに感染する危険性は異様に高いのだから、これは、パートナーが陰で自分を欺いていたということを知って激怒するには十分な理由になる。しかしよく混同されるが、嫉妬は怒りとは別物だ。同様に、死をもたらすエイズ禍は祖先の過去にはなかったのだから、この病気の脅威がゲイの男性の脳のなかに特別な適応的な心理的防衛を生み出すことはなかった。では、そうではないのなら、ゲイの男性の性的嫉妬をどう説明すればよいだろうか？　実際には、それは一種の擬似的異性愛思考の点から理解できるかもしれない。すなわち、だまされてほかの男性の子を育ててしまうことに過度に用心深いことに関しては、ゲイの男性の脳は、異性愛の男性の脳と同じようにはたらくという説明だ。つまり、パートナーから欺かれた時にぼくが嫉妬の反応をしたのは、無意識のレベルでぼくの睾丸にとっての愛しい人（ハニー）がほかの男性の子を宿すことになるのを望んでいなかったからだ、というわけだ。当然ながら、ぼくは意識的には彼を女性と思っているわけではないし、実際のところそう思ったとしたら、これまで彼と一緒にいることなどなかっただろう。しかし、そのことはぼくの睾丸と扁桃核に言うべきなのかもしれない。こうした違いは、次のところで話題にする「トップ」か「ボトム」かにも関係しているように思う。

25 トップかボトムか、それとも

ぼくの印象だと、同性愛ではない人たちの多くが、この世のゲイには与える男と受け取る男という二種類がいると思っているようだ。ぼくが言っているのは、同性愛者が気前がよいとか贈り物をする習慣があるとかいったことではない。ともかく、そういうこととは少し違う。二種類という区別は、アナルセックスの際にどちらの役に回るのを好むかということである。しかし、人間の性行動の多くの側面がそうであるように、話はこんなに単純ではない。

この種の議論が適切なサイエンスじゃないと思う人がいることは、ぼくも承知している。しかし本当のサイエンスのすばらしさは、それが客観的、かつ道徳とは無関係であって、世論に迎合しないことである。データは人間と違って、へつらうことがない。ヴァギナにペニスを挿入するにせよ、あるいはアヌスにペニスを挿入するにせよ、それらはどちらも人間がする行動だ。とりわけ同性愛行動が広く見られることが、この問題を興味深いものにする。さらにゲイの男性の自己ラベルの研究は、大きな応用的価値(たとえば、危険な性行動をとるか安全な性行為を実践するかについての予測力）をもつ可能性もある。

「挿入する」役に回ったほうがより多くの快感が得られる人々は俗に「トップ」と呼ばれるのに対し、挿入される役を好む人々は「ボトム」として知られる。ゲイの男性の二分法を記述する俗語にはほかにもたくさんあり、口に出して言えるものも（「ピッチャー」と「キャッチャー」、「能動者」と「受動者」、「主人」と「従者」）、言うのが憚（はばか）られるものもある。

ある調査によると、ゲイの男性の多くは実際には「両方」と答える。これは、挿入する側かされる側かに強い好みをもたないということを意味する。少数の者にとっては、こうした区別さえ意味をもたない。というのは、一部のゲイはアナルセックスには興味がなく、ほかの性行為のほうを好むからである。さらにほかの男性は、男性とアナルセックスを頻繁にしているにもかかわらず、自分をトップ、ボトム、両方、あるいはゲイであることさえ認めようとはしない。これらの男性は「ＭＳＭ（男性（エム）とセックス（エス）をする男性（エム））」と呼ばれ、多くの場合異性愛関係ももち、自分を両性愛者ではなく異性愛者とみなす傾向がある。

数年前、アメリカ疾病予防管理センターのトレヴォー・ハートが中心となった研究チームは、二〇五人のゲイの男性の協力者を調べたところ、次のようなことが明らかになった。[註155]

一　自己ラベルと実際の性行動の間には有意な相関があった。すなわち、それらの協力者の最近のセックス歴の自己報告にもとづくと、自分をトップと認める者は確かに挿入する側に回ることが多く、ボトムはその逆であり、両方と回答した者は性行動ではその中間の位置を占めた。

二　ボトムに比べ、トップはほかの挿入行動も頻繁に行う（あるいは少なくともそれらに惹かれると認めている）。たとえばトップは、オーラルセックスでもより頻繁に挿入する傾向がある。実際、このようにトップかボトムかという自己ラベルがほかのタイプの性行為へも一般化できることは、ほかの研究でも示されている。(註156) すなわちトップは、セックストイを用いたプレイ、ことばによる暴力、尿プレイ（別名「ウォータースポーツ」）などでも突っ込む側に回ることが多い。

三　トップは、ボトムや両方よりも、自分がゲイだと認めることが少なく、調査の前の三カ月内で見ると女性とセックスをすることも多かった。彼らはまた、内在化された高いホモ恐怖——基本的には、同性愛願望に関係した自己嫌悪の程度——も示した。

四　両方をするゲイは、心理的健康度が高いように見える。ハートらの推測によると、これは、彼らが性的刺激を求める程度が強く、セックス恐怖が低く、さまざまな役割や活動に喜びを見出すことによっているのかもしれない。

この研究のおもな目的のひとつは、ゲイの男性の自己ラベルがエイズの感染拡大に関係している可能性を調べることだった。実際、自己ラベルは、コンドームを使用しないセックスとは相関しなかったため、コンドーム使用の予測には使えないことがわかった。しかしハートらは、生命を救うかもしれないその利点を次のように強調している。

自己ラベルはコンドームを用いない性交と関係していなかったけれども、トップ――アナルセックスで挿入する側に回ることが多かった者――は自分をゲイとして認めたがらなかった。自分をゲイと認めないMSMは、自分をゲイと認めているMSMよりも、HIV予防のメッセージに触れることが少なく、HIV予防プログラムに参加することも少ないかもしれない。ゲイの男たちがよく行く場所に行くことも少なく、その内在化し肥大化したホモ恐怖は、ほかの男性とのセックスに対する極端な否定を生じさせるかもしれない。トップはまた、行動的には両性愛者である可能性が高いので、女性をHIVに感染させる可能性も高くなる。(註157)

トップかボトム、あるいは両方という自己ラベルは健康に関してこうした重要な影響をもつが、三者間には性格、社会的特性や身体的特性の点でも違いがある。ある心理学者の指摘によると、ゲイの男性カップルは長期の関係に発展するまえに、セックスにおけるお互いの好みの役割の問題を真剣に考えるという。セックスの観点からすると、二人のトップや二人のボトムといったカップルには明らかに役割の問題がある。しかし、セックスにおけるこれらの役割の好みはほかの行動的特性（たとえばトップはボトムよりもより攻撃的で自己主張が強い）を反映する傾向があるので、「このような関係はおそらく、相補的な自己ラベルのカップルよりもすぐに衝突を生じさせることが多いだろう（註158）」。

もうひとつの興味深い研究、人類学者のマシュー・マッキンタイアの報告が『性行動アーカイヴ』誌に掲載されている（註159）。マッキンタイアは、ハーヴァード大学の卒業生からなるゲイ&レズビアングループの四四人のゲイの会員に、自分の右手の鮮明なコピーをとってもらい、それを質問紙（職業、セックスにおける役割、ほかの質問項目）への回答とともに送ってもらった。彼の狙いは、それらの変数とよく知られた2D：4D効果（ゲイの男性の空間認知能力についてのエッセイのなかで紹介した）の間に相関があるのかを調べることであった。いささか奇妙なことに、マッキンタイアは2D：4Dと性的自己ラベルの間に、わずかだが有意な負の相関があることを発見した。すなわち、少なくともハーヴァードのゲイの卒業生というこの小さなサンプルにおいては、2D：4Dの比率がより男性的な人間はアナルセックスでは受け手であると報告することが多く、全般的により「女性的な」態度を示す傾向があった。

ゲイの自己ラベルについても、またそれらと発生・発達、社会行動、遺伝子や神経基盤との関係についても、多くの疑問がまだ答えられていないし、実のところまだ問われていないものもある。多くのゲイの男性がさらに次のステップへと進んで「仕えるトップ」や「支配的なボトム」(トップがボトムに従うようなペア)のような二次的な自己ラベルを用いるにしたがって、この問題はさらに込み入ったものになる。この分野の研究者には、解き明かすのに一生の時間がかかるほどたくさんの問題が待ち構えている。

26 プレ同性愛者——性的指向を予言する

子どもの物腰には、おそらく物心のついた時からなにがしかの兆候——不吉な予兆と呼ぶ人もいる——がおぼろげながら現れており、それがやがて両親の顔を不安で曇らせ、好奇心の強い義母からの質問攻めを引き起こし、異性との結婚生活を張りつめたものにし、無数の人々を強い自己否定の状態におく。私たちはみなこうしたステレオタイプを知っている。男の子の場合には、足取りが異様に軽く、繊細で、柔弱な雰囲気を漂わせている。さらに、ひとりでいて本が好き、しなやかな手首、人形・お化粧・お姫さま・衣裳に対する関心、男の子たちと荒っぽい遊びをすることに対する強い嫌悪も見られる。女の子の場合には、見るからに男の子のような姿勢、メカ好き、どっしりとした足取り、男の子に対する負けん気の強さ、香水つきで繊細で縁飾りのある女性的な装飾品への嫌悪が見られる。

では、核心に入ってゆくことにしよう。それらの行動が親にとって望ましくないのは、それらがその子のセクシュアリティの出現の兆しを示しているからである。親はこれらの行動パターンを恐れ、嫌い、しばしばおとなの同性愛の前兆として語る。しかし発達科学者が、おとなの同性愛のもっとも初期の、もっとも信頼できる兆候を正確にとらえるという明確な目的をもって統制された研究を行うようになったのは、ごく最近のことだ。彼らは、おとなの同性愛者の子ども時代を注意深く見てゆくなかで、同性愛者が共通にもつように見える興味深い一組の行動指標を発見しつつある。そして興味深いことに、昔から多くの親がもってきたホモ恐怖は、なんらかの本質的な予測力を反映している。

この領域の研究者は、研究論文のなかでは、将来ゲイやレズビアンになる子どものことを「プレ同性愛者」と呼んでいる。この表現は、生物学的決定論の意味合いも臨床的介入の意味合いももたせようとしているため、完璧とは言い難いが、用語としてはかなり正確かもしれない。同性に惹かれるもっとも早期の兆候を調べた最初の研究者というわけではないが、心理学者のJ・マイケル・ベイリーと精神科医のケネス・ズッカーは、一九九五年に『発達心理学』誌に同性愛の子ども時代の兆候について論争を呼ぶ論文を発表した。彼らは、この論文の目的を「子ども時代の性別典型的行動とおとなになってからの性的指向との間に関係があるという可能性について証拠を検討してみること」と書いていた(註160)。つまり目的は、同性愛の原因そのものを特定することにあるのではなく、子ども時代のどんな特徴がおとなになって同性に惹かれることと相関するのかを示すことにあった。言いかえると、おとなになっての同性愛のもとにある有力な遺伝的要因や出生前の影響を問題にしているわけではなかった。その研究がしようとしたのはたんに、どの子がおとなになった時に同性に惹かれるようになり、どの子がそうならないのかをもっともよく予測する指標として、性愛とは直接関係しない行動的手がかりを見つけることだった。

ベイリーとズッカーは、行動における男の子と女の子の生得的性差の、科学的に確認されたこの長いリストを「性別典型的行動」と呼んでいる。(註161) 数え切れないほどの研究のなかで研究者は、これらの性差がほぼ学習によるものでなく、調査されたどの文化にも見られる(一部の研究者によると、ほかの霊長類の子どもでも同じことが言える)ことを示してきた。ここで、あなたのなかの議論好きの傾向が、この法則への例外――明らかに、個々の子どもたちの間には違いがあるし、その子のなかにも違いが見られる――を探し始めるだろうから、急いで、総計したデータを比較して初めてこの性差が統計的な有意差となって現れるということを言い添えておこう。これらの性差のなかでもっとも顕著なものは遊びに見られる。男の子は発達心理学者が「取っ組み合い遊び」と呼ぶもの――まさにこのことば通りの遊び方だ――をよくするのに対し、女の子は取っ組み合いよりも人形で遊ぶのを好む。

実際、おもちゃに対する関心は鍵となるもうひとつの性差であり、男の子はおもちゃのマシンガンやトラックに惹きつけられ、女の子は赤ちゃんの人形やバービー人形に興味をもつ。どちらの性の子どもも、ふり遊びやごっこ遊びを好んでするが、その遊びのなかでとる役割はすでに二歳の頃に分かれ、女の子は、たとえば赤ちゃんをあやす母親やバレリーナや妖精のお姫様といった役割を演じるのに対し、男の子は兵士やスーパーヒーローといった男性的な役を強く好む。したがって当然ながら、男の子は遊び相手に男の子を選び、女の子は男の子とよりは女の子と遊ぶことになる。

ベイリーとズッカーは、初期の怪しい研究にもとづくだけでなく、一般に考えられていることも入れて、同性愛者は子どもの頃の性別典型的行動において逆のパターン――男の子なのに遊び相手として女の子を好み、母親のお化粧道具に心を奪われ、女の子なのにホッケーやプロレスに魅せられるといったように――を示すという仮説を立てた。彼らが言うには、性別典型的行動とのちの性的指向の間の関係を実証的に調べるには二つの方法がある。第一の方法は展望的手法を用いるもので、性別非典型的な行動パターンを示す子どもたちを縦断的に思春期やおとなになるまで追跡調査し、生殖の点で成熟した時点でその人間の性的指向を評価する。この評価は有名なキンゼイ尺度のようなものを用いてなされる。キンゼイ尺度は、性的行動や性的空想についての半構造化された臨床的面接によって、対象者を〇（まったくの異性愛）から六（まったくの同性愛）までの尺度で評点する。ちなみにぼくは満点の六で、スティーヴン・フライ［訳註　イギリスの作家・司会者・映画監督で同性愛者］と同様、人生のなかで一度だけヴァギナから出たがったが、しかしまたそこに入りたいと思ったことは一度もない。

この種の展望的研究を行うことは、いくつかの理由からあまり実際的ではない、とベイリーとズッカーは説明する。第一に、人口全体で完全に同性愛である者の割合がかなり少ないなら、十分な数のサンプルを採るには、かなりの数のプレ同性愛者が必要になる。つまり、ほんの一部がゲイになるのだとすると、それこそたくさんの厖大な数の子どもたちのサンプルを集めなければならない。第二に、子どものセクシュアリティを青春期の後期まで追跡する縦断的研究は時間がかかり（およそ一六年ほど）、そのため展望的アプローチの研究はなかなか進まない。第三に（これがもっとも大きな障害だが）、自分の子を研究材料として提供しようという親がそう多くいるとは思えない。いずれにしてもこれは微妙な問題を含んでおり、通常は、クリニックに連れて来られてデータを研究者に提供できるのは、性同一性障害のように顕著な性別非典型的行動を示す子どもに限られる。

たとえば心理学者のケリー・ドラモンドらは、三歳から一二歳までの間に親にメンタルヘルス・クリニックに連れて行かれたことのある二五人の成人女性と面接している。(註162) 当時、彼女たちはみな、性同一性障害の診断項目のいくつかに該当していた。すなわち、男の子と遊ぶのを強く好み、男の子の恰好をしたがり、人形や着せ替え遊びよりも取っ組み合いを好み、自分にもそのうちペニスが生えてくると言ったり、あるいは座っておしっこをするのを嫌がった。しかし、おとなになると性別違和感（自分の生物学的性別が自分の性的アイデンティティと一致しないという不快な感覚）をもつようになったのは、これらの女性の一二％にすぎなかった。むしろ、彼女たちの子ども時代の行動傾向は、おとなになっての性的指向をかなりよく予測していた。実際ドラモンドらは、これらの女性が自分の両性愛・同性愛傾向を報告する割合が若い女性の一般的なサンプルに通常見られる割合の二三倍になることを見出している。もちろん、おてんば娘がみなレズビアンになるわけではないが、これらのデータが示すところでは、レズビアンの女性は子どもの頃に性別典型的行動が逆だったことが多い。

ベイリーとズッカーによれば、同じことはゲイの男性にもあてはまる。彼らは回想的研究（子ども時代の行動とおとなになってからの性的指向の関係を調べる第二の方法で、子ども時代の自分についての質問に答える）を行い、ランダムサンプリングされたゲイの男性の八九％が、性別非典型的行動を異性愛の男性の中央値よりも多く想起したことを明らかにしている。こうした回想的アプローチは、調査対象者（ゲイ、異性愛者どちらも）の記憶がゲイや異性愛者は子どもの時にどうかという社会的期待とステレオタイプに合うように歪められている可能性があるという点から、疑問視されることも多い。しかし、『発達心理学』誌に掲載されたゲルルフ・リーガーらの巧妙な研究では、回想的方法を補強するために、研究協力者に対象者がゲイかそうでないかを知らせずに、子どもの頃に撮影された対象者のホームビデオを見せ、その性別典型的行動について評定してもらっている。リーガーらは「おとなになって自分を同性愛者とみなしている対象者は、子どもの時の行動が性別に合っていないと判断される」ことを見出している。(註163)

それ以来、数多くの研究がこの一般的な結果のパターンを確認してきた。それらはみな、子どもの頃に見られたジェンダー規範からの逸脱とおとなになってからの性的指向の間には強い結びつきがあることを示している。「量効果」の証拠もある。子ども時代に性別に合わない特性が多いほど、おとなになって同性愛・両性愛指向になることが多くなる。

しかし(あなたもぼくがそう書くのを待っているかもしれないが)、この研究そのものにはいくつかの重要な但し書きがつく。子ども時代の性別非典型的行動はおとなになっての同性愛と確かに強い相関を示すものの、その相関は完全なものではない。ドレスを着たがる男の子のみながみな成長するとゲイになるわけではないし、ドレスを着るのを嫌がる女の子のみながみなレズビアンになるわけでもない。大部分は異性愛者であり、忘れてはならないのは、一部は性転換をする。ぼく自身について言えば、男性的なところも女性的なところもあって、子どもの頃は性別典型的・非典型的行動の両方がモザイクのように混ざり合っていた。ぼくが幼いカサノヴァだというぼくの両親が好んだ解釈とは違って、ベイリーとズッカーの知見は、ぼくの七歳の誕生パーティの時に撮ったポラロイド式のスナップ写真に写っている一三人の友だちのうち一人が女の子だということを説明しているかもしれない。けれど、ぼくは見るからに柔弱というわけでもなかったし、「いくじなし」という理由でいじめを受けたこともなく、一〇歳の頃には、仲のよい男友達とまったく同じぐらいにうるさく、粗野で、神経が高ぶっていた。

実際ぼくは、一三歳までは極端なほど男性の規範に従っていた。ぼくは三〇キロのがりがりの中学二年生としてレスリングの授業に参加していたが、皮肉にも、レスリングをするなかで自分の同性愛傾向に気づくようになった。文化比較のデータが示しているところでは、プレ同性愛の少年は、アメリカンフットボールやサッカーといった激しい身体接触のあるスポーツよりも、水泳や自転車やテニスといったひとりでするスポーツに惹きつけられ、また子ども時代のいじめも受けにくい。(註164)（将来ゲイになる男性が男性のジェンダー規範に自分を厳しくあてはめていった場合には、極端に男性化して、すでに見たようにその過程で時には危険なほどのホモ恐怖になってしまうことがある。）ともかく、ぼくがはっきり覚えているのは、小学二年の休み時間にジャングルジムの上に女の子たちと一緒にいて、グラウンドでサッカーをしている男の子たちを見下ろし、あんなふうに遊びたがるなんてなんか変だと思っていたことである。

もうひとつの但し書きは、おとなの同性愛に至るいくつもの複雑な発達経路がありうることを、この領域の研究者が認めているということである。遺伝的な生物学的要因は環境の経験と相互作用して、その結果として表現型を生み出すが、これは集団内のさまざまな変数にあてはまるだけでなく、性的指向にもあてはまる。前述の研究のなかで検討された展望的データも回想的データも、多くの場合、プレ同性愛者にはごく早期に出現する特性があることを示している。それゆえ際立った性別非典型的行動を示す子どもは、同性愛の遺伝的形質を多くもっているのかもしれないし、一方、子どもの頃に性別典型的行動を示すゲイのおとなは、自分の同性愛をさかのぼると直接子ども時代の特定の体験へとたどり着くのかもしれない。たとえば『性行動アーカイヴ』誌に最近掲載された論議を呼びそうな研究は、「さにあらず科学」――ポリティカルコレクトで感情に訴える通俗的見解とは逆の証拠を提起する科学――のかなり驚くべき例である。その研究によると、子どもの頃に性的虐待を受けたことのある男性は、性的虐待を受けたことのない男性よりも、おとなになってから同性愛的性交渉をもつことが有意に多かった（女性ではそうした傾向は見られなかった）[註165]。しかし、因果的経路はともかく、これは性的指向が選択だということを意味するものではない。

実際、それが意味しているのは逆のことである。というのは、本書のゴム偏愛者や足フェチのエッセイで示したように、思春期以前の性愛体験はその後固定されて、取り消しようのない性的指向や性的好みになりうるからである。

今日では（とくに西洋では）「ゲイに生まれた」と言うことは時代の先端を行っている。ぼくは、それには非差別の動機があるという点で評価するし、その態度には性的少数者に対する博愛主義的エトスが反映されていると強く思う。しかし、それをもっと批判的な目で見てみると、まだ羊水がしたたり落ちている赤ん坊をＬＧＢＴコミュニティの仲間だと言うのはおかしなことだし、ばかげている。確かに、ある人間の性器を膨張させるものを意識的な選択であるように語ることは、並外れた愚かさを必要とするが、しかし、母親の産道を通ってくる時にすでに、ペニスを好むかヴァギナを好むかが明らかに決まっているとも言い難い。

さて、ここでもっとも重要な問題にたどり着いた。なぜ親は自分の子が同性愛者になりそうかどうかをとても気にするのだろうか？　あなたはこうしたことを心配する親のひとりではないかもしれない。実際、自分の子が幸せであるかぎり、その子のセクシュアリティには興味がないと思いたがっている。しかし一方では、ほかがすべて同じだったとして、自分の子どもが実際に異性愛者であるよりも同性愛者であってほしいと思うような親を見つけるのは難しいと思う。言うまでもなく、進化の点からは親の側のホモ恐怖はある意味当然である。ゲイの息子やレズビアンの娘は、通常の生殖以外の方法を用いないかぎり、子ができそうもない。ぼくが直感的に思ったように、今日のこれだけ自由な心をもった社会においても、親に自分が同性愛者だとカミングアウトすることは容易ではないが、子どもをもてる異性愛者のきょうだいのいるゲイの場合には、それが多少容易になる。ぼくについて言えば、子どものいる兄と姉――と彼らそれぞれの子ども（ぼくのかわいい甥っ子や姪っ子）――のおかげで、少なくともぼくの父は自分の遺伝子が絶えるという心配はしなくてよい。いずれにしてもぼくには、親が自分の子が同性愛者かどうかという関心の源を無意識的な遺伝的利益によって動機づけられたものとして認識することは、自分の息子や娘が同性愛者に「なってしまう」ことに関心がないという嘘を自分についてしまうよりも、はるかによいことのように思える。

もしあなたが親なら、あなたに強調しておくべきことがある。すなわち進化生物学的な意味での遺伝的成功は、たんに何人の子孫を残したかではなく、次世代以降に受け継がれるその人間の遺伝子の相対的割合として測られるので、通常の生殖以外にも、その人間の遺伝的成功に寄与する方法がある（ふつうはそれほど効果的ではないにしても）。たとえば、k.d.ラング、エルトン・ジョンやレイチェル・マドウの近親者がどの程度のお金や名声のおこぼれに与れるのかはぼくもわからないが、それらの異性愛の近親者は、自分の家族の木に優雅にぶらさがっている同性愛者がいない場合よりも、繁殖の機会の点でうまくやっているのではないかと想像してみることができるだけである。ミケランジェロやハート・クレインの血縁者とのセックスを考えることは、その人間の特徴はともかくその血縁関係だけで、ぼくを即座に不思議なほど興奮させる。ぼくは、そのような人間が異性愛の多産な女性にとって際立って望ましいと想像する。そう、この点がぼくの言いたいことだ。すなわち、もしあなたに幼いプレ同性愛者がいたとしたら、その子の生まれもった才能を伸ばしてあげるといい。そうすれば、あなたの究極的な遺伝的利益はおもしろいことに、ひとりのきわめて特殊なゲイの子をもった場合のほうが、一〇人のふつうの異性愛の子があなたの股間から飛び出してきた場合よりも、はるかに大きくなるかもしれない。

最後に、この研究の未来と現実世界での応用についても述べておこう。もし最終的に研究者が子どもの時におとなになってからの性的指向を完全に予言できるようになったなら、どのようなことになるだろうか？　心を広くもった母親がオシュコシュ［訳註　米国の子ども服ブランド］の服を着た自分たちの幼な子を平然と「両性愛（バイ）」と記したり、父親が自分たちの「異性愛の（ストレイト）」娘がどのように離乳食を食べ始めたかや、今日はスーパーでどんなふうに歩き始めたかを実況中継するべきなのだろうか？　親は知りたがっているのだろうか？　親たちは振り返ってみて、自分たちのゲイの子どもについて「最初からわかっていた」と言うことが多い。しかし、あとからなら、なんとでも言える。ここで問題にしているのは、自分の子がやがてゲイになることをごく幼い時から親が本当にわかっていたりするのかということである。

　かつてプレ同性愛の子どもだった人間としていまだから言えるのは、ぼくのまわりにある種の用意があれば、ぼくがたえず拒絶を恐れたり、「発覚」につながるへまをするのを心配したりすることもなく、もっと容易に生きることができたかもしれないということだ。それは、なぜ自分がかわいい女の子とデートしていないのかというティーンエイジャーの頃たえず頭のなかにあった厄介な疑問（あるいは、なぜかわいい女の子とデートはするのに、それ以上の誘いに乗らないのかについての、当の彼女が抱く疑問）のすべてを少なくとも避けることができたろう。

　そしてもうひとつ。あなたにプレ同性愛の幼な子がいたとしたら、その子の澄んだ目のなかを覗き込んで、ほっぺについたお菓子のかけらをとってやり、そのあとでゲイだからと言ってその子を放り出すなんてできはしないということだ。

27　（日曜だけは）敬虔な信者

以下はしづらい告白である。表面的にはまったく偽善的に聞こえること必定だからである。でも、告白しよう。ぼくは無神論者よりも神を信じる人のほうを信用する。偽善的に聞こえるというのは、ぼくが無神論者で、神はいないという強い信念をもっているからである。実際ぼくは、著書『ヒトはなぜ神を信じるのか』のなかでかなりの紙幅を割いて、どうしてそのように思うのかについて説明を試みた。（註166）しかし、ここで断っておきたいのは、神――あまり理知的ではない神だが――などいないというぼくの信念が揺らいでいるわけではないということだ。その一方で、道徳的なことを議論する際には、ぼくは、信心深い人々をまえにするとある種のおののきを感じてしまう。というのは、ぼくがずっと思ってきたことだが、神は偉大なる難読化ツールであり、そのため単純なはずの人間的な多くのことを不必要に複雑にしているからだ。

自分が無神論者だということを包み隠さず書いているそのぼくが、どうして、ぼくと同じく神を信じない人よりも、神を信じる人のほうを信用するなんてことが言えるのだろう？　信用できるかどうかは知性とは別問題であり、ぼくは、ほかの人たちに対処する際には自分が社会的現実主義者だと思っている。

ぼくが数年前にアイルランドの海辺の町の駅に降り立った時のことを例に出そう。曇り空の下、冷たい風が吹き始めていた。いまにも雨の降り出しそうななか、バッグをもったぼくは、歩道の縁石のところに停まっている二台のタクシーを見つけた。一台は、リアミラーに十字架がぶらさがっていて、コンソールボックスの上には角がすりきれた聖書が載っていた。もう一台には宗教を示すものは見当たらなかった。さて、それを除いたすべてが同じだとして、料金を余計にふんだくられる――この地方ではよくあることだ――のを避けようと思うなら、そしてアメリカの四三代大統領より少しでも賢くなりたいなら（ちょうどブッシュ政権の頃だった）、あなたならこの二台のタクシーのどちらにするだろうか？　どちらの運転手も敬虔なカトリック教徒かもしれない（ともかくここはアイルランドだから）が、いまそれをはっきり知る術はない。

あなたが「無神論者もよい人たちだ」ということをあえて強調しようとするのでないかぎり、あるいはカトリック教会が嫌いという人でないかぎり、信心深い人のほうを選ぶというのは当然のことだろう。なぜこれがそんなに明白なことなのだろうか？政治科学者のドミニック・ジョンソンが論じているように、「もし超自然的存在が自分に罰を下すという信念をもったとすると、その脅威は現実において抑止力となり、その結果その脅威がほんものかどうかに関わりなく、このメカニズムが機能するようになる」[註167]。言い換えると、心理学的な観点からすると、ここでは神が実在するかどうかという存在論的な問題は関係がない。すなわち右の例で問題になっているのは、タクシーの運転手が、乗客をだましたりするのを神が嫌がると強く思っているかどうかである。

この理論的仮定――神を信じる人がより善く振る舞うのは、神が自分たちを見ており、罪深い行為を不快に感じているということをさまざまな災いの形で伝えてよこすと思っているからだ――は、なぜ今日の社会において人々が宗教に執着するのかについてのもっとも説得力に富む科学的主張のひとつだ。神が廃れることがないのは、この純粋に機械論的な進化のロジックに従えば、罰する神という認知的錯覚が個々の人間の利己的行動を抑えるようにはたらき、社会的調和の維持を助けるからだと説明できる。

いくつもの実証的研究がこの神監視説に支持を与えている。こう名づけたのはエイラ・ノレンザヤンである[註168]。ノレンザヤンは多くの研究を行って、実験参加者が神に暗に関係した単語（「魂」、「厳かな」、「聖なる」など）を提示されたあとではより「向社会的」になり、反社会的でなくなることを示してきた。非宗教的あるいは中立的な単語の場合とは違って、このような宗教的な単語を見た人は（たとえば順序がばらばらになった単語をつなげて筋の通った文章にする文章完成課題を行ったあとでは)、チャリティへの寄付の額も多くなった。ノレンザヤンと共同研究者のアジム・シャリフは、参加者が宗教的条件でより利他的に行動したのは、宗教的な単語が彼らに神が彼らを見ていて判断を下すということを意識させたからだという解釈をとったが、それまでノレンザヤンは慎重で、それがたんに神が見ているという心配によって引き起こされると拙速に結論づけることはしていなかった。もちろん、これらの宗教的な単語が、神の気難しい視線を気にすることとは無関係に、たんに「善意」や「善行」といった関係する社会的概念を活性化して利他的決定をもたらした可能性もある。

しかし、より最近の研究においてノレンザヤンはこれらの可能性を棄却した。[註169] 人々に神について考えさせると、自分がだれかから注目されているというきわめて特別な推理が始動するのだ。(これは、本人が意識しなくても、また興味深いことに神を信じない人にも起こった。)ノレンザヤンとウィル・ジェルヴェイスは、自分が見られていると感じさせる宗教的な単語のこの基本的効果が、さまざまな実験条件を通して現れることを見出した。たとえば、ある研究でノレンザヤンらは、まえと同じように神を潜在的にプライミングする方法を用いたが、信者と無神論者に、宗教的な単語か非宗教的な単語かどちらかが入った文章完成課題を割り振った。実験参加者は次に、状況的自己意識尺度と呼ばれる質問紙に回答した。その結果、神を信じているか否かに関係なく、宗教的単語にさらされた参加者は公的自己意識が高まった。すなわち、人から見られた場合の自分の社会行動の透明性をより強く意識し、気にするようになったのである。

さらにノレンザヤンとジェルヴェイスは、フォローアップ実験を行って次のように推論している。「人間には、自分の行動が監視されていると感じている時には、自分をよく見せようとする傾向がある」。これをもとに彼らは、神を想起させるものがたんに自己意識を高めるだけでなく、社会的に望ましい反応も強めるという仮説を立てた。すなわち、「頼みごとをする人にいらつくことがあります」や「私はだれに対してもよい話し相手です」といった文章に対する実験参加者の反応は、ありえないほど望ましいこれらの社会的特性についての事実ではなく、神はなにを聞くと喜ぶかについての信念を反映するはずである。しかし、この実験で社会的に望ましい反応をしたのは、神を実際に信じている人たちだけであった。この結果は、信者と同様、無神論者は神に関係した単語によってプライミングされると自分が見られているように感じるが、それはどのように自分を社会的に見せようとするのかには影響しないということを意味する。

実際、信者の場合には、ほかの証拠は、神に関連した手がかりが他者に自分をよく見せたいという欲求に影響するだけでなく、実際に善い行いをするように動機づけることを示している。これをもっともよく支持するもののひとつは、ハーヴァード・ビジネス・スクールのディーパク・マルホトラによって最初に明らかにされた、いわゆる日曜効果である。マルホトラの研究は、信者と無神論者の間に利他行動の実際の違いを生じさせるのが、状況の文脈――とりわけ表面的に神を示す手がかりがあるかないか――だということも明らかにしている。『判断と意思決定』誌の論文のなかでマルホトラは次のように推論している。「このアプローチでは、信心深い人は善い人かという問いに対して単純な答えを求めるよりも、信心深い人はいったいどんな時に善い人になるのかを明らかにするほうがよいと考える」[註170]。マルホトラは、宗教的な人々はチャリティの求めに非宗教的な人々よりもより強く反応するが、それは教会に行ってきた日に限られるという仮説を立てた。

この仮説をテストするためにマルホトラは、オンラインのオークションショップの協力を得て実験を行い、そのなかで競りの続行を促す文章を条件群ごとに違えた。ランダムに「チャリティに焦点をあてた」メッセージに割り当てられたオンラインの参加者には、次のような文章が示された。

> あなたには、競りを続けることでこのチャリティを応援してほしいのです。あなたがオークションで一ドルでも値を吊り上げることが、私たちの重要なミッショ

ンの達成を助けます。

これに対して、「競争的」メッセージに割り当てられた人たちは次のような文章を読んだ。

競りはヒートアップしています！　勝とうと思うなら、もう一度競る必要があります。チャレンジしますか？

重要なのは、マルホトラが実験とは別に、礼拝への出席の習慣など競り手の宗教性についてもデータを採っていたことである（これらのデータは競りの決定をしてから六週間後に採られている）。「効果は強力だ」とマルホトラは言う。「日曜日はチャリティの呼びかけが、信者に対してはそうでない人の三倍も効果的だった」。これに対して日曜以外は、チャリティの呼びかけの効果には両者間ではまったく違いがなかった。日曜効果については、もうひとつの興味深い知見がある。これは同じくハーヴァード・ビジネス・スクールの経済学者ベンジャミン・エーデルマンによって偶然に発見された。彼が猥褻なページのオンラインの閲覧数を割り出すことによって見出したのは、米国ではインターネットでのポルノ商品のオンライン購入がほかの曜日よりも

日曜に少なくなるということだった。〔註171〕

この多くが良識を生み出すのかもしれないが、宗教の適応的機能を理解するうえできわめて重要なのは次のようなことである。すなわち、際立った宗教的手がかりが隣人に親切にするという決定を促し、社会的違反を抑えるようにはたらくのは、それらの手がかりが信者の注意を、自分の行為を神が厳しく見ていることに向けさせるからである。こうした効果はあらゆる場面に見られる。たとえば西洋の多くの裁判所では、被告人と証人は聖書の上に手をおいて、「真実を、真実そのものを、真実だけを語ることを誓いますか？　神よ、お力添えを」という宗教的な宣誓に進んで答えなければならない。そして古代ヘブライの世界では、これと似たような「腿による誓い」――「腿」は股の間にぶらさがったものの婉曲表現――があった。というのは、証言をするにあたって性器に触れることが家族の霊（これらの性器から飛び出してくる種に強い関心をもっている霊）を呼び覚ますとされ、証言者が嘘をついていないことを保証したからである。どちらかと言えば、この古い儀式のほうが進化生物学とも、ぼくの好みとも合っている。しかし一般に、どのような誓い方をするにしても、神に誓うことは、あなたが真実を語っていると相手に信じさせるうえで効果的である。模擬裁判の統制された実験的研究が示しているところでは、もし証言するにあたって聖書にかけて誓った――もっともよいのは聖書にキスして誓った――場合には、その人間の証言の信憑性についての陪審員の心証は大いによくなる。

結局のところ、心ある人間なら神のまえで嘘などつくものだろうか？　しかし、ここで紹介してきた知見が示すように、無神論者は嘘をつく可能性がある。そしてこれこそが、ぼくがアイルランドで、（ぼくと同様）聖書には途方もなくナンセンスなことしか書かれていないと思っているかもしれないような運転手のほうではなく、つねに聖書をそばにおいている敬虔なカトリック教徒の運転手のほうを選んだ理由だ。

28
産めよ、増えよ――信者の産む子どもの数

エドナ・セント・ヴィンセント・ミレイのよく引用されることば……そう、あれだ。「人間は好きですが、人は嫌いです」。このことばは、多少人間嫌いの色味も帯びたぼくの博愛主義を惹きつけるが、特別な場面ではそれがぴったり来ることがある。たとえば、北アイルランドの小さな村のピザ屋でのこと。相手はぼくがどんな仕事をしているのかを聞いてきた。実は、この簡単な質問は、ぼくにとっては答えるのに苦労する類のものだった。大学で教えているんだと答えると、案の定次に来たのは、じゃあなにをという問いだった。心理学を教えていると答えると、まわりの人たちは、自分にも大したことのない悩みがあると苦笑いしたり、とってつけたように、この町もちょうどそういう人間を必要としていると言ってきた。ぼくはそれを正して、ぼくはカウンセラーではなくて研究者なんだと言ってしまって、ではいったいなにを研究しているのかを説明する羽目になった。

「進化心理学」には、多くの人々の心のなかにある種のヘンな考えを喚起する傾向がある。この時もそうだった。そこの六、七人の住民が聞いている狭いピザ屋のなか

で、ぼくはどんな仕事をしているのかがわかってもらえるよう詳しい説明を試みた。とはいえ、ぼくの会話ではよくあることだが、進化心理学者が解明しようとしている複雑な人間行動の例として、同性愛を話題に出した。

ぼくはいまさらながら、この若い店員の言ったことを逐一ノートに書き留めておけばよかったと思う。そうすれば、ちゃんとしたエスノグラフィーのひとつにはなっただろう。でもかいつまんで言うと、彼が自信たっぷりにぼくに言ったこと――この土地特有のこれ見よがしの態度で味つけされていたが――は次のようなことだ。「ええとさ、誤解しないでよね、オレはゲイの連中にはなんの反感ももっちゃいないから。でもさ、オレがわかんないのは、なんで連中が利己的な生き方を選んで、家族や子どもをもたないかってことなんだ。なんのためにオレたちがこの世にいるかっていう疑問と同じで、子どもをもたなけりゃヒトという種を助けることなんかできないんだから、家系を残していけなくて、進化に逆らっているってわけだ。オレにはそれが利己的に見えるんさ」。ぼくは、自分がゲイだから言うけど、子どもを残さないほうを「選ぶ」といったそんな単純なものじゃないんだと応じた。性的に興奮するかどうかということで言えば、ゲイにとっては、女性は向こうのテーブルの上の食べかけのペペローニのピザと同じようなものなんだ、とぼくは言った。だからぼくの場合は、女性に精液を注入するために勃起することはないんだ。けれど、とぼくは続けた。ぼくのペニスは、ほかの男性のペニスが立っているのを見ればしっかり立つし、だから――ここで強調するために指を天に向けた――ダーウィンの本当の謎がここにあるんだ！ そしてぼくはピザをもってそこを去った、一目散に。というわけで、いまこれをオハイオで書いている。

しかしいずれにしても、このやりとりが、ぼくにドイツの社会学者ミヒャエル・ブルーメの繁殖と宗教性についての研究を思い出させた。そしてその時に思ったのは、宗教に動機づけられたホモ恐怖が、ゲイはヒトとしてなすべき繁殖の義務をはたしていないという仮定に少なくとも部分的に根ざしているのかもしれないということだった。ぼくは、同性愛についての店員のことばのなかに宗教的な残余物の強い香りを嗅いでいた。北アイルランドでは教会の影響は大きいので、それはおそらくぼくの思い過ごしではなかった。

進化生物学から見ると、自然淘汰は種レベルではなく遺伝子レベルで起こるのだから、子孫の繁殖についてのこの店員の推測には大きな誤りがある。ゲイが親になるのを助ける現代の医療技術は脇におくとしても、子どものいない個人が遺伝的に成功するやり方は多数ある。たとえば、自分と遺伝子を共有する血縁者にたくさん投資することによって、親以上に遺伝的に成功することができる（これは専門的には血縁淘汰や包括適応度として知られている）。こう言っておいて、ぼくは、繁殖の第一の進化的意味について、その店員がまったく誤っていたわけでもないことを認めよう。ヒトは実際に、自然が自分たちの遺伝子に作用し続けるために、直接的にせよ間接的にせよ生殖をしなければならない。これは、私たちがここにいる「理由」や「目的」――神がヒトをお造りになったというインテリジェント・デザインの考えが入っている――ではない。生殖は機械的な事実にすぎない。

しかしブルーメが言うように、インテリジェント・デザインの錯覚が繁殖の義務――神は集団内の信心深いメンバーとしてのあなたに信心深い子どもたちを産むことを「欲し」「願い」「求め」ているという考え――と重なり合う時、これらすべては実に興味深いものになる。ある理由であなたには快感をもたらす下腹部が備わっており、そしてその理由とは異性と結婚して子孫を残すためである、というように。神によれば（旧約聖書をご覧あれ）、「産めよ、増えよ」は六六一ある直接的な指令のなかのまさに最初のものだ。神はここではたんに示唆を与えているだけでなく、実際的な命令も下している。

ブルーメは、この問題を前面に出してそれを教えの中心に位置づけている宗教がこの厳格な戒めを軽視している宗教よりも――当然のようにも思えるが――集団の存続の点で有利であることを見出している。ブルーメは、すでに消滅してしまったか、あるいはいま現在消滅しつつある宗教をいくつか概観しているが、その消滅の理由は、それらの宗教がこの繁殖の原理からかなり外れてしまったからだった。たとえば、シェイカー教徒は集団内での結婚を妨げたり禁じたりし、代わりに布教活動、外部者の転向や改宗に重点をおいた。しかしその後、これは（進化論的な見方からすれば）愚かな方略だということが判明した。ブルーメは次のように指摘する。「結局のところ、集団の転向は一般的ではなく、歴史的例外である。ほとんどの場合、縦方向に親から伝えられた宗教的神話から転向する傾向にあるのは集団のなかのほんの一部の人々であり、その転向の方向もさまざまである。しかし若者のいなくなり始めた共同体は、ほかの若者たちには共同体のミッションが魅力に欠けたものに見えるようになる。こうしてシェイカー教徒の集団は高齢化し、崩壊したのだった(註172)」。

いくつかの宗教的分派集団も、神の繁殖の命令を過度に重視し、共同体の子孫を「完全なものにする」ために優生学を研究することさえした。しかし、このような計画的交配は、もしそれが夫婦に自分たちの裁量で子を産むことをさせないということも意味するなら、裏目に出てしまうことがある。これは、ニューヨーク州北部のオナイダ共同体――一九世紀に人間の性的欲望についてきわめて（あまりにと言うべきか）実際的な考え方をしたキリスト教コミューン――の凋落の一因だった。生殖は、優良種育成として知られる優生システムによってきっちりと調節されていた。数世代にわたってオナイダ共同体の医者は、遺伝的健康の点から注意深く選ばれた男女を結婚させた（ぼくはキンゼイ研究所のアーカイヴでこれに関係する手書きの医療記録を見たが、この繁殖システムは配慮の行き届いたもので、実際に実施されていた）。この人為淘汰のプロセスを経て生まれた子どもたちは共同で育てられ、母子の絆は弱められた。

人為淘汰によらない予定外の子どもが生まれるのを避けるため、オナイダのメンバーは、一〇代の少年を閉経後の女性とセックスさせるなどさまざまな調節法を採り入れていた。これは両者のリビドーを抑えると同時に、両者の個人的関係を築くなかで、きわめて敬虔な年長の女性が若者に重要な宗教的教育を施した。おとなの男性はセックスの際の自制――性交中に射精しないようにする「テクニック」――を訓練した。オナイダでは性的関係も複数であり、これこそが優良種育成のための鍵であった。

以上のことはみな理論にかなっているように、宗教としては異例なほど合理的なように聞こえるかもしれない。しかし、こうした厳しい規制がオナイダ共同体をたちまちに消滅に追いやった。三〇年後にメンバーは数百人に達したものの、この宗教共同体は一八八一年に崩壊した。このメンバーはおそらく遺伝的資質に恵まれていたが、その社会的地位は高くなかった。その後、彼らは銀製食器の交易に携わるようになり、いまは企業オナイダとして大成功している。

これに対して、同じように隔絶されてはいるが、ほかの人々を改宗させようとはしない宗教（たとえば正統派ユダヤ教、フッター派、アーミッシュなど）は、メンバーに自分たちの遺伝子を保守的なやり方で増やすことを奨励し、「自家育成」――その集団に生まれたメンバーは集団内で教えを吹き込まれる――を強調するが、こちらは成功している。アーミッシュの話はとりわけ印象的だ。その信徒の数は短期間で指数関数的な爆発を示しているのだ。アーミッシュはヨーロッパのプロテスタントの宗教改革の結果アナバプティスト（再洗礼派）の一派として誕生し、四〇〇〇人の信徒が迫害を逃れるためドイツを出て、一八世紀と一九世紀前半に米国とカナダへと渡った。アーミッシュは一部の例外を除いてアーミッシュ以外の世界との接触を避け、隔絶された生活を送ることで知られている。例外は短期の「ラムスプリンガ」（「飛び回る」という意味）の時期で、この時期には、まだ洗礼を受けていない若者がアーミッシュの外の世界でさまざまな快楽を体験したあと、家族のもとへ、つまり信仰に戻るかどうかを決断する。少年にとって共同体に戻るひとつの動機は、もし地元のアーミッシュの女の子とセックス（すなわち結婚）したければ、まず洗礼――これは家に戻る者だけのためのものだ――を受けなければならないということであり、八〇％がそうする。

知らない人もいるかもしれないが、アーミッシュの人口は北アメリカ大陸に到着して以来増え続けている。その人口増加率は毎年四ないし六％を推移し、約二〇年ごとに二倍になっている。二〇〇八年には二三万一〇〇〇人で、その前年は二一万八〇〇〇人だった。子どもをもつことは神から祝福されるが、それだけでなく、それは公の義務でもある。アーミッシュの女性は平均すると六人から八人の子どもを産み、それらの子どものうち「ラムスプリンガ」後も八〇%が集団にとどまるので、その人口増加率は驚くべきものになる。ブルーメが指摘するように、とりわけ皮肉なのは、アーミッシュの故国のドイツがこの数十年で「まず教会が、次に遊び場や幼稚園が、そして学校や集落全体が閉鎖された」というように、急激な人口減少に陥っていることだ。少なくとも数を見るかぎりでは、最後に笑うのは、古風な信仰を捨てない「愚かなドイツ人」としてヨーロッパの同胞たちから長い間笑いものにされてきたアーミッシュであるように見える。

実際、ブルーメの研究は、なんらかの信仰をもつ宗教的な人々のほうが、世俗的な、宗教的でない人々よりも劇的なぐらいに子孫を残すということも鮮やかなまでに示している。宗教性に関しての人口統計データを見てゆくと、信心深い人々は産児数でも勢いを増しつつある。たとえば世界中で見ても、親の礼拝への出席の頻度と子の数の間には正の相関がある。礼拝に「まったく行かない」人は生涯でもつ子の数は平均一・六七人であり、「月に一度」は二・〇一人に増え、「週に一回以上」は二・五〇人になる。その結果、違いは相当なものになる――しかも短期間のうちに。

しかし、ブルーメの分析でもっとも強力なデータのいくつかは、スイス統計局が二〇〇〇年に実施した調査で得られたものである。これらのデータがとりわけ価値があるのは、スイスの全人口のほとんど（人口の九五・六七％、六九七万二二四四人）がこの調査票に回答し、その質問項目にはどの宗教に属しているかも入っていたからである。「結果はきわめて明瞭」とブルーメは書いている。(註173)「どの宗教の女性も、宗教をもたない女性よりも産児数がはるかに多い。そしてこれは（ユダヤ教やキリスト教といった）高学歴者・高収入者の割合の多い群であってもそうであり、宗教をもたない群の二倍の産児数である」。

言い換えると、「高学歴」や「上流階級」の人々はほかの人々よりも子どもが少なく、宗教的でない傾向があったが、これらの条件を統計的に統制しても、宗教性は、それらとは独立に母親の産児数を予測した。エホヴァの証人のように、外部者の改宗や転向に熱心だが、信者が減りつつある宗派の場合でさえ、子の数では宗教をもたない母親にまさっている。一方で、ヒンドゥー教徒（女性ひとりあたり二・七九人）、イスラム教徒（二・四四人）、ユダヤ教徒（二・〇六人）は相対的に多産だ。宗教をもたないスイスの母親の場合には、産児数の平均は一・一一人と少ない。

もちろんブルーメは、これらのデータからあまりに多くのことを推論するには限界があることを認めている。信心深いことが子どもをたくさんもつようにさせるのか、それともその逆（子どもをたくさんもつ人ほど信心深くなりやすい）なのか——可能性としてはこちらのほうが低いが、しかしありえなくはない——は、必ずしも明らかではない。もっともありそうなのは、その両方なのかもしれない。けれどもブルーメは、信心深い人には子どもが多いという事実に結びつく興味深い因果関係をいくつか推測している。たとえば双生児研究からわかるのは、宗教性の情動的要素が遺伝しうるということだ。「宗教性」とはここでは、特定の信仰の内容ではなく、宗教に対する感情の強さを指している。（これは、たとえば、一卵性双生児の一方は感情むき出しの無神論者になり、もう一方は福音主義教会の牧師になるかもしれないが、二人とも神のことで熱くなり、神の問題に執着するという点では共通しているということである。）ブルーメは、信心深い親のもとに生まれた子がその文化を通して信仰の織り糸の色を染め上げるだけでなく、遺伝的にも、信心深くない親のもとに生まれた子よりも宗教的な教えの感化を受けやすいのだろうと推測している。

いずれにしても全体的な状況から言って、非宗教的な動きにとって未来は明るくはない。生物の進化は合理性によってではなく、数の法則によってはたらく。ブルーメ（彼は自分自身の宗教的信念を隠そうとしていない）は、そこに皮肉も見ている。すなわち「一部の進化心理学者は、生物学を用いて宗教性という私たちの進化した能力を取り除こうとしている。しかし進化論的かつ哲学的観点から見ても、自然主義的議論で自然の性質に打ち勝とうというのは、かなり愚かなことのように見える」[註174]。

ぼくは、信心深いとは言えない異教徒どうしの夫婦の間に生まれ、ゲイの無神論者で子どももいないから、ぼく自身の遺伝子は将来的には絶えてしまうのではないかと思う（そのほうがいいのかもしれないが）。けれど、この本を読んでいるあなた、もしあなたが無神論者で異性愛のカップルなら、避妊具などうっちゃって、寝室で大いに励んでほしい。そうでないと、（そうはなってほしくないが）神への信仰は将来的に少なくなってゆくどころの話ではなくなるからだ。

29 亡き母の木

母の日はぼくにとって永遠に悲しみに彩られてしまっている。一〇年前のこと、よりにもよって母の日に、母に付き添って亡くなってから入る墓地を見に行ったのである。もちろん、この日に母が亡くなったわけではない。それは六カ月後のことだった。

その日ぼくらは、輝く新品の棺を選んだり遺体をどう飾りつけるかを決めたりするために、葬儀屋に出かけた。この時点では医者でさえまだそんなことを言っていないのに、来てほしくはないがいずれは来てしまうはずの葬儀屋に、こちらから出向いたのだ。母は、少なくとも自らの心の平穏のために、そしてひとりの人間として死んでゆくために、金銭や役所の手続き上の細々としたことをきっちりさせておこうとした。結局のところ、へその緒が切られてすぐから手続きや届け出が始まり、それらは年を経るごとに多くなり、最期は煩瑣きわまりないものになっている。

ぼくには、なぜ母がこのような涙が流れるようなことを、よりにもよって母の日にしようとしたのかわからないが、母が自分に悲劇の装いをさせたかったのは確かだ(彼女がずっと経験してきたことからすれば、それをするだけの理由はあった)。まだ四〇歳にならない年齢で乳がんのために乳房を切除し、何度も化学療法を受けた。数年後、もう一方の乳房にもがんが見つかり、再度切除手術をせざるをえなかった。数年して、父と母はあろうことか突然離婚することになってしまった。離婚の数カ月後、そのショックから「立ち直り」かけていた時に、今度は別の打撃が加わった。末期の卵巣がんと診断されて手術を受け、さらに七年、化学療法を受けねばならなくなったのだ。そしてまだ生きていたいのに、五四歳で亡くなった。

言うまでもなく、これはとても悲しい話だし、不幸にして、翌年の母の日にはもう家族と一緒にはいない愛情深いほかの多くの母親も同じような体験をしているだろう。母が死ぬ時、ぼくは死後の世界についての人々の信念を研究していたが、それは、自分が死後にどうなるかを想像しようとして彼女がぼくと交わした鋭く洞察に満ちた会話がもとになっていた。（母は科学的な唯物主義に傾いてはいたが、無神論者ではなかったし、すべてのものに心を開いていたように思う。）

この話が（その時の母にとって、そしてぼくやぼくのきょうだいにとってはいまも）不愉快きわまりないのは、それがどのような葬儀をするかという陰鬱な計画を立てることだったからである。二〇〇〇年の母の日、なかでも印象に残っているのは、感じはよいが慣れ切った葬儀屋の担当者から手渡された通販のそれのようなカタログをめくる手が震えていたことだった。そのカタログは、その時に流行していた最新モデルの棺、棺保護容器、骨壺、棺台、墓石やほかの新商品——とりわけ中流階級の遺体向けの商品セット——の写真で埋め尽くされたかなり厚めの冊子だった。母は、自分の母親の近くにいたかったため、フォート・ローダーデイルで亡くなった。したがって、葬式産業でとりわけ利益を上げている地域、高齢者が多数住んでいる地域の一角にいた。

この日の出来事のすべてがぼくに後味の悪さを残した。この死のビジネスは不自然で、華美で「商業的」であり、南フロリダのそれ用に造成された、高速道路沿いに並ぶ無機質な墓地と同様、ぼくにはとても冷たいものに感じられた。一様な区画、きれいに刈り込まれた生け垣、みな同じに見える墓石が立ち並ぶ現代的な墓地は、郊外の光景と薄気味悪いほどに似ていた（あるいはその逆で、郊外の光景が墓地のように見えるのかもしれないが）。いずれにしても、いまになってなによりもぼくが後悔しているのは、あんなふうにだけはしたくなかったということだ。

もちろん、遺体がどのように処理されようが、死が快いものになることはない。しかし最近になって、ぼくは「緑の埋葬」に大きな関心を寄せるようになった。これは、遺体が生物分解性の棺や布に入れられたりくるまれたりして——すなわち、遺体の見た目をよくするために自然の分解のプロセスを大幅に遅らせる防腐剤で処置されることなく——多くは自然保護区に埋められる「別種の」埋葬法をひとまとめにして言う呼び名だ。

遺体用の防腐剤についてはまだ議論が続いているし、どのような健康被害があるかもいまだ不明な点があるが、それらの防腐剤は、ホルムアルデヒドやそのほかの発がん物質が土壌や地下水に吸収された時点で汚染物質になる。緑の埋葬の推奨者たちは、伝統的な埋葬が驚くほどの悪影響を環境におよぼすことから、それを避ける方策を提案してきた。実のところ、二〇一一年の終わりまでで言えば、アメリカ人は三一三万リットルの防腐保蔵液、九万トンの鉄（棺用）、二七〇〇トンの銅や青銅（棺用）、一六三万六〇〇〇トンの鉄筋コンクリート（棺保護容器用）、一万四〇〇〇トンの鉄（棺保護容器用）、そして三〇〇〇万ボードフィートの硬材（棺用で、大部分は熱帯雨林産だ）を埋めている。[註175] これら人工物を埋める墓地を造成するため、計り知れない面積の土地もブルドーザーで均（なら）してきた。

火葬もこの状況をよくはしない。煙にしてしまうことは、従来の埋葬よりも自然資源を使わないいかもしれないが、相当な量の化石燃料を消費する。アメリカ中西部の緑の埋葬の慣習の拡大を推し進めている土地保全のＮＰＯ、自然遺産トラストによれば、「人ひとりを火葬にするのに必要なエネルギーがあれば、七七〇〇キロをドライブできるし、米国で一年間に火葬で使用されるエネルギーがあれば、月との間を八三回往復できる」という。[註176] 歯にアマルガム充填材を詰めている人が焼かれる時には、大気に水銀が放出されるという見過ごせない問題もある。

こうした環境への配慮の点だけでも、緑の埋葬は明らかな解決策になる。けれど心理学者として、そして伝統的なやり方で最愛の者を埋葬したことを後悔している者として、ぼくは死や埋葬の概念を真剣に考え直してみる必要があると思う。私たちみながあまりになじんでしまっている、没個性的で、儲けに動かされ、どこかよそよそしい商業的埋葬の文化的習慣の入った箱の蓋を閉じてみよう。長年続けられてきている方法よりも、もっとよい方法があるのだ。以下に緑の埋葬の一例を紹介するが、これなら双方がうまくゆく。

鳥獣保護地区や公園のような場所での緑の埋葬というアイデアは新しいものではないし、死んだら自分のことなど忘れ去ってほしいと思っている人にはよいかもしれないが、ほとんどの人にはあまり魅力的には感じられないかもしれない。というのは、私たち人間には「象徴的不死」の強い願望があるからである。こう名づけたのは文化人類学者のアーネスト・ベッカーで、『死の拒絶』という本のなかでだった。(註177)この概念はその後、恐怖管理理説を唱える研究者によって発展させられてきた。象徴的不死の背後にある基本的な考えは、個人の死後も、その存在を思い起こさせるものを含んだ文化的所産が生き続けるならば、それによって死の不安は大幅に和らげられるというものである。

恐怖管理説や象徴的不死にはさまざまな側面があるが、そのなかで重要なのは、本人を偲ばせる具体的な標識――名前が金色で刻まれた公園のベンチから、亡き人に向けて棺に書かれたことば、木の幹に彫られたイニシャル、墓碑銘にいたるまで――によって象徴的不死の感覚が得られることである。このように伝統的な墓地は不必要なほどに陰鬱ではあるものの、少なくとも不死の文化のなかに――命なき御影（みかげ）石の墓石のシンボリックな力を借りてでも――居続けたいという人々の心理的欲求を叶えている。もし緑の埋葬ビジネスが軌道に乗って多くの人々に魅力的なものとして見え始めたなら、推進者があつかわねばならない鍵となる問題こそ、この象徴的不死の問題だろう。

緑の埋葬の中心的哲学に則（のっと）りながらこの問題を解決するひとつの方法は、遺体を特定の樹木――あなたの遺体が分解されることで養分が与えられる樹木の苗木をあなた自身が選ぶ――の下に埋めることである。土壌の条件がよければ、防腐処置をしていない遺体は骨もそのほかの部分も、およそ一五年から二〇年のうちに腐って跡形もなくなってしまう。しかしここで重要なのは、多くの種類の樹木が数百年（場合によっては数千年）生きることだ。想像してみよう。葬儀屋で最終的にどのようなアレンジにするか、あなたとあなたの愛する人たちは、ぼくの母がしたように棺や石室のカタログのページをめくるのではなく、あなたのことを思い出すのにもっともふさわしい樹木を、遺体と共生可能なたくさんの種類の樹木のなかから選ぶことができるのだ。あなたの死が新たな生命を育むというだけではなくて、あなたは一本の樹木――プラスチックの取っ手のついた棺を大量生産することで犠牲になるはずの樹木――を救うことにもなる。

特定の種類の樹木を選ぶこうした埋葬は、象徴的不死を提供してくれることに加えて、私たちの心理のもうひとつの中心的側面を利用している。最近の研究からわかってきているのは、ヒトが強い本質主義的バイアスをもっているということである。私たちは暗黙のうちに（時にはあからさまに）、ほかの人間の観察不能な「本質」がその人間との物理的接触によって伝わるかのように思う傾向がある。おそらくあなたは、性的児童虐待者のかけていたメガネをかけたり、連続殺人犯の着ていたTシャツ（ただし洗濯してある）を着たりすることは想像したくもないだろうが、なぜそうしたものを身につけるのがそれほどの嫌悪感を抱かせるのか理由を聞かれたら、うまく説明できないだろう。同様にあなたは、亡くなった祖母がはめていた結婚指輪や、自分の応援するサッカー選手が着ていたジャージーをもっていたりするかもしれない。それらのものが大事にされるのは、それらがあなたの敬愛する人に密に結びついているからだ。埋葬の例で言えば、たとえば、あなたが愛犬の亡骸（なきがら）を庭に埋めた時には、バラの木の下を選んだりしただろう。もしあなたがぼくのようだとしたら、あなたは、その特別なバラの木に特別な愛着を抱くはずだし、そう、たとえば、だれかがあなたの目のまえでそのバラの木を根こそぎにしたり、それに寄りかかったりしようものなら、色をなして怒ってしまうかもしれない。

まったく新しいタイプの墓地、樹木栽培の専門家によってプランニングされ守られた緑の土地――生気も個性もない、切り出された石が列をなして並んだ墓地ではなく、生きた樹木が並んでいる墓地――を思い描いてみよう。それぞれの樹木は、樹木栽培の専門家のアドバイスを受けて、その土地への適合性やふさわしさの点から選ばれたものであり、その人間の存在を象徴している。（さらには、象徴的不死の要素を強めるために飾り板や標識も付け加えられるかもしれないが、美意識もそれに応じて変わってゆくはずだ。）これらは死者を偲ぶために植えられたただの木なのではない。そこに埋められた人間の生を吸収して葉を広げているのだ。

ここまで書いてしまったので、さらに続けることにしよう。死後の霊の世界や宗教的な世界を信じない人であっても、それぞれの人間の観察できない本質がその木に徐々に乗り移ってゆくという認知的錯覚から逃れるのはかなり難しい。横に並んだ二本の大きなクルミの木がお互いに枝を交錯させているのを見て、実は数百年前に生きたご夫婦が眠る上でその二本が成長したということを知ってしまうと、それらはもうただの二本の木には見えなくなる。たとえば、次のような牧歌的で本質主義的なイメージももつことができる――曾祖父の腕に登る曾孫たち、生きている時は病弱だったのに、いまは色づいた葉で元気いっぱいになった子、汚れなき桜の花となって薫り続けるミスコンテストの優勝者、いまは巨大なオークの木になった死産の子。もちろん、この人間の樹木園が成熟するのには時間がかかるだろう。でも、どうして急ぐ必要があるのだろう？

実際のところ、自分の心が存在しないということを想像するのがきわめて困難であることは、こうした形式の緑の埋葬を魅力的なものにするもうひとつの認知的要因である。私たちは、死という状態なき状態に似たものをもたない。全身麻酔の時とか、自分の受胎に先立つ瞬間とか、あるいは夢を見ないノンレム睡眠時とかでさえ、自分がどのように「感じた」かを頭のなかに思い描けない。それゆえ「死んでいる」とはどういうものかを心のなかでわかろうとすると、必然的に無を具体化することになってしまう。

死後の自分がどういう存在なのかを思い浮かべることが難しいがゆえに、特別な樹木の下に遺体を埋葬することは非宗教的な表現手段になる（場合によっては宗教的な表現手段にもなるかもしれない）。たとえばあなたは、自分が文字通り樹木になって蘇るとか生まれ変わるとか思ったりはしないだろうが、これから人間の社会的営みが続いてゆく数百年のうちにその樹木が成長して毎年若葉をつけるのを思い描くと、その樹木の生に対してなにがしかの感情をもたずにはいられないことに気づくだろう。

この週末にフロリダに行って、若いヤシの木を抱きしめることができたらどんなにいいかしれない。もちろん、ぼくは新たに母の健康——たとえば、気色悪いゾウムシがとりつくとか、雷が落ちてまっぷたつになってしまうとか——を心配しなくてはならない。もちろん、これらの「天災」も契約のなかに組み込まれることになるだろうけれど。

30 自殺は適応的か？

心理科学は多くの場合、人間とはどういうものか、人間ならどう感じるかを問題にする。そうした体験は主観的なものなので、どこまでが心理学者としてのぼくの仕事で、どこからがぼくの個人的関心かを線引きをするのは難しい。とりわけ最近、これはその通りになった。というのも、多くのほかのゲイのコメンテーターや衝撃を受けている人々がそうなように、最近起こった何人ものティーンエイジャーの自殺は、ぼくが思春期の頃に自殺の想念と格闘していたことを思い出させるからである。実は、このことについては言いたいことが山ほどある。ぼくは、自殺に関していくつもの明快な理論や研究と出会った。それらは、終わりのないように見える地獄の状態からとにかく脱け出したいという、このおそろしく強力な願望の正体を理解するのを――もっと重要なのは、その願望を克服し、それから逃れるのを――助けてくれた。

もしぼくが、ラトガース大学のタイラー・クレメンティがジョージ・ワシントン橋から飛び降りるその時に、彼のワイシャツの裾をつかんで引きあげることができたなら、あるいは一三歳のセス・ウォルシュが家の裏庭の木で首吊りをする瞬間に、その首とロープの間に指を差し込んであげることができたなら、ぼくは彼らに、束の間そうした絶望の時期があったとしても、いつかすばらしい時が来ると言ってあげることもできただろう。ぼくは、彼らと同じ性的指向をもつ仲間には、創造の歴史における多くの偉人や天才——たとえばミケランジェロ、カラヴァッジョ、オスカー・ワイルド、アンディ・ウォーホル、レオナルド・ダ・ヴィンチ、マルセル・プルースト、ジャン・ジュネ、ハンス・クリスチャン・アンデルセンやチャイコフスキー——もいると言ってあげるだろう。そして最後に、これからここで紹介する科学的研究や考え——彼らの自殺思考を見抜いて、否定的な感情の息苦しさのなかでもう少し楽に呼吸できるようにしてくれる、聡明な研究者によるカミソリのように鋭い推理——を彼らに教えてあげるだろう。

自殺の科学的理解は、傷つきやすい一〇代のゲイにとってだけでなく、自殺を好ましくする状況にいる人々にとっても有益である。「自殺を好ましくする」と表現したのは、ヒトの自殺が適応的行動方略である——進化の方程式のなかに社会的、生態学的、発達的、生物学的変数を入れ込んでゆくと、その可能性がますます濃厚になる——ことを示す重要な研究があるからである。それらの研究はみな、もとをたどると、ほとんど忘れられていた一九八〇年代初めのデニス・デカタンザロの考えにさかのぼる。ひとことで言うとデカタンザロは、ヒトの脳が、ある特定の条件に直面した時に自分の命を絶たせるように自然淘汰によってデザインされている――なぜならそれが自殺をした祖先の全体的な遺伝的利益にとって最善だったから――と考えた。(註178)

心優しい博愛主義者には、自殺が「適応的」だというのはかなり奇妙に、場合によっては心ない表現のようにも聞こえるかもしれない。しかし注意してほしいのは、「適応的」ということばが進化の文脈で用いられる時には、臨床の文脈の時とはかなり違った意味になるということである。自然淘汰は人間の価値に対してではなく、表現型に対してだけ作用するので、人間のもっとも暗い感情でさえ、もしそれが遺伝子の頻度を高めるような行動の決定を促すなら、適応的なことがある。それは進化が残酷だということなのではなく、進化は心をもたないメカニズムであって、特定の個人を気にかけるとかかけないとかいう話ではない。結局のところ、自然淘汰は感情を宿す脳が動かしているのではない。こうした厳然たる事実は、適応的自殺というレンズを通すとはっきり見えるようになる。

進化的観点からも、自殺が適応的というのは奇妙に聞こえる。というのは、生存と繁殖という進化の第一原則と相容れないように見えるからである。しかし、進化理論の専門家ウィリアム・ハミルトンの有名な包括適応度の原理が明確に示すように、問題になるのはその個人の遺伝子が次世代以降にどれだけ伝わるかである。したがって、もし自分の生存のせいで血縁者の遺伝子が次の世代に残らなくなってしまうのなら、遺伝子の正味の利得のために自分の命を犠牲にすることは祖先の時代には適応的だったのかもしれない。

ヒトの話に入るまえに、まずヒト以外での例――大部分が昆虫や節足動物の例だが――を見てから、適応としての自殺の議論に入ってゆくことにしよう。ひとつはオーストラリアにいるセアカゴケグモの例である。セアカゴケグモの雄は、性的に攻撃的な雌に交尾の最中に食べられることに満足しているように見える。もちろん楽しい行為が邪魔されるということは別にして、交尾しながら生きたまま食べられることは、進化論的な見方からすると直観に反するように見える。しかし、このクモの性行動を詳細に調べて明らかになったのは、食べられた雄は食べられなかった雄よりも長時間交尾し、受精させた卵の数も多いということだった(註179)。しかも、雄をよく食べる雌ほど雄にとってはより望ましい雌であり、求愛してきた雄をより頻繁に拒絶した。

もうひとつの例はマルハナバチだ(註180)。マルハナバチにはメバエ科のハエがしばしば寄生し、その腹部に幼虫を挿入する。寄生されたマルハナバチは一二日ほどで死に、寄生したハエの幼虫は次の夏までサナギになって過ごす。しかし、ここで興味深いのは、寄生されたマルハナバチは自分のコロニーを離れ、死ぬまでの日々を花のある離れた草地で単独で過ごして、実質的に自殺することである。こうすることによって、寄生されたマルハナバチは寄生されていない血縁者からハエを遠ざけ、コロニーを寄生虫の侵入から守って包括適応度を上げるのである。

ヒト以外のこれらの例からわかる重要なことは、自殺する個体が包括適応度の利得と自分の生存のコストを意識的に天秤にかけているわけではないということである。セアカゴケグモもマルハナバチも、それを計算しているわけでも、自己犠牲の英雄的行為をしているわけでも、また自分の死についてなにかを考えているわけでもない。彼らは、進化した行動のアルゴリズムの見えざる糸に操られた――特定の鍵刺激に対して反応する神経系をもった――人形のようなものである。そしてデカタンザロが言うように、感情に支配されて自殺をするヒトも、それは同じである。

では、ここでヒトの自殺に目を向けてみよう。一九八六年、デカタンザロは「自己保存と自己破壊の数学モデル」を発表した[註181]。そのなかで、彼は次のような数式を提案している。

$$\Psi_i = \rho_i + \Sigma b_k \rho_k r_k$$

ここで、Ψ_iは、その個人iが示す自己保存の最適な程度（包括適応度を高めるために残されている能力）。ρ_iはiに残されている繁殖可能性。ρ_kは親族の各個人kに残されている繁殖可能性。b_kはiが生存し続けることによってもたらされる各kの繁殖の利得（b_kの値がプラスの場合）か損失（マイナスの場合）の係数

（なお$-1 \leqq b \leqq 1$）。r_kはiに対する各kの遺伝的関連度の係数（兄弟姉妹、親、子は〇・五、孫、祖父母、甥や姪、おじやおばは〇・二五、いとこは〇・一二五など）。

数学が苦手な人向けには、これは次のように翻訳できる。ヒトは自分の直接の繁殖可能性が低くなった時に、そして同時に、自分が存在し続けることが自分の遺伝的血縁者の繁殖の妨げになって包括適応度を下げると（正しいかどうかはともかく）感じた時に、自殺する可能性がもっとも高い。重要なのは、デカタンザロが、そして彼とは別個に調査を行っている研究者も、この適応モデルを支持するデータを得てきているという点である。

たとえば『動物行動学と社会生物学』誌に掲載された一九九五年の研究のなかで、デカタンザロは六五項目について尋ねる調査を行った。(註182) それらの項目は、人口統計的項目（年齢、性別、学歴など）、子や孫、兄弟姉妹、甥や姪の数と彼らへの依存度、家族に対して「感じる重荷」、家族や社会への自分の主観的貢献度、セックスの頻度、異性関係、同性愛、友人の数、孤独の程度、経済的幸福と身体的健康、満足感、抑鬱、未来への期待などから成っていた。回答者は自分の自殺思考や行動、たとえばこれまで自殺について考えたことがあったか、自殺をしようとしたことがあったか、あるいは将来的にそうしようと考えたことがあるかについても聞かれた。調査はオンタリオ州の一般市民に対して無作為抽出で行われたが、同時に特定の対象集団――高齢者居住センターの入居者、入院中の精神病患者者、反社会的犯罪で刑務所に無期限に入所している男性の服役者、そして（ここで重要なのは）同性愛の男性と女性――に対しても同じ調査が行われた。

この研究から興味をそそる（とはいえ、かなり悲しい）多くの事実が明らかになった。たとえば、最近自殺を考えたことがあるのは同性愛の男性と精神病患者がもっとも多く、最近の自殺未遂は刑務所の服役者でもっとも多かった。同性愛者については確かに全般的な状況は「以前よりはよくなっている」が、自殺のリスクは依然として高いままであり、進化論にもとづくこのモデルは同性愛者にとって、この悲しむべき現実を直視し理解する助けになる。しかし、ここで重要なことは、データの相関パターンがデカタンザロの進化モデルの予測の通りだったことである。デカタンザロは「相関研究という性質上、原因がこれだと推測するには限界がある」という但し書きをつけたうえで、「相関のプロフィールは、自殺思考が、繁殖可能性が低いという推測と自分が家族にとって無価値だという感覚に関係しているという見解と合致している。データが仮説と合うことは、繁殖に関係する変数が自殺思考と有意に関係していることに表れている」と述べている。[註183]

これらのデータで注目すべきは、動機づけのアルゴリズムに起こる重要な発達的変化である。若い異性愛者では性的活動のレベルが高いほど自殺を考えることが少ないのに対し、年齢が高くなると、お金や健康の心配、とりわけ家族に対して「感じる重荷」が大きいほど自殺を考えることが多くなる。この報告の数年後、『自殺と自傷行動』誌にデカタンザロのモデルをさらに検証するために別々の研究グループによって行われたフォローアップ研究が掲載されたが、それらはモデルから予測される通りの傾向を示した。(註184)

これは確かに説得力に富んだモデルだが、ぼくはデカタンザロの基本的議論にはまだ答えられていない疑問がひとつあると思った。そこで彼に説明を求めた。基本的にぼくが知りたかったのは、現代人の自殺パターンが太古の時代の祖先――ヒトにとって最初の進化的適応環境に直面した人々で、現在の私たちとはかなり異なる世界のなかで暮らしていた人々――のそれとどう関係するのかという疑問である。結局のところ、銃やナイフや薬物が使えるとしても、実際に自殺をなしとげるのは必ずしも容易なことではない。

たとえば、『心理学評論』誌に発表された論文のなかで精神科医のキンバリー・ヴァン・オーデンらは、自殺を執拗に試みた女性の例をあげている。「彼女は社会的に孤立してしまい、鎮痛剤（種類や量は不明）を服用し、手首の動脈を切って自殺を図った。この行為によって彼女は一時的に意識不明の状態に陥ったものの、その状態から回復すると、……列車の前に飛び込んで、これが彼女の最終的な死因となった」。(註185)

ここで、技術に乏しかった時代に祖先が用いることのできた自殺方法にはどのようなものがありえたかを考えてみよう。おそらくは高所から飛び降りるという方法もあったろうが、それでうまく死ねなかった場合でも、怪我がひどいために最後は感染症で死んだだろう。そして餓死、低体温症、入水（じゅすい）による溺死、首吊り、空腹の捕食動物に身を委ねること……ぼくが思いつく以上に、太古の祖先にはもっとたくさんの方法があったに違いない。とはいえ、ぼくがなにを言いたいかはおわかりだろう。今日（こんにち）、引き金にかかった指先をほんのちょっと動かすだけで、私たちの種がそれまでに知っていたどんな方法よりも、確実にこの世にさよならができる。いまは銃ひとつで、簡単に自分を「消す」ことができる。（ぼくがなぜ銃を所有しないかの理由のひとつはこれだ。デカタンザロの自殺のアルゴリズムは確率論的であり、ある個人が自殺する確率はたえず変化する。）

しかしデカタンザロは、自分のモデルにとって技術の進歩がとりわけ問題になるとは思っていない。もちろん、アウストラロピテクスや初期のホモ・サピエンスが自殺したとしても、それを示す化石を見つけるのは容易ではない。しかし、彼は次のような返事を寄こした。

残されている歴史資料を見るかぎりでは、そして詳しく研究されているほとんどの文化では、相当な割合で自殺が行われていたという証拠があります。明らかにギリシアやローマの文明では、自殺がよく行われていました。人類学的研究では、アメリカ先住民、イヌイット、アフリカ人、ポリネシア人、インドネシア人、インドの未開の部族といったような技術的に未発達のさまざまな文化において、多くのケースが示されています。このような文化においては、自分で首をくることは、もっともよく見られる自殺方法のひとつです。一九世紀末から二〇世紀の先進国の自殺率を比較したデータもあります。これらのデータは、数多くの技術的な進展があったにもかかわらず、国別の自殺率は時代が違っても顕著な一貫性を示しています。このように、実際のデータは現代になって自殺が大幅に増えたということを示してはいません（もちろん、自殺の記録は時代によって偏りがあるかもしれませんので、この推論はさらに裏付けが必要ですが）。興味深いのは、自殺率よりも、自殺の手段が大きく変化してきたことです。たとえば日本では、一九五〇年までは首吊り自殺が大半を占めていましたが、その後は薬物や毒物が主要な方法になりました。イングランドとウェールズでは、一九世紀には首吊りと入水がおもな自殺の方法でしたが、しだいに薬物とガスにおきかわりました。自殺の手段に比べると、自殺の動機にあまり変化はないように見えます。

ぼくとしては、自殺が適応的だとするデカタンザロの主張は興味深いし、説得力に富むとも思っている。とはいえ、これにはもっとフォローアップ研究が必要だ。たとえば、包括適応度の論理はこの地球上のすべての社会的な生物種に適用されるべきであり、そうだとすると、ヒトとほかの動物とでは自殺の頻度にこうした明らかな違いがあるのはなぜなのだろうか？　毎年、世界では二〇〇〇万人もの人間が自殺を図り、その半数がそれをなしとげる。私たちヒトという種における死者（あるいは未遂者）ということで言えば少数だが、しかし大きな少数だ。そして（ヒト以外の）動物モデル（たとえば、寄生されたマルハナバチ、座礁したクジラ、海に飛び込むレミング、悲嘆にくれるチンパンジー）がヒトの自殺によく似ているということについては、それを疑うだけの理由がある。私たちヒトという種では、自殺は通常は、自分という心的存在——少なくとも心をもったこの特別な存在——を意図的に終わらせようとすることを意味する。そして、自然界における「自己破壊」についてのほかの大部分の説明が、異種間の捕食や寄生虫への対処を含んでいるように見えるのに対し、ヒトの自殺は多くの場合、その個人に対する仲間のマイナス評価によって引き起こされる。実際、これらの寄生されたマルハナバチの行動の変化を最初に報告した動物学者ロバート・プーリンも、こうした例を「自殺」と呼ぶことに慎重になるよう研究者に注意を促している。「まもなく死んでしまう昆虫がより危険な生き方を採ることは、包括適応度の点からは適応的かもしれないが、たとえば高齢の動物が捕食者のいるところで死の危険を冒してまで生殖をすることが自殺とは言えないのと同じく、それは自殺とは言えない[註186]」。

ぼくは、空想によってマスターベーションできるようになるのと同じく、自殺も進化した社会的認知プロセス――（残念ながらこの場合も）私たちの種だけにほぼ特有な認知プロセス――を必要とすると思っている。もちろん動物の自殺の逸話なら山ほどあるが、ヒト以外の霊長類で自殺がはっきり確認されたケースはない。自傷行為の例（たとえば極端なほどに自分の毛づくろいをする）ならあるが、それらは生物医学的研究施設や動物園のような悲しくも正常ではない社会環境に限られることがほとんどだ。確かに、母親が死んだことで幼いチンパンジーが鬱の状態になり、なにも食べずに餓死したという例はある。しかし、サルや類人猿において自分を直接死に至らしめる行為をするといった証拠はない。ぼくが間違っていればジェイン・グドールがそれを正してくれるかもしれないが、ぼくの知るかぎりでは、チンパンジーがもっとも高い木に登れるところまで登って、そこから飛び降りたといった目撃例はないように思う。

ぼくは、この種間の謎に対する答えの一部が自殺についてのもうひとつの理論的モデルに見出せると思っている。このモデルは心理学者のロイ・バウマイスターによって提案されたもので、ぼくはこれまでずっと、これがデカタンザロの自殺の「究極」レベルの説明に対する「至近」レベルの説明だと思ってきた。人間の自殺の説明としてどちらが正しいということではなく、両者は補完し合う関係にある。デカタンザロは自殺を進化的なダイナミックスの点から説明しているのに対し、バウマイスターは特別な心理プロセス——自殺する人間が世界を見る際に用いている主観的レンズ——に的を絞っている。彼のモデルは自殺という適応的反応を積極的に促す原動力を記述している。誤解のないように付言すると、デカタンザロとバウマイスターはお互いのモデルをこのような補完関係にあると考えているわけではない。彼らがお互いを意識しているのかどうかもぼくは知らない。しかし、ここで述べてきたように、この二つのアプローチはつねにぼくを魅了する。この問題についてのバウマイスターの見解は、ぼくがこれまで読んだ論文のなかで衝撃的なほど洞察に富むもののひとつだ。次では、自殺とその心理について考えながら、この研究を紹介することにしよう。

31

自殺者の心のなか

医学文献のなかでもっとも興味をそそる精神病の症候群のひとつは、コタール症候群——かなり稀な病気で、通常は回復可能だ——として知られるものだ。そのおもな症状は「否定妄想」である。パリ第六大学の研究者、ダヴィッド・コーアンとアンジェル・コンソリによれば、コタール症候群の患者の多くは、少しの疑いももつことなく、自分が死んでいると信じている[註187]。

最近の証拠が示すところでは、ヘルペス（疱疹）の治療のためにアシクロビルやバラシクロビルといった薬を服用し、腎臓の機能も低下している患者では、精神神経学的な副作用としてコタール症候群が生じることがある[註188]。しかし最初の症例は、こうした現代の薬などなかった時代にさかのぼる。一八八〇年代にフランスの神経学者ジュール・コタールが初めて記述したこの症候群は、通常、鏡に映った顔の認識が困難というだけでなく、重い鬱、統合失調症、癲癇や進行麻痺といったほかの消耗性疾患もともなう。コーアンとコンソリは、ある若い女性の症例について次のように記している。「彼女の妄想は次のような絶対的な確信から成っていた。すなわち、自分はすでに死んでいて、埋葬されるのを待っている。自分には歯も髪の毛もない。自分の子宮は奇形だ（註189）」。

かわいそうなことに、このイメージは彼女の自尊心にとってよいものではなかった。変な奴だと思ってもらっていいが、ぼくは、自分がすでに死んでいるという確信（それ以外のことは明晰なのに）にある種の魅力を感じる。ぼくの手をこわばらせる死後硬直の不快な兆候もなく、ぼくの足に嚙みついている悪魔もいないのなら、自分に正直になることに不安や恐怖を感じることなく、死者とはどんな感じかを書けるというのは、なんて自由なことかとも思う。印刷されてみなが目にする頃にはぼくは安らかに墓のなかに入っているので、ぼくは最後に心にあることを書くことができる。もちろん、自殺も含め日々私たちのすることはほかの人になんらかの「メッセージ」を残すが（あなたが思慮深い人なら、ぼくはあなたに、墓地を毎日歩き回り、まわりでコオロギの鳴く崩れかかった墓石の群れに目を向け、墓のなかの人々がもし自由にものが言えたなら世間に向けてなにを言おうとしたかを考えるよう勧めるだろう）、しかしそれは、永遠に休めるという約束に惑わされて自殺する人間の心の、破壊的で耐えられない重さとはまったく別物だ。

自殺の動機を考える際に留意する必要があるのは、大部分の自殺は鉄砲水のような突然の強い衝動に動かされてするのであって、それが是か非かを理性的に考えて判断してではないということである。そしてまえのエッセイで自殺の生物学的進化について心理科学の観点から述べたように、一九九〇年に心理学者のロイ・バウマイスターが『心理学評論』誌に発表した論文「自己からの逃避としての自殺」ほど、自殺者の心を的確にとらえた研究はないとぼくは思う。[註190] 繰り返すと、ぼくはバウマイスターの認知的解釈を、デカタンザロの生物学的な適応的自殺の決定を動かす情動エンジンとして見ている。もちろん、バウマイスター以降にも自殺についての理論的モデルは出されているが、ぼくの見るところ、バウマイスターを超えるものはない。彼は、自分しか見えない自殺者の視野狭窄(きょうさく)がいかに容赦なく耐え難いものかを詳細に示している。

バウマイスターの逃避説では、六つのおもなステップがあり、すべての基準が満たされた時に自殺にいたる可能性がもっとも高くなる。ぼくが強く思うのは、「自殺する」とはどういうものかという現象学についての知識をもつことが、自殺を考えるという自分自身の兆候に気づくのを助け、なんとかしてそれを避けることを可能にするということだ。自殺するおそれのある人は、自殺思考が最初に姿を現した時には、実際に自分が自殺するということを必ずしも意識していないかもしれない。もしこのような思考が妨げられることなく進行すれば、性的興奮の絶頂にある人間にオルガスム（これもフランス語で「小さな死(ラ・プティット・モール)」と呼ばれるが）にいたらせないようにさせるのが難しいように、自殺という行為を阻むのは難しくなる。

ではここで、ロイ・バウマイスターがしたように、自殺者の心のなかに入ってみよう。もしかするとあなたも以前に――その時はそうと知らずに――この暗い心理学的空間に足を踏み入れていたことがあったかもしれない。

ステップ一――基準に達しないこと　自殺者の大部分は実際、平均以上の暮らしをしている。自殺率は、貧しい国よりも生活水準の高い国で高い。QOL（生活の質）の高い米国で高く、個人の自由を尊重する社会で高く、天候のよい地域で高く、四季の変化のある地域では暖かな季節に高く、学業成績がよくて親の期待も高い大学生で高い。

バウマイスターは、このようなどちらかと言えば理想的な条件が自殺の発生率を実際に高めているのは、それらがしばしば、自分の幸せについて無理な基準を設定することによって、予期せざる挫折に直面して情動的に脆くなってしまうからだと主張する。それゆえ状況が少しでも厄介なものになると、このような人々――そのほとんどは恵まれた生活を送ってきたように思える人たち――は挫折の対処に苦しむ。バウマイスターは次のように書いている。「多くの証拠は、自殺が高い基準や期待――それまでなしとげてきた成功、恵まれた環境、あるいは周囲の期待や要求のどれによって形作られたものにせよ――に達しない出来事のあとに起こるという見方を支持している[註191]。たとえば、貧困だけでは自殺のリスク要因にはならないが、富裕な状態から貧困への急落は自殺に直結することがある。同様に、生涯独身でいることはリスク要因にはならないが、結婚した状態から独り身になってしまうことは自殺の高いリスク要因になる。刑務所や精神病院などでの自殺の多くは、入所や入院して最初の一カ月のうちに（すなわち、自由の喪失に適応してゆく最初の時期に）起きる。自殺率がもっとも低いのは金曜で、もっとも高いのは月曜であり、連休の直前に低くなり、連休の直後に跳ね上がる。バウマイスターによると、これらのパターンは、週末や休日に対する高い期待はそれが過ぎるとひどい落胆へと変わるという考えに合っている。

バウマイスターは逃避説のこの最初のステップを要約して「明らかに自殺のプロセスを開始するのに不可欠なのは、基準と感じられた現実とのギャップの大きさだ」と語る[註192]。それは社会的重力の法則の格言――「高ければ高いほど、落ちた時の痛みは大きい」――にもなっている。

ステップ二――自己への帰属　自殺という錐（きり）もみ降下に自殺者を陥らせるのは、挫折だけではない。トラブルに直面している自分を呪う必要もある。「自己非難」や「自責の念」は、自殺における共通項として文化を超えて不変である。バウマイスターの説はこれらのデータも考慮しているが、そのモデルが強調するのは、最大のリスク要因が慢性的な低い自己評価そのものではなく、ステップ一で出来事が悪い方向に展開した原因が自分にあると思い込むことにある。バウマイスターが指摘しているように、自己評価が低い人は自分を批判的に見るだけでなく、ほかの人々に対しても批判的だという点で厭世的であることが多い。これに対して自分を否定的に評価している自殺者は、ほかはみなよい人たちなのに、それにひきかえ自分はなんてひどいのかという誤った印象に悩まされているように見える。無価値、恥、罪、不適格性、暴露、辱めや拒絶を感じることは、自殺者を自己嫌悪の状態に陥れ、理想化された人間から自分がいかにかけ離れているかを自覚させる。望まれざる自分がずっと続いてゆくように見え、変化の見込みはなく、自我が芯から腐っているように知覚される。

　これが、なぜマイノリティの性的指向をもった思春期の子どもやおとな――自分たちが基本的に少数者だというメッセージの詰まった社会的揺りかごのなかで育った人々――がとりわけ自殺しやすいのかという理由である。たとえ私たちが不寛容な社会によるこれらの個人的帰属を意識的に拒否するにしても、それらはすでに私たちのなかにまで沁み込んでしまっている。

ステップ三――高い自己意識　多くの研究者は、自己意識をヒトという種が獲得した画期的能力とみなしている。しかしこの自己意識の出現によって、自分がほかの人間に比べてどうかという決定的事実が浮上する。バウマイスターは「自己意識の本質は自分と基準との比較だ」と述べている。(註193) 彼の逃避説によれば、自殺の思考を燃え立たせるのは、望ましい自分——もはや取り戻せない幸福だった過去の自分や、最近の出来事のせいでもはや到達できなくなった目標の自分——と現在の自分との絶え間なく容赦のない比較である。

自殺する人々のこうした思考は、(遺書のなかで用いられていることばを分析することによって)少なくとも間接的に測定することが可能である。有名な「自殺学者」エドウィン・シュナイドマンは次のように書いている。「自殺を理解する最良の道は、脳の構造の研究によってでも、社会統計の研究によってでも、精神病の研究を通してでもなく、自殺する人々の文章のなかに平明なことばで記されている感情の研究そのものを通してである」(註194)。ぼくとしては、知らない人間の遺書を読むというのはその人のことを覗き見しているように感じてしまうが、心理学の研究ではこれが長きにわたって行われてきた。この数十年に限っても、遺書についての三〇〇近い研究が発表されている。これらは広範囲の研究課題をカバーしているが、そこで得られる知見の多くには一貫性が見られないため、見えてくる自殺者の心は錯綜したものにならざるをえない。

これは、その人間の自殺の動機を明らかにしようとする場合にはとりわけそうである。自殺を企てた人間の一部は、それをする自分の動機を意識すらしていないかもしれない。あるいは、この世に別れを告げる手紙に正直に本当のことを書いてはいないかもしれない。そのことを示す例は、二〇〇八年に『社会学評論』誌に発表された社会学者のスーザン・ランガーらの報告である。彼女らが述べているところでは、ある若い男性の書いた遺書は、自殺を引き起こすものとして孤独と虚しさの感情について記していて、かなり特徴に欠けるものだったが、しかし実際には「彼がほかに書いたものには、彼が隣接する地域で訴えられた性犯罪に関しての捜査状況について尋ねるメモが含まれていた」。(註195)

ぼくが遺書についてより説得力に富む研究だと思うのは、文章分析プログラムを用いて特定の単語の頻度を数えた研究である。自分が自殺する時のことを「想定」して書いてもらった偽の遺書と比べ、本物の遺書は、高い自己意識を反映して一人称単数の代名詞の使用が顕著である。そして（たとえば死刑の執行を控えた）自分の望まない死に直面している人の書いた手紙とは違って、遺書を書く人は複数形の名詞（たとえば「私たち」や「ぼくら」）のような総称を使うことはめったにない。重要な他者について述べる時にはつねに、それらの人々を自分から切り離された、どこか遠い、自分とは反対の、自分のことを理解してくれていない人間のように言う。友人や家族を

——すぐそばにいる愛する親さえも——果てしない海の向こうにいるように感じている。

ステップ四——否定的感情　自殺は否定的感情の時期のあとに起きることが多いというのは、言うまでもないことのように思える。しかしこの場合も、バウマイスターの逃避説では、否定的な感情状態は長期ではなく急性の状態として体験される。バウマイスターは「鬱状態が自殺を引き起こすと単純に結論づけてそれで終わりにするというのは、いくつかの理由から不適切だ」と書いている。「というのも、鬱状態にある人の大部分は自殺しないし、自殺しようとする人たちのみなが鬱の症状を呈しているわけでもないからである(註196)」。

罪悪感、自己非難、社会的排斥の脅威、追放や心配事として体験される不安は、大部分の自殺に共通する撚り糸のように見える。私たちヒトは、自分に対するマイナスの社会的評価が恥辱による自殺を招く唯一の種かもしれない。ヒト以外の動物の研究で得られているデータから強く示唆されるのは、私たちヒトが自分の属性を判断する際に他者の立場に立つことのできる、地球上で唯一の種だということである。よくも悪くも、これは「心の理論」として知られる進化した能力に負っている。この能力は文字通り、ほかの人間がなにを考えているか、その人間があなたのことをどう思っているか、そして（この場合にはより重要だが）あなたが自分自身をどう思っているかを考えることができることをいう。この能力は私たちがプライドをもつことを可能にするという点でありがたいものだが、他方で人間だけの感情、すなわちどうしようもないほど痛々しい恥の感情も生じさせるという点で呪うべきものでもある。（これについては、ヒトのにきびとその悩みについてのエッセイでも触れた。）

精神力動論の理論家たちは、自殺という行為は罰を得ようとするものであり、したがって自殺は一種の自己処刑だと仮定することが多い。しかし、バウマイスターの説はおおむねこの解釈を退ける。彼のモデルでは、自殺の魅力は意識を失うこと、すなわち経験している心理的な痛みを終えることにある。そして自殺する大部分の人々は認知療法をなかなか受けない（あるいはそれを有効なものとして見ない）ので、この苦しい自己意識から逃れるには、薬、睡眠、死という三つの方法しかない。このうち、自然の大いなる麻酔である死だけが恒久的な解決をもたらす。

ステップ五――認知的解体　逃避説の五番目のステップは、心理学的観点からはおそらくもっとも興味深いステップである。というのは、それが自殺者の認知が私たちの日常的認知といかにかけ離れ、わかりにくいものかを示しているからである。「認知的解体」は社会心理学者のロビン・ヴァラチャーとダニエル・ウェグナーが用い始めた概念だが、認知的解体が起こると、外の世界は頭のなかで（通常は悪い意味で）単純なものになる。

認知的解体とは、その名の通り、ものごとが認知的にはるかに単純なレベルや基本的要素へと解体されることをいう。たとえば、自殺者の時間的展望は変化し、現在が果てしなく続くように感じられる。そう感じられるのは「自殺者が最近の出来事に対する（おそらく未来の出来事に対しても）嫌悪や不安の意識をもち、それから逃れるべく、この現在だけに感情をともなわない狭い焦点をあてる」からである。たとえば、ある興味深い研究によると、自殺のおそれのある実験参加者は対照群の実験参加者に比べ、経過する時間を大幅に長く見積もった。バウマイスターは次のように言う。「自殺する人間は、退屈し切っている人間に似ている。現在がエンドレスで、なんとなく不快に感じられ、時計を見るたびに、えっ、まだこれしか経っていないの、と驚く」[註197]。

証拠は、自殺者が未来について考えることに困難を抱えていることを示している。このことは、なぜ自殺を制止するうえで地獄のおそろしさを引き合いに出したとしても、あまり効果がないのかの理由である。バウマイスターの考えでは、この時間的狭隘化は実際には一種の防衛メカニズムであって、過去の失敗と希望なき耐えがたい未来に対する不安について考えないようにさせる。

バウマイスターによると、自殺者の認知的解体のもうひとつの中心的側面は、具体的思考の劇的な増加である。まえに論じた邪魔なほど高い自己意識と同様、この具体性は遺書のなかにも見られる。いくつかの総説論文は、遺書のなかに「思考の語」——抽象的で有意味でハイレベルな単語——が相対的に少ないことを指摘している。代わりに「ネコに餌をやるのを忘れないでください」とか「電気料金の請求書は必ず見るようにしてね」といった平凡で具体的な指示が多くなる。実際の遺書は通常、内省的あるいは抽象的思考をおかしなほど欠いているのに対し、実験で参加者に書いてもらった偽の遺書にはより抽象的でハイレベルなことば（「いつかぼくがどんなに愛していたかわかるだろう」とか「ずっと幸せでいてね」）が出てくることが多い。ある研究は、本物の遺書には偽の遺書よりも身の回りの具体物への言及が多いことも見出している。

バウマイスターによると、こうした具体的思考への認知的変化が物語っているのは、脳が単純な心的労働に従事することによって、ここで述べてきた息苦しい感情を避けようとしているということである。たとえば自殺する大学生の多くは、自殺する前の週には一種の「感情の死の状態」に入るために、単調で機械的で忙しそうに見える勉強に没頭するという行動パターンを示す（その目的は没頭することにある）。自殺を考えた思春期の頃、ぼくは本をむさぼるように読んでいた。どんな本かはどうでもよかった（ほとんどはどうでもいいような小説だったが）。それは、ぼく自身の思考を著者の思考に置き換えるためだった。自殺者にとってほかの人間のことばは、傷だらけの手を覆い隠す美しいシームレス手袋のように、心身を困憊させる自殺思考の反芻を覆い隠してくれる。

自分の自殺を段取るという愉快ではない作業でさえ、ありがたい一時的な救済を提供する。たとえば、「自殺の準備をしている時は、未来はないという決定を下してしまったのだから、未来について思い悩まずに済む。過去も、それでほぼ終わって、悲しみや心配や不安を呼び起こすものではなくなる。そして迫り来る死は、心がいま現在だけに集中するのを助ける（註198）」。

ステップ六――抑制解除　ここまでは心のなかのステップだったが、自殺思考と現実の自殺を分けるのはもちろん、その最終的行為である。バウマイスターは、認知的解体のもうひとつの結果が行動の抑制解除であり、愛する者を悲しませるという予想される苦しみを乗り越えるだけでなく、死ぬ際の痛みの恐怖も克服しなければならないと考えている。というのは、これによって通常の条件下であれば私たちを生かし続けるはずのハイレベルの抽象――自殺が本質的に「悪」いということや、ほかの人たちがどう思うかを考えたり、場合によっては自己保存の本能のことを考えたりする――

を拒否できるからである。

精神科医キンバリー・ヴァン・オーデンらによる理論的分析も、行動の抑制解除の要素をある程度浮き彫りにしている。彼らは、自殺したいと思っている人はかなりの数いるのに、それに比べると自殺そのものはめったに起こらないと指摘する。これはおもに、自殺をするには自殺願望に加えて、死の恐怖の低減や身体的痛みへの耐性など「自殺のための能力の獲得」が必要だからである。(註199) 自殺は文字通り苦痛をもたらす。ヴァン・オーデンらのモデルによれば、この能力は、その人が自殺に関係する身体的痛みにしだいに慣れてゆくような条件を経験することによって獲得される。たとえば、自殺をもっとも的確に予測する指標のひとつは、それ以前の自殺未遂である。

しかし、恐怖をもたらすほかの身体的苦痛を過去に体験していることもリスク要因になる。子ども時代の身体的虐待や性的虐待、家庭内暴力や戦場体験も、自殺行動に関係した身体的痛みに対して「準備」させる。加えて衝動性、大胆さ、身体的痛みへの耐性といった遺伝的差異も、なぜ自殺が同じ家系で起こりやすいのかを説明する助けになる。ヴァン・オーデンらは、痛みへの慣れはどの自殺方法にも一般化されるわけではなく、多くの場合、特定の自殺方法に限定されるという興味深い証拠もあげている。たとえばアメリカ軍の兵士の自殺についての研究は、陸軍でもっともよく用いられるのが銃であるのに対し、海軍ではロープによる首吊り、空軍では高所からの飛び降りであることを示している。

以上の通りで少しも楽しい話ではないが、繰り返し言うと、もしあなたが不幸にして心のなかでこうした認知的変化を経験することがあるなら（ぼくはいやというほど経験してきたが）、あるいはほかの人の行動にこれらの思考パターンを示すものを見ているように感じているなら、この情報は自殺思考をメタ認知的に阻止するのに役立てることができる。自殺を考えていたぼくのとても暗かった日々以来ぼくが学んできたことがあるとすれば、それは科学的知識がものの見方を変えるということである。そしてものの見方がすべてを変える。すべてをだ。

初めにほのめかしたように、いずれにしたところで早晩あなたも死ぬということを心しておくとよい。たとえそれがいまから一〇〇年後だとしても、宇宙の目からすれば、ほんの瞬（また）きでしかない。その間に、ある科学者（この世にひとりかふたりの仲間しかいない、いわくつきの科学者のこと）のように生き、一生を壮大な実験とみなし、新しい経験をし、汗を流し涙しながら、とにかく生き抜こう。実験に失敗などない。結果はかならず出るのだ。

32 ヒトラー問題で考える自由意志

そんなことはできっこないと思うに違いないが、でも、そこはぐっとこらえて、あなたは極秘の軍事作戦の特使として、時間をさかのぼって一八九四年に行くという任務を承諾する。すると驚いたことに、それができてしまった！　魔法のような時間旅行の埃で曇った目を拭いてみると、あなたはバイエルンのとある村のはずれ、民家が途絶えて広がる荒野の茂みのなかにいた。聞こえてくるのは、遠くから宙を漂ってくる一九世紀のドイツ人の声と教会の鐘の音。

急いでまわりを見渡してみる。どうやら古い長屋の並びの裏手にいるらしく、物干しにかかった白いリンネルが見える。背後からは小川のせせらぎが聞こえ、暖かな春の空気を入れるために開いた窓も見える。風情がある。まわりには人っこひとりいない。そう思ってまもなく、家と家との隙間からだれかが歩いているのがちらりと見える。そこであなたはその子に気づく。静かなまじめそうな幼い男の子が、泥のなかで静かにおもちゃで遊んでいたのだ。その子は五歳ぐらい――現代なら幼稚園児ぐらいの年齢――に見える。その時、あなたは自分の任務がなんだったのかを思い出す。ここは南ドイツのパッサウという町だ。そしてその子はどこかしらふつうの子とは違っている。彼こそ、ほかでもない幼い日のアドルフ・ヒトラーだ。さて、どうする？

　ちょっと残念なことではあるが、このシナリオはSFの部類に入る。しかし、この仮説的問題にあなたがどう答えるかは、心理科学者の関心事だ。というのは、なかでもそれが、ヒトラーが――同様に、のちのち彼が下すことになる決定も――たんに彼の遺伝子に環境が作用した産物でしかないのか、それとも彼は自らの「自由意志」を行使することによって違ったように行動することもできたのかという問題についてのあなたの心のなかの仮定を明かすからである。この領域のほとんどの研究者は、自由意志が存在するかどうかに強い関心があるわけではない。彼らの研究の焦点は、自由意志についての人々の日頃の（とりわけ倫理に関係した）推論が自らの社会的行動や態度にどう影響をおよぼすかにある。

　この領域のすぐれた研究者のひとりは、すでに紹介済みだ。自殺思考の根底にある心理をみごとなまでに白日のもとに晒（さら）したロイ・バウマイスターである。自由意志の心理学についての彼の見方は、次のようなものだ。

> 自由意志の問題の核心にあるのは、行為の心理学的原因についての議論である。すなわち人間は、どう行動するかを、ありうるいくつもの選択肢のなかから自由

に選ぶことのできる自律的な存在なのだろうか？　それとも基本的に因果連鎖のなかのひとつの鎖にすぎず、その行為は先行する出来事に依存した必然的な産物でしかない――実際にしたのと違ったようには行為できない――のだろうか？
……それゆえ自由意志を科学的心理学の観点から議論することは、自己調整、制御プロセス、行動の可変性、意識的意志決定などについて考えることになる。(註200)

自由意志についての人々の考えをとりあげる時に心理学者がなにを問題にしているかがわかったところで、ヒトラーの例に戻ってみよう。二一世紀からその時代へと送り込まれた特使として、あなたは次のようなことを言われていた。第一に、時間旅行の技術はまだ幼少期にあって、研究者も再度成功するかどうか自信がない。第二に、あなたには現在に戻るまでに一〇分の時間しかない（しかも、到着してからそのうちの二分はもう使っている）。第三に、あなたが言われたのは、七分もあれば五歳の男の子をあなたの手で絞め殺し、間違いなく死んだことを確認できるということだ。これは、その子を殺すか殺さないかを決断するのに一分しか猶予がないということを意味する。

しかし、あなたには別の選択肢もある。ほかにも言われていたのは、七分あればヒトラーの家に行き、アロイスとクララ――アドルフのユーモアを欠いた父親と優しいが内気な母親――に、このために用意したホロコーストに関する歴史的資料の包み(それには、総統時代の口髭を生やした自分たちの息子の鮮明な写真や四〇年後の第三帝国の全容も入っている)を手渡してくることもできるということである。それがどんな効果をおよぼすかはわからないが、現在の学識者たちは、第二次世界大戦のこのおそろしい予告をすれば、子ども時代のアドルフをうまい具合に変えてやれると考えている。クララは最終的に支配的で虐待をする夫のもとを去るかもしれないし、アロイスも自分の姓がのちに悪の代名詞になるのを避けようと、自分のやり方を変えて優しい父親へと変身するかもしれない。あるいは、アロイスとクララがアドルフ少年と一緒に椅子に座って、心乱される死の収容所の写真やホロコーストの生存者の証言をともに見たり読んだりすることで、アドルフ自身がみなから嫌われるおとなの自分を軽蔑するようになるかもしれない。しかし、アドルフは自分の進む道を本当に変えることができるだろうか? 彼は自由意志をもっているのだろうか? 私たちもそうなのだろうか?

自由意志の科学において最近得られている驚くべき発見のひとつは、自由意志が錯覚でしかないと思うと(あるいはそうだと思うようにさせられると)、反社会的になる傾向があるということである。この研究を行ったのは心理学者のキャスリーン・ヴォーズとジョナサン・スクーラーである。『心理科学』誌に掲載された報告のなかで、彼らは実験室で三〇人の学生に表面上は暗算課題をさせた。[註201] 参加者は二〇の計算問題（たとえば１＋８＋18－12＋19－７＋17－２＋８－４＝？）を頭のなかで計算するよう求められた。しかし、社会心理学の実験の多くがそうなように、学生の計算能力を調べることはこの研究の本当の目的ではなかった。

計算問題に先立って、参加者の半数（一五人）はフランシス・クリックの『驚異の仮説』からの次のような文章を読んだ。

あなた自身、あなたの喜び、あなたの悲しみ、あなたの記憶、あなたの野望、あなたがだれであるかというあなたの感覚、そして自由意志の感覚は、実際には神経細胞の厖大な集合とそれらが関係する分子の振る舞いでしかない。あなたがだれであるかは、神経細胞の集合にすぎない。……私たちは自由意志をもっているように見えるが、実際には私たちの選択はすでに決められていて、私たちには変えようがない。[註202]

これに対してほかの一五人の参加者は、同じ本からだが、自由意志に言及していない文章を読んだ。その後参加者は計算問題を行ったが、かなり驚くべきことに、計算問題でずるをする機会を与えられた場合には、この第二の群の参加者は、自由意志が錯覚だという文章を読んだ参加者よりも、ずるをすることが少なかった。（この研究は、ずるをした回数が測れるよう巧妙に仕組まれていた。参加者は、コンピュータ・プログラムに「不具合」があって、問題を解いている最中に答えが画面に表示されることがあると言われ、その場合には答えを消すためにスペースバーを押すよう求められた。彼らがどれだけ正直だったかは、課題中のスペースバーを押した回数で測られた。）これと同じような効果は、報酬を用いた第二実験でも同じように得られた。この実験では参加者は三つの条件のどれかにランダムに割り当てられたが、決定論条件（たとえば「自由意志があるという信念は、この宇宙が科学的な原理法則に支配されているという周知の事実と矛盾する」）を読んだ参加者は基本的に、自由意志条件の文章（たとえば「誘惑に負けないようにするには自由意志を行使する必要がある」）や中立条件の文章（たとえば「サトウキビとサトウダイコンは一二二の国で栽培されている」）を読んだ参加者よりも、自己申告の解答数を実際より多く言って、報酬を多く得た。

ヴォーズとスクーラーが得た結果は、社会科学者が直面する次のようなかなり奇妙なジレンマを示している。すなわち、もし人間行動の決定論的理解が反社会的行動を助長するとしたら、ぼくら科学者は、こうした決定論についての発見を一般市民に伝えるのをどう正当化できるだろうか？　実際ぼくは、『心理科学』誌に載ったこの論文を一読した時には見逃してしまったが、再度読み返すと、衝撃的な一文があるのを発見した。彼らは次のように書いていた。「もし決定論的な文章を読むことが道徳に反する行為の可能性を高めるのなら、この危険から一般市民を絶縁する方法を見つけることが緊急の課題になる」(註203)。

おそらくあなたも一回読んだだけでは見逃してしまっただろうが、ヴォーズとスクーラーが示唆しているのは驚くようなことだ。彼らは、一般市民が「真実をあつかうことができず」、人間の社会行動の真の原因について一般市民をなんとかして（嘘をついてでも？）守るべきだと主張しているように見える。ヴォーズらは正しいのかもしれない。次のような例を考えてみよう。

ある中年男が買春をし、性感染する病気に自分の妻を（そうと知りながら）さらし、自分の快楽のために薬物中毒の若者を利用していた。この男は、その犯罪のゆえに罰せられてしかるべきだろうか？　私たちは彼に責任があると考えるべきなのだろうか？　賭けてもいいが、ほとんどの人はどちらの質問にもためらうことなくそうだと答えるだろう。

しかし、文章を科学的な用語を用いて次のように少し変えてみたら、どうだろうか？　その男の買春の決定は彼のその時の生理状態によっており、その生理状態は彼固有の発達的経験の結果であって、その発達的経験はその文化環境と彼特有の遺伝子型の相互作用として生じ、その遺伝子型は彼が両親から受け継いだものであり、その両親はさらにそのまた両親から同じような遺伝的特性を受け継いでいて……、これが際限なく続く。これらの力を抑え込む（あるいは「乗り越える」）彼の能力、あるいは自分自身の行動を理解する能力ですら、これらの力の産物でしかない！　しかも、この男の脳は自分の自己意識に相談することなく反応した。もっと詳しく言うなら、彼の認知神経システムは進化した行動アルゴリズムを実行し、このアルゴリズムが正常にせよ誤っているにせよ、祖先の過去において遺伝的成功に寄与してきたのと同じようなやり方で反応した。

これらの決定論的要因が組み合わさったとすると、この男は直面している刺激にほかにどんな方法で反応できただろうか？　個人的責任をこの馬鹿者に帰すことは、彼の行動の原因についての素朴な理解だけを反映した社会的慣習にすぎないことになる。彼を判断評価する私たちと同様、彼の自我も、自分の身体がセックスしている時にはたんに傍観者の役割をはたしているにすぎない。そこにいるのは、自分の特殊な性質に反するやり方では行為できない存在である。自我は、自分が道徳ゲームに参加していると――感情をともなった観客でしかないのに――思い込まされている生き物にすぎない。

もし彼の行動をこのように決定論的に理解することによって、あなたが彼に対して多少は同情的になるなら、そうした反応こそがヴォーズとスクーラーが私たちに警告しているものである。どうして、特定の性質の指示に従って行動する――たとえ私たち自身の性質がほかの進路を私たちにとらせることがあったにしても――という理由で、この「ニューロンの集合」を非難（それをもつ彼を罰するのは言うまでもなく）できるのだろうか？　さらに、私たち自身の道徳的欠点についても同情の余地があるのではないのだろうか？　結局、それはどうしようもないことである。しかし、そうだろうか？

実際、『性格・社会心理学ブレティン』誌に掲載されているバウマイスターらの研究は、実験参加者に「宇宙にあるほかのすべてのものと同様、人間のすべての行為は、それに先行する出来事から生じ、究極的には分子の運動の観点から理解することが可能である」といった決定論的文章を読ませるだけで、「私は自分がなにかを決める際にはつねに自分の自由意志を行使している」といった自由意志の考えを支持する文章を読んだ参加者や「海洋は地球表面の七一%を覆っている」といった中立的文章を読んだだけの参加者よりも、攻撃的で利己的に行動するようになることを見出した。たとえば決定論条件に割り当てられた参加者は、ほかの二つの条件群の参加者よりも、浮浪者にお金をあげたりクラスメートに携帯電話を貸したりするのが少なかった。これらの結果が社会に与える意味を議論するなかでバウマイスターらは、ヒトの社会行動の原因の詳細な理解から「一般市民を絶縁する」ことについてのヴォーズとスクーラーの懸念に次のように賛意を示している。「哲学的分析は運命論的決定論と道徳的行動とは両立すると結論づけるかもしれないが、ここで紹介した実験結果は、一般市民の多くが運命論的決定論の影響を受けると道徳的に行動できなくなることを示している(註204)」。

個々の人間を機械的システムのなかにはまって抜け出られない不運なピンボール――本当のことを言えば、私たちはある程度は自動機械だが――として見てしまうと反社会的行動が生じやすくなるという実験結果は、ぼくに科学的な知見をそのまま一般の読者に伝えていいものかと考えさせるのに十分である。アドルフ坊やに戻ると、もちろんこの例題をどこまでも考え続けることもできる。不快な仮定かもしれないが、もしかりに、アウシュヴィッツで殺された子どもたちのうちのひとりが一〇〇〇万人の虐殺の命令を下すおとなになり、ヒトラー以上に忌み嫌われるようになったとしたら、どうだろう？　あなたの決定能力も、あなた自身の自由意志の現れではないのだろうか？……などなど。しかし、ここでの要点は「もしヒトラーがああしていれば（いなければ）」というのを際限なく考えてみることにあるのではなく、自由意志についてのあなたの直観を――自由意志が存在するのかどうかをあなたに直接聞くことなく――引き出すことにある。賢明な科学者ならよく知っているように、自分はこう思うと言ったとしても、それがその人の本当の心理をとらえているとは限らない。

この場合に心理学者の関心は、あなたがその子を殺すか包みを親に渡すかのどちらを選択するかにあるのではなく、どのようにあなたが自分の決定を正当化するか（たとえば「私が彼を殺すのは〇〇だからである」や「私がその包みを渡すのは〇〇だからである」）を見ることによって、ヒトラーの自由意志についてのあなたの考えを明らかにすることにある。表面的には、いたいけな五歳の子を絞め殺すことは反社会的行為のように見えるので、それゆえこの問いに答えるまえに決定的メッセージを聞くことは、おそらくヒトラーを殺すことにあなたを導くだろう（たとえばその時のあなたの答えは「ヒトラーは邪悪で、どんなことがあったとしても成長して人々を殺害する——彼はほかのことをするという自由意志をもたない」といったようになるかもしれない）。しかし一部の人々にとっては、このいたいけな男の子を殺さないという決定のほうが反社会的決定である。というのは、彼を殺さないというのは六〇〇万人の人間にとって考えられないことだからである。

ひとりの個人として、ぼくなら、ためらうことなく一八九四年のパッサウでこの小さな奴を絞め殺すだろう（ぼくが最近アウシュヴィッツを訪れたからなのかもしれないが）。ぼくは、ヒトラーがどんな時も挙手をして、いわゆる「ユダヤ人問題の最終解決」をその開始前に取り消すことができたはずだと思わざるをえない。この正当化は、自由意志についてのぼくの隠れていた信念が顔をのぞかせているように見える。すなわち、アドルフはほかのように行動できたのに、そうしないほうを選んだ。ヒトラーの権力の掌握に先立つ因果的出来事の連鎖は、ぼくにはほとんど取るに足らないことのように、少なくとも重要でないことのように見える。彼の悪業は、彼の過去の個人的な出来事がどのようなものであったかとは関係なく行われた。この人間は本質的に悪いなにかをもっており、それゆえぼくはこの子を殺すという決断をする。ぼくは、この獣——おもちゃの兵隊で遊んでいるその子のなかで獣性がまだ眠っているにしても——を殺すことこそがおそらく最善なんだ、と自分に言い聞かせるだろう。

しかしあなたは、アドルフを殺さずに変えるという選択もできる。たとえば、もしあなたがひとりで遊んでいるこの青白い子を殺すことはせず、彼の両親に包みを届けるという決断をするなら（なぜかと言えば、ヒトラー一家が問題の多い息子のアドルフがなにになるかを知っていたなら、彼らはそうならないように彼を育て、幼少期の環境のその変化によって、あのホロコーストをおそらく回避できるだろうから）、それは、あなたがこの因果決定論の原理にある程度同意していることを意味する。

いずれにしても、時間が来てしまった！　あなたはどうするだろう？　そしてそうする理由は？　数百万の人々の未来の命を救うために、あなたは予防的殺人として、いたいけな五歳の男の子を殺めるだろうか？　ホロコーストの衝撃的な写真がアドルフになんとか別の生き方を選ばせること——あるいは将来権力の座につかねばという重いプレッシャーからそれができないでしまうこと——を願いながら、彼の両親に包みを届けるだろうか？　あるいはあなたは、ナチスドイツの国内に住み、ユダヤ人についての（誤った）決定論的メッセージにさらされ続けた人々のように、なにもせずに手をこまねいているだけだろうか？

33 笑うネズミ

アイスランドの上空、高度一万一〇〇〇メートル、眠気で朦朧とするなか、ぼくは座席の下からはみ出た青色の毛布をまさぐっていて、突然言いようのない恐怖に襲われた。靴下をはいた大きなつま先をむんずとつかんでいたのだ。それはもぞもぞと動いていた。ぼくのような性格だと、なにかを口にするたびに事態がおかしなことになってゆくが、この時もそうだった。謝ろうとして微笑みながら、うしろを振り返ると、そこにはそのつま先の持ち主の大男がいた。その口から出たことばにならない声は、彼にとってその出来事が笑えるようなものではないことを物語っていた。

確かに不愉快な出来事ではあったけれど、それがよいきっかけを作ってくれたと思うことにしよう。清潔な紙カバーのかかったヘッドレストに頭を沈ませると、飛行中のぼくの心は、はるかに幸せだった頃の、別の大きなつま先の思い出へと飛んでいた。それは、ぼくのうしろに座っている人間よりも明らかにユーモアにあふれた動物のつま先だった。この別のつま先は——つけ加えると、太った男のそれと似たような感触だった——キングという名前の、歯茎の石灰化した体重二〇〇キロの西ローランドゴリラのものだった。ぼくが二〇歳、彼が二七歳で、ぼくは一九九六年の夏のほとんどを歯のないこの友人のキングと一緒に、フランク・シナトラや三大テノールを聞いたり、彼のいる檻の端から端へと追いかけっこをしたり、彼の足の指をくすぐったりして過ごした。彼は夜のねぐらでふんぞり返り、檻の桟（さん）の間から大きな灰色の片足を突き出し、足を揺らしながら期待して待ち、ぼくが足の指のひとつをつかんでやさしく撫でてやると、肩を上下させて喉から笑いを爆発させるのだった。ある日ぼくがかがみ込んで、彼のふっくらとした指を噛むしぐさをしただけなのに、彼は笑いをこらえることができなかった。もしあなたがゴリラの笑いの発作を見たことがないなら、あの世に行くまでに一度でいいから見ることをお勧めする。神がこの世の生物をお造りになったと信じている人でも、戸惑ってしまうことは間違いない。

ヒト以外の動物もユーモアの感覚をもっているのだろうか？　ある点ではそうかもしれないし、ほかの点ではそういった感情はヒトに特有のものかもしれない。逸話を除くと、ヒト以外の霊長類の笑いやユーモアについてはほんのわずかのことしかわかっていないが、この一〇年間に比較科学の領域に現れた重要な発見のいくつかは、ラットが（とりわけ若いラットが）笑うという予想せざるものだった。そう、ラットは笑うのだ。少なくとも、これがジャーク・パンクセップによってなされた断固たる主張である。このことについて自分の姿勢を表明するために、彼は熱のこもった注目すべき論文を『行動脳研究』誌に発表した。

パンクセップの研究は、「もっともよく使われる実験動物のネズミが遊んでいる時に社会的な喜びを感じており、このプロセスのコミュニケーションと情動の重要な要素こそ、社会的関与を刺激する根源的な形の笑いであるという可能性」に焦点をあてていた。(註205) さて、粋なスチュアート・リトル（彼はマウスか？）のように声を立てて笑うところを想像したかもしれないが、実は、ほんもののラットの笑いはヒトの笑いのようには聞こえない。それは炸裂するパルス音で、息を吸い込みながら出す有声音で始まり、ほぼ等間隔に分布する一連の短いトリルから成る。ヒトの典型的な笑いは、h音のあとに通常は母音のaが続き、おもに喉頭（こうとう）の構造のゆえに倍音成分に富む。これに対してラットの笑いは、ラットのほかの発声とは明瞭に異なる五〇キロヘルツの超音波の音声――「チャープ」と呼ばれる――の形をとる。以下は、パンクセップがこの現象をどうやって発見したかについての記述である。

一九九〇年代後半、私はヒトでの取っ組み合いの遊びについての最初の正式な（統制された条件下でのという意味だが）動物行動学的分析を行っていた。頻発した反応は笑いだった。その時私に「ひらめいた」（妄想かもしれないが）のは、遊んでいるラットの五〇キロヘルツのチャープ反応がヒトの笑いと遠い過去においてなんらかの関係をもっていたという可能性である。翌朝、研究室に行き、そこにいた学生に「一緒にラットをくすぐってみないか」と話を持ちかけた。(註206)

その後数年にわたって、パンクセップとその実験助手たちはラットの笑いについて組織的な研究を次から次へと行い、若いラットのこのチャープ反応とヒトの幼児の笑いとの間には機能や表現の点で顕著な共通性があることを明らかにした。子どものラットを笑わせるためにパンクセップが用いたテクニックは、彼が「異種間手戯(ヘテロスペシフィック・ハンドプレイ)」――「くすぐること」を専門用語風に言い換えたものだが――と呼ぶものだ。「これをうまくやるには」と彼は書いている。

異種間の動的相互作用を熟知する必要がある。ある程度トレーニングを積めば、ふつうはこの技術を習得できる。実は、ヒトの子どもをくすぐる時にする手と指のダイナミックな動きとそうは違わない。この簡単な手段によって陽気な笑いの爆発を引き起こせる。(註207)

ラットがくすぐられてとくに喜ぶのは襟首あたりで、ここは若いラットが遊びのなかで相手を押さえつける部分でもある。パンクセップはすぐに、くすぐられるのをもっとも喜ぶラット——くすぐられると、もっとも頻繁にかつ確実に、安定して五〇キロヘルツのチャープを発する個体——がもっとも遊び好きな個体であることを見出した。さらに若いラットをくすぐって笑わせると、絆も強まることも発見した。すなわち、くすぐられたラットは、まえに自分をくすぐってくれた人間の手を自分から求めるようになるのだ。そしてヒトでもそうなように、環境内の特定の嫌悪刺激はこれらのラットの笑いの発生率を低下させた。たとえば、同じようにくすぐっても、ネコの匂いを嗅いだ時や、お腹がとても空いている時や、まわりが不快なぐらい明るい時にはチャープは大幅に減少した。パンクセップは、おとなの雌ラットはおとなの雄ラットよりもくすぐられるのを喜ぶことも発見した。ただし全体的には、おとなのラットでは「子どもの頃にたくさんくすぐられた経験がないと」くすぐって笑わせるのは難しかった。(註208) 最後に、赤ちゃんラットを二匹のおとなのラット——自分からチャープをたくさん発する個体とそうでない個体——のどちらかを選ぶような状況におくと、見るからに幸せそうに育ったほうのラットと一緒にいる時間が圧倒的に長かった。

驚くべきことではないが、パンクセップは、残念ながらこれら一連の発見の解釈について研究者仲間からの強い抵抗に遭った。しかし、彼は次のように反論する。

私たちは、自分たちの考えを否定しようと何度か試みたが、結局は否定できなかった。それゆえ、若いラットの喜びのチャープとヒトの子どもの笑いとの間には起源の点でなんらかのつながりがあるという理論的可能性を実験的に検討するのが正当なことだと感じている。この仮説は、行動神経科学の多くの研究者に大きな驚きを引き起こしている。彼らは、なぜヒトという種の垣根を越えて外へと出てゆかなければならないのかわからないと思っている。何人かの同僚は、動物の脳の機能についてこのように露骨に擬人的なやり方で語るのはこの分野の研究者にとっては根本的に不適切だ（困ったことでさえある）ということを指摘しながら、この種の理論化を私たちに思いとどまらせようとする。(註209)

パンクセップも最初に断っているように、得られた実験結果はラットに「ユーモアの感覚」があることを意味するのではなく、ヒトの子どもが取っ組み合いの遊びをする時に発する笑いと若いラットの似たような発声の間には進化的連続性がある可能性を示しているにすぎない。ユーモアの感覚（とりわけおとなのユーモア）は、ほかの動物とその認知メカニズムを共有しているかもしれないし、していないかもしれない。しかし、パンクセップはこの仮説が実験的に検証可能だと言う。「あるネズミにとって、それまで生きてきたなかでネコがたえず厄介な存在であり続けたとしたら、このネズミはネコに災難が降りかかるのを見て、嬉しそうなチャープを発したりするだろうていたら、尻尾をつかまれて振り回されたら、それを見ているネズミはチャープを発するだろうか？　私たちはこのような意地悪な実験を勧めるつもりは毛頭ないが、この方向へ行こうとしている人には、これらの問題を検討するもっと適切な方法を考え出すように勧めるだろう」[註210]。

哺乳動物間の笑いの「システム」の違いは、脳領域や発声器官における種間の構造的差異を反映している。『行動脳研究』誌の同じ号で神経心理学者のマーティン・メイヤーらは、これらの違いをかなり詳細に述べている[註211]。たとえば、おかしな漫画を見たりジョークを聞いたりしている時の実験参加者の脳画像は、扁桃体や側坐核といった進化的に古い器官が活動的になることを示しているが、より最近に進化した「高次の」構造（とくに前頭皮質のいくつかの領野）も活動する。ヒト以外の霊長類も笑うけれども（メイヤーらは、一九四三年に生体解剖のチームによってなされた発見――マカクザルの間脳、橋と脊髄を刺激すると、サルは不随意に笑い出し、遊んでいる時のような楽しい表情を示す――について述べている）、人間のユーモアには、ほかの動物にはない特殊化した認知回路も関与しているように見える。

もちろんヒトの笑いは、さまざまな社会的刺激によって誘発されるし、さまざまな種類の情動のもとで生じ、しかも必ずしもポジティヴなものばかりでない。笑いの典型的な情動的文脈をあげてみるだけでも、喜び、好意、楽しさ、愉快さ、驚き、緊張、悲しみ、恐怖、恥、攻撃、勝利、嘲り、そしてシャーデンフロイデ（他人の不幸を喜ぶ）といったようにさまざまなものがある。実際のところ笑いは、マスターベーションをする際の想像と同様、社会的刺激が物理的に存在しなくても起こる。もしあなたがある女性が下を向いてクスクス笑いながら歩いているのに出食わしたなら（精神的におかしいという場合は別にして）、彼女はかなり高度な認知活動を行っている。心のなかに実際の、あるいは想像上の滑稽なシーンを「思い浮かべて」いるからだ。

しかし典型的には、笑いは豊かな社会的信号として機能し、ほかの人がいるところで生じる。このことから、心理学者のダイアナ・ザメイタートのチームはヒトの笑いの適応的機能を探ることを始めた。『情動』誌に発表された彼女らの研究は、ヒトが笑い声の音声的特徴だけで笑う側の心理的意図を検出できるという驚くべき能力についての最初の実験的証拠を提供している。(註212) ザメイタートらが指摘しているように、笑いは時には、きわめて攻撃的な意図を伝えることもある。攻撃的な笑いは進化的観点から見ると、聞く側に適切な（生物学的に適応的な）行動反応をとらせるようはたらくはずである。

統制された実験条件下で個別の本物の情動を喚起するというのは、不可能ではないにしてもかなり難しいため、ザメイタートらは次善の策をとり、八人のプロの俳優（男優三人と女優五人）に笑ってもらって、それを録音した。これは確かに理想的とは言えず、ザメイタートらも、本物の情動ではなく「情動的描写」を用いることの適用可能性が限られることを認めている。しかしザメイタートらは、俳優たちに想像、身体の動き、情動の想起を用いてその人物になり切るよう頼んで、自然と笑いが引き出されるようにした。すなわち「俳優たちは、笑いを表現することではなく、もっぱら情動状態を体験することに焦点をあてるよう指示を受けた」(註213)。俳優たちがするように言われた基本的なタイプの四つの笑いは、以下の通りである。彼らがその役になり切るのを容易にするために、情動の記述とシナリオが用いられた。

一　喜びの笑い　たとえば、しばらく会っていなかった親友と再会した時の笑い。

二　嘲笑　相手を打ち負かしたあとの相手に向けた笑い。軽蔑の感情を反映しており、笑われた側に屈辱を感じさせるようにはたらく。

三　シャーデンフロイデの笑い　ほかの人間に災い――たとえばイヌのフンを踏んで滑るとか――が起こって笑う。ただし嘲笑と違って、笑う側に笑われる側の感情を傷つける意図はない。

四　くすぐられ笑い　文字通り身体をくすぐられた時の笑い。

これらを録音したあと、七二人の参加者が実験室内でヘッドホンを装着し、これらの笑いの背後にある情動を特定するよう求められた。これらの参加者は、たくさんの笑い（全部で四二九の笑い）を聞いた。それぞれ長さにして三秒から九秒の笑いがランダムに流され、各情動あたり一〇二から一一一の笑いがあった。（悪夢のようだが、参加者は一時間ほど笑い声だけを聞かされた。ぼくは、自分が一九八〇年代のテレビのホームコメディを見ながら、たえず挿入される観客の笑いに注意を向けているのを想像した。）しかし、結果は印象的なものだった。実験参加者は微妙な感情表出の違いの点から、これらの笑いをチャンスレベルよりも有意に正しく分類できた。

第二の研究では、手続きは第一の研究とほぼ同じだったが、実験参加者は異なる種類の社会的関係についての質問に答えた。とりわけ、それぞれの笑いについて「送り手」（すなわち、笑う側）が生理的に興奮しているか落ち着いた状態にあるか、「送り手」が「受け手」に対して優位・劣位どちらの立場にあるか（すなわち、だれが笑われているか）、快・不快どちらの状態にあるか、そして「送り手」が「受け手」に対して好意的か攻撃的かを答えた。この第二の研究では、笑いのなかにこれらの特性を感じとるのは主観的なことなので、反応に「正解」や「不正解」はなかった。しかし予想されたように、笑いの各カテゴリー（喜び、嘲笑、シャーデンフロイデ、くすぐり）は、これら四つの社会的次元では独特のプロフィールをもっていた。すなわち実験参加者は、これらの音声を用いて、見ていない状況についての特定の社会的情報を確実性をもって推論した。たとえば喜びは、ある程度の落ち着きと従順さをもち、送り手と受け手双方にとって肯定的なものとして判断された。嘲笑は明らかに際立っていた。それは優越が強く感じられ、受け手に向けられた否定的価値をもつように聞こえる唯一の音声だった。

シャーデンフロイデの笑いがどう聞こえるかは、とりわけ興味深いものだった。それは支配的な笑いとして聞こえたが、その程度は嘲笑ほどではなかった。この笑いをしている送り手は、快の状態にある――嘲笑よりもそうだったが、くすぐりほどではなかった――と判断された。シャーデンフロイデの笑いは、受け手に対して攻撃的でも好意的でもないように、すなわち中立的な笑いのように聞こえた。ザメイタートらは、さらにこれらのデータを進化の点から次のように解釈する。「シャーデンフロイデの笑いは、その時に笑われた者を集団の文脈においたまま、笑われた者に優越するための適切な（そして社会的に許容される）手段を示しているのかもしれない(註214)」。

いずれにしてもぼくは、十数年前にキングがまったく純粋に喜ぶのをこの目で見たのだと思いたいが、もちろんぼくの脳はゴリラの個別の感情状態を解読するようにはできていない。彼はそれからも、檻のなかでテレビのなかのエレン・デジェネレス［訳註　米国のコメディ女優で、同性愛者でもある］を見て笑っていた（そのようにぼくには見えた）。二度というのはサンプル数としては少なすぎるのはぼくも承知のうえだが、おそらくキングには同性愛の人間がとりわけ滑稽に見えたのかもしれない。しかし、それはぼくに喜びの進化について考える喜びをもたらしている。実はラットでのこうした実験は、菜食主義者だった頃に戻ろうかと真剣に考えさせた。もちろんぼくはラットを食べているわけではないが、動物の笑いは、彼らが苦しみや不愉快も味わっているのではないかと考えさせる。

ブタ肉があんなに美味しいものでなければよいのに。

謝辞

多くの人たちが、この本に書いた内容のことでぼくの脇腹を突ついてきた。ぼくのパートナー、ファン・キーレスにとってはあいにくなことに、本書にはその彼がたびたび登場する。ファンは、詩神、批評家、そして（より一般的な言い方をすると）陽であるぼくにとってつねに神秘的な陰の役をはたしてくれている。そのことに感謝したい。彼は、たえず考え続けることをさせてくれる数少ない人のひとりだ（つまりは、彼はぼくがつねに必要としている健康な混沌をもたらしてくれている）。

ぼくのエージェント、サイエンス・ファクトリーのピーター・タラックは、舞台裏で休むことなく驚くような仕事をしてくれる。ぼくの分身のような彼がいてくれることは、この上ない幸せである。というのは、彼が科学の世界で活躍するもっともすぐれた橋渡し役（宣伝マンのように聞こえたなら、彼には申し訳ないが）のひとりだからというだけでなく、彼とはウマが合うからでもある。とにかく、ぼくはそう思っている。

この計画をすばらしい編集校閲チームと一緒になしとげることができて、とても幸運だったと思う。とりわけファラー・ストラウス&ジルー社の編集責任者のアマンダ・ムーンと、その有能な助手カレン・メインは、このエッセイ集を編むうえで舵とり役を務めてくれた。アマンダは編集の過程で「最初の人間」の役割も演じてくれた。第一の関門に立つ読者として、ほかのだれよりも早くぼくのエッセイの強みと（もちろん）たくさんの欠点を指摘してくれた。本来なら「ここに述べられている見解については、すべての責任は著者にある」という免責条項を入れるべきだったかもしれない。しかし、ぼくの意味するところはおわかりと思う。本書を出せるのも、本書を読めるのも、彼女のおかげである。

これらのエッセイの初期のバージョンは、本書が形をなすよりずっとまえにオンラインで公開されていたが、その時にお世話いただいた編集者の方々にも感謝したい。カレン・シュロックは『サイエンティフィック・アメリカン』のぼくのコラム「ベリング・イン・マインド」を企画し実行して、ぼくをスタートさせてくれた。ほかでもない『サイエンティフィック・アメリカン』というメディアを通して猥褻で扇情的な思考をするという仕事をぼくに与えてくれたことについて、カレンにはいくら感謝しても感謝し足りない。

つい最近、『スレート』の編集者ダニエル・エングバーも、またとないぐらいに不適切な話題について読者と語り合う催しを企画してくれた。ダニエルもぼくも、不合理なことと科学的なことが大好きだ。この二つは自然に両立するし、うまく混ぜ合わされた時にはとくに興味深いものになる。ダニエルはぼくにとって編集者というだけでなくライター仲間でもある。彼には一緒に仕事ができたことと多くのことを教えてもらったことに感謝している。

家族がいなかったら、ぼくはどうなっていただろう？　着ているものがもっとひどくなっていたことだけは間違いないが、いま思うに、長いことぼくの家族の悩みは、ぼくがどんな仕事をしているかという質問にどう答えたらいいかだったのではないかと思う。とにもかくにも、ダディ、リンダ、ステイシー、アダム、ジョディ、ジェイコブ、ジアンニ、シドニー、そしてベリング家とロス家の親類縁者にも感謝したい。

けれど一番感謝すべきなのは、困難な研究を実際に行ったすぐれた科学者や研究者の方々である。本書での彼らの研究の紹介では、彼らの創意あふれるアイデア、そして多くの場合その天才ぶりを十分に伝えきれていない。本書への貢献といただいた援助という点で、とくに次の方々――ゴードン・ギャラップ、ベッキー・バーチ、レイ・ブランチャード、エイラ・ノレンザヤン、デニス・デカタンザロ、ロイ・バウマイスター、ミヒャエル・ブルーメ――に感謝したい。文献に精通したアシスタント、ジョナサン・ジョンにも、入手困難ないくつもの文献をニュージーランドから送ってくれたことに感謝する。インディアナ州ブルーミントンのキンゼイ研究所のスタッフのみなさんにも、個人研究者としてぼくを迎え入れてくださったことに感謝する。

最後に、ぼくの日々の生活の最良の友、トミー、ガリヴァーとウーマにも、笑みをもって心から感謝したい。

訳者あとがき

本書は、危険な香りのする、進化心理学のディープなエッセイ集だ。書き手は、不謹慎さと真面目さを兼ね備えた心理科学者、ジェシー・ベリング。オンラインマガジン『スレート』のコラムと『サイエンティフィック・アメリカン』のオンライン版コラム「ベリング・イン・マインド」に書いた三三篇が収められている。原題は *Why Is the Penis Shaped Like That?* アメリカ版はサイエンティフィック・アメリカンから、イギリス版はダブルデイから二〇一二年に刊行された。

邦訳単行本は二〇一七年に化学同人から刊行された。書名は原題そのままの『なぜペニスはそんな形なのか』。表紙カバーには、白地に水色の楕円をバックに、直立したマッシュルーム、そしてその下にはクルミの実が二個並んでいた。訳者あとがきには、「書店のレジに並んで買うには、相当勇気がいる」かもしれない、と書いた。案の定、私の知るかぎりでは、書店では買えずアマゾンで注文した方（女性）、通勤電車で読もうとして断念した方、図書館に入れてもらおうと推薦したが入れてもらえなかった方、研究室の本棚に背表紙を隠して収めている方がいた。

今回、文庫本として小ぶりにはなったが、状況はさして変わらない。勇気をもってお買い上げいただいた方にはお礼を申し上げたい。


名は体を表す。書名にあるペニスだけではない。本書であつかわれているほかのトピックも、陰嚢の隠れた役目、自己フェラチオ、早漏、精液の秘密、陰毛、ケジラミ、カニバリズム、にきび、セックスソムニア、マスターベーション、小児性愛、動物性愛、無性愛者、ホモ恐怖、足フェチ、ゴムフェチ、潮吹き、女性のオルガスム、ファグ・ハグ、ゲイの性的嫉妬、埋葬、神と宗教、決定論と自由意志、自殺の適応的意味、自殺者の心理……というように、ほとんどは日常会話では口にできないものばかり。科学エッセイと銘打たなければ、書店では意図せざる棚に並べられてしまうかもしれない。

しかし本書では、これら一見卑近そうに見える問題から自由意志や神や自殺といった深遠・深刻な問題までが、驚くことにひとつのまな板の上で捌かれる。そのまな板の役目をはたしているのが「進化心理学」である。

進化心理学は、認知科学や進化生物学（あるいは社会生物学）の発展を受けて、一九九〇年代前半に心理学の世界に鳴り物入りで登場した。ヒトだけがもつ身体的・心理的・社会的特性について、なぜそれがそうなのかを進化の時間を遡って適応という観点から考察する。いわば人間についてのサイエンティフィックな「なぜなぜ物語」だ。当初は、性差の問題、性的魅力、不倫や浮気の理由、性的嫉妬、子への投資と子殺し、だましや欺きといった社会的知能をとりあげていたが、その後版図を拡大し、心理学があつかうのを躊躇してきた問題にも踏み込んでいった。

本書に登場するトピック——性器の形、精液の隠れた機能、同性愛、逸脱した性行動、カニバリズム、死と神と宗教、自殺をめぐるトピック——も、そうした拡大された版図のなかにある。これらは通常は実証的研究が難しいテーマだが、アプローチの仕方を工夫すれば、研究は不可能ではない。本書でベリングが紹介している研究は、ベリング自身のものもあるが、ほとんどはほかの研究者たち、ベリングのことばで言うと「果敢な」研究者たちによるものだ。彼らは、大学や研究所の倫理審査委員会のハードルをなんとかくぐり抜けたあと、方法論的にも難しいそれらの実験や調査をみごとにやりとげている。ベリングが手にするのは、彼らが提供する価値ある新鮮な食材だ。

とはいえ、ベリングはそれらを進化心理学のまな板の上で捌いて調理しているだけではない。まえがき（「不適切なるものへの誘い」）で最初に断っているように、彼は同性愛者であり、無神論者である。それが強力なスパイスとして効き、できあがって食卓に並ぶものは、同じ食材を使う料理人たちとは一味どころか、二味も三味も違ったものになっている（ベリング自身、まえがきのなかでこれぞ「ゲイ・サイエンス（悦ばしき科学）」としゃれてもいる）。本書はベリングにしか書けない（ベリングだからこそ書ける）エッセイ集と言えるだろう。

本書の刊行と前後して、ベリングは三冊の著書を上梓している。本書とはいわば姉妹関係にあるので、それらについても触れておきたい。

以下がその三冊である。

The Belief Instinct: The Psychology of Souls, Destiny, and the Meaning of Life. New York: Norton, 2011.（『ヒトはなぜ神を信じるのか――信仰する本能』鈴木光太郎訳、化学同人、二〇一二）

PERV: The Sexual Deviant in All of Us. New York: Scientific American, 2013.（『性倒錯者――だれもが秘める愛の逸脱』鈴木光太郎訳、化学同人、二〇一六）

Suicidal: Why We Kill Ourselves. Chicago: University of Chicago Press, 2018.（『ヒトはなぜ自殺するのか――死に向かう心の科学』鈴木光太郎訳、化学同人、二〇二一）

書名からわかるように、この三冊はそれぞれ、神、性、そして生と死の問題をあつかっている。いずれも人間という存在にとって本質的で最重要のテーマである。ところが、(専門外の人には意外に聞こえるかもしれないが) ほとんどの心理学者はこれまでこれらのテーマを避けて通ってきた。たとえば、見えざる神への信仰も、同性愛も、自殺も、ヒトならではの (おそらくヒト特有の) 行動であるにもかかわらず、学問的にアンタッチャブルな状態が長らく続いていた。おそらくその理由は二つある。ひとつには、どれもがあまりに大きなテーマであり、しかも漠然としていてどこから斬り込んでいけばよいかがわからなかったということ。もうひとつには、心理学者の側にあえてそれだけのことをする個人的動機 (あるいは勇気) が欠けていたということである。

ベリングは、進化心理学という強力な視点を携えてこれらのテーマに真正面から斬り込んでいった。そして彼には個人的動機もあった。無神論者であり、同性愛者であるがゆえに、ずっと神や性の問題を考え続けていた。さらには、(本書では詳しく述べられていないが) 彼は自殺の危機を何度も乗り越えてきていた。そうした彼ならではの動機がこれらの本を形あるものにしている。(神の存在はヒトの心の進化では説明できるはずがない、あるいは自殺や同性愛は生存や生殖に反するのだから進化の点から説明できるはずがないと思った方もおられるかもしれない。さにあらず。この三冊ではそれが説明されている。）

本書に収められているそれぞれのエッセイは、これらを準備・計画・執筆する過程で生まれている。この三冊に盛り込めなかった話題、それらから派生したとりわけ興味深い話題、いわばスピンアウトを集めたのが本書である。三冊をすでにお読みいただいた方には、本書はそれらの間を埋める番外編と言えるだろう。

ベリングは一九七五年アメリカのニュージャージー州生まれ。学部と大学院で心理学を専攻し、フロリダ・アトランティック大学で博士の学位を得た。二〇〇二年からアーカンソー大学の実験心理学の准教授、二〇〇六年から北アイルランドのベルファストにあるクイーンズ大学で認知文化研究所の准教授を務めた。二〇一四年に、ニュージーランドのダニーデンにあるオタゴ大学に移り、現在はサイエンス・コミュニケーション・センターの教授・所長を務めている。なお、本書のエッセイのほとんどはクイーンズ大学時代に執筆されている。エッセイには、アイルランドでのエピソードが多く登場する。

ベリングのウェブサイトは https://www.jessebering.com。近況はX（ツイッター）でも知ることができる（@jessebering）。メディアに登場することも多く、インタヴューの多くは YouTube でも見ることができる。

なお、本文中に何度か登場するファン（扉の次のページにある、本書が捧げられているＪＣＱ）は彼のパートナーである。

文庫化にあたっては、単行本の訳文を見直し、修正・改稿を行った。化学同人の加藤貴広氏には、単行本に続きこの文庫版でも、たいへんお世話になった。私の手に負えない英語表現については、今回も博識の畏友イーエン・メギール氏の力をお借りした。ジェシーと共に、感謝申し上げる。

二〇二三年一〇月

鈴木光太郎

註

1　どうしてぶら下がっているの？　その理由

1　Gordon G. Gallup Jr., Mary M. Finn, and Becky Sammis, "On the Origin of Descended Scrotal Testicles: The Activation Hypothesis," *Evolutionary Psychology* 7, no. 4 (2009): 519.

2　*Ibid.*, 519.

3　Stany W. Lobo et al., "Asymmetric Testicular Levels in the Crotch: A Thermodynamic Perspective," *Medical Hypotheses* 72, no. 6 (2009): 759-760.

4　Gallup, Finn, and Sammis, "On the Origin of Descended Scrotal Testicles": 521.

5　*Ibid.*, 523.

6　これは、そのような人間がいないということではない。疼痛性愛（アルゴラグニア）（痛みと性的欲望を意味するギリシア語の「アルゴス」と「ラグネイア」に由来する）のケースが存在し、性的満足を性感帯への傷害から引き出す人がいる。しかし、これはあまりにも奇異なため、現代の多くの研究者は疼痛性愛——とくに睾丸やヴァギナの痛みによって性的に興奮する場合——を、侵害刺激の伝達ミスといった危険な神経疾患を示すものと見ている。

2　自己フェラチオの道（もうちょっとなんだけど）

7　Alfred C. Kinsey, Wardell B. Pomeroy, and Clyde E. Martin, *Sexual Behavior in the Human Male*

(Philadelphia: W. B. Saunders, 1948), 510.

8 Grazia D'Annunzio, "The Randy Dandy," *New York Times,* www.nytimes.com/2009/09/13/style/tmagazine/13slijperw.html.

9 Frances Millican et al., "Oral Autoaggressive Behavior and Oral Fixation," in *Masturbation: From Infancy to Senescence,* ed. Irwin M. Marcus and John J. Francis (Madison, Conn.: International Universities Press, 1975), 150.

10 Jesse O. Cavenar, Jean G. Spaulding, and Nancy T. Butts, "Autofellatio: A Power and Dependency Conflict," *Journal of Nervous and Mental Disease* 165, no. 5 (1977): 356-360.

11 Frank Orland, "Factors in Autofellatio Formation," *International Journal of Psychoanalysis* 52, no. 3 (1971): 289-296.

12 Eugen Kahn and Ernest G. Lion, "A Clinical Note on a Self-Fellator," *American Journal of Psychiatry* 95, no. 1 (1938): 131-133.

13 William Guy and Michael H. Finn, "A Review of Auto-Fellatio: A Psychological Study of Two New Cases," *Psychoanalytic Review* 41, no. 4 (1954): 354-358.

14 Morris M. Kessler and George E. Poucher, "Auto-Fellatio: Report of a Case," *American Journal of Psychiatry* 103, no. 1 (1946): 94-96.

15 Orland, "Factors in Autofellatio Formation."

3 なぜペニスはそんな形なのか？ 亀頭冠の謎

16 Gordon G. Gallup Jr. and Rebecca L. Burch, "Semen Displacement as a Sperm Competition

Strategy in Humans," *Evolutionary Psychology* 2, no. 1 (2004): 14.

17 *Ibid.*, 15.

18 Gordon G. Gallup Jr. et al., "The Human Penis as a Semen Displacement Device," *Evolution and Human Behavior* 24, no. 4 (2003): 277–289.

19 Gallup and Burch, "Semen Displacement as a Sperm Competition Strategy in Humans": 16.

4 早漏のなにが「早過ぎ」？

20 Lawrence K. Hong, "Survival of the Fastest: On the Origin of Premature Ejaculation," *Journal of Sex Research* 20, no. 2 (1984): 113.

21 *Ibid.*, 117.

22 Patrick Jern et al., "Evidence for a Genetic Etiology to Ejaculatory Dysfunction," *International Journal of Impotence Research* 21, no. 1 (2009): 62–67.

23 Patrick Jern et al., "Subjectively Measured Ejaculation Latency Time and Its Association with Different Sexual Activities While Controlling for Age and Relationship Length," *Journal of Sexual Medicine* 6, no. 9 (2009): 2568–2578.

24 Ray Bixler, "Of Apes and Men (Including Females)," *Journal of Sex Research* 22, no. 2 (1986): 265.

5 ヒトの精液の進化の秘密

25 Rebecca L. Burch and Gordon G. Gallup Jr., "The Psychobiology of Human Semen," in *Female*

Infidelity and Paternal Uncertainty: Evolutionary Perspectives on Male Anti-cuckoldry Tactics, ed. Steven M. Platek and Todd K. Shackelford (Cambridge, Mass.: Cambridge University Press, 2006), 141.

26 *Ibid.*, 141.

27 Gordon G. Gallup Jr., Rebecca L. Burch, and Steven M. Platek, "Does Semen Have Antidepressant Properties?," *Archives of Sexual Behavior* 31, no. 3 (2002): 289–293.

28 自殺についても同じような結果が得られている。コンドームを「まったく」使ったことのない性的に活動的な女性のうち自殺しようと思ったことがあった女性の割合（四・五％）は、「時々」、「ふだん」、「つねに」コンドームを使っている女性（それぞれ七・四％、二八・九％、一三・二％）に比べて少なかった。

29 *Ibid.*, 291.

30 Dave Holmes and Dan Warner, "The Anatomy of Forbidden Desire: Men, Penetration, and Semen Exchange," *Nursing Inquiry* 12, no. 1 (2005): 18.

31 Jan Münch et al., "Semen-Derived Amyloid Fibrils Drastically Enhance HIV Infection," *Cell* 131, no. 6 (2007): 1059–1071.

32 Gilbert Herdt and Martha McClintock, "The Magical Age of 10," *Archives of Sexual Behavior* 29, no. 6 (2000): 596.

33 Burch and Gallup Jr., "Psychobiology of Human Semen": 159.

34 *Ibid.*, 160.

6　あそこの毛——ヒトの陰毛とゴリラの体毛

35 Samar K. Bhowmick, Tracy Ricke, and Kenneth R. Retig, “Sexual Precocity in a 16-Month-Old Boy Induced by Indirect Topical Exposure to Testosterone,” *Clinical Pediatrics* 46, no. 6 (2007): 540–541.

36 Robin A. Weiss, “Apes, Lice, and Prehistory,” *Journal of Biology* 8, no. 2 (2009): 20.

37 *Ibid.*

38 Marika Tiggemann and Suzanna Hodgson, “The Hairlessness Norm Extended: Reasons for and Predictors of Women’s Body Hair Removal at Different Body Sites,” *Sex Roles* 59, no. 11–12 (2008): 889–897.

39 Marika Tiggemann, Yolanda Martins, and Libby Churchett, “Hair Today, Gone Tomorrow: A Comparison of Body Hair Removal Practices in Gay and Heterosexual Men,” *Body Image* 5, no. 3 (2008): 312–316.

7　カニバリズムの自然史

40 Lewis Petrinovich, *The Cannibal Within* (Piscataway, N. J.: Aldine Transaction, 2000), 107.

41 Gregory M. De Moore and Marcus Clement, “Self-Cannibalism: An Unusual Case of Self-Mutilation,” *Australian and New Zealand Journal of Psychiatry* 40, no. 10 (2006): 937.

42 Alban Defleur et al., “Neanderthal Cannibalism at Moula-Guercy, Ardeche, France,” *Science* 286, no. 5437 (1999): 128–131.

43 John Brookfield, “Human Evolution: A Legacy of Cannibalism in Our Genes?,” *Current Biology*

13, no. 15 (2003): 592.

44 Bruce Hood, *SuperSense: Why We Believe in the Unbelievable* (New York: HarperOne, 2009).（フード『スーパーセンス——ヒトは生まれつき超科学的な心を持っている』小松淳子訳、インターシフト、二〇一二）

45 Margaret St. Clair, foreword to *To Serve Man: A Cookbook for People*, by Karl Würf (Philadelphia: Owlswick Press, 1976), 1.

8 なぜにきびができるのか？——裸のサルとにきび

46 Stephen Kellett and Paul Gilbert, "Acne: A Biopsychosocial and Evolutionary Perspective with a Focus on Shame," *British Journal of Health Psychology* 6, no. 1 (2001): 1-24.

47 Jean-Paul Sartre, *No Exit: And Three Other Plays* (1946; New York: Vintage, 1989), 21.（サルトル『出口なし』伊吹武彦訳、『新潮世界文学四七サルトル』、新潮社、一九六九）

48 Craig Murray and Katherine Rhodes, "The Experience and Meaning of Adult Acne," *British Journal of Health Psychology* 10, no. 2 (2005): 193.

49 *Ibid.*, 192.

50 *Ibid.*, 196.

51 Tracey A. Grandfield, Andrew R. Thompson, and Graham Turpin, "An Attitudinal Study of Responses to a Range of Dermatological Conditions Using the Implicit Association Test," *Journal of Health Psychology* 10, no. 6 (2005): 821-829.

52 Diana Purvis et al., "Acne, Anxiety, Depression, and Suicide in Teenagers: A Cross-Sectional

Survey of New Zealand Secondary School Students," *Journal of Paediatrics and Child Health* 42, no. 12 (2006): 793–796.

53 Marion Sulzberger and Sadie Zaidens, "Psychogenic Factors in Dermatologic Disorders," *Medical Clinics of North America* 32 (1948): 684.

54 Loren Cordain et al., "Acne Vulgaris: A Disease of Western Civilization," *Archives of Dermatology* 138, no. 12 (2002): 1584–1590.

9 脳損傷があなたを極端なほど好色にする

55 Shelley Batts, "Brain Lesions and Their Implications in Criminal Responsibility," *Behavioral Sciences and the Law* 27, no. 2 (2009): 267.

56 Sunil Pradhan, Madhurendra N. Singh, and Nirmal Pandey, "Klüver-Bucy Syndrome in Young Children," *Clinical Neurology and Neurosurgery* 100, no. 4 (1998): 256.

57 Shawn J. Kile et al., "Alzheimer Abnormalities of the Amygdala with Klüver-Bucy Syndrome Symptoms: An Amygdaloid Variant of Alzheimer Disease," *Archives of Neurology* 66, no. 1 (2009): 125.

58 D. N. Mendhekar and Harpreet S. Duggal, "Sertraline for Klüver-Bucy Syndrome in an Adolescent," *European Psychiatry* 20, no. 4 (2005): 355.

59 John A. Anson and Donald T. Kuhlman, "Post-Ictal Klüver-Bucy Syndrome After Temporal Lobectomy," *Journal of Neurology, Neurosurgery, and Psychiatry* 56, no. 3 (1993): 311–313.

60 Vanessa Arnedo, Kimberly Parker-Menzer, and Orrin Devinsky, "Forced Spousal Intercourse After

Seizures," *Epilepsy and Behavior* 16, no. 3 (2009): 563.

61 Dietrich Blumer, "Hypersexual Episodes in Temporal Lobe Epilepsy," *American Journal of Psychiatry* 126, no. 8 (1970): 1099-1106.

62 Jeffrey Burns and Russell Swerdlow, "Right Orbitofrontal Tumor with Pedophilia Symptom and Constructional Apraxia Sign," *Archives of Neurology* 60, no. 3 (2003): 437-440.

63 Julie Devinsky, Oliver Sacks, and Orrin Devinsky, "Klüver-Bucy Syndrome, Hypersexuality, and the Law," *Neurocase: The Neural Basis of Cognition* 16, no. 2 (2009): 140-145.

10 脳のなかの性器

64 Régis Olry and Duane Haines, "Fornix and Gyrus Fornicatus: Carnal Sins?," *Journal of the History of the Neurosciences* 6, no. 3 (1997): 338-339.

65 *Ibid.*, 338.

66 Régis Olry and Duane Haines, "The Brain in Its Birthday Suit: No More Reason to Be Ashamed," *Journal of the History of the Neurosciences* 17, no. 4 (2008): 461-464.

11 好色なゾンビ——夜間の性器と夢遊

67 Carlos H. Schenck, Isabelle Arnulf, and Mark W. Mahowald, "Sleep and Sex: What Can Go Wrong? A Review of the Literature on Sleep Related Disorders and Abnormal Sexual Behaviors and Experiences," *Sleep* 30, no. 6 (2007): 683-702.

68 *Ibid.*, 696.

69 Monica L. Andersen et al., "Sexsomnia: Abnormal Sexual Behavior During Sleep," *Brain Research Reviews* 56, no. 2 (2007): 271-282.

70 Peter B. Fenwick, "Sleep and Sexual Offending," *Medicine, Science, and the Law* 36, no. 2 (1996): 122-134.

71 Mia Zaharna, Kumar Budur, and Stephen Noffsinger, "Sexual Behavior During Sleep: Convenient Alibi or Parasomnia," *Current Psychiatry* 7, no. 7 (2008): 21.

72 Fenwick, "Sleep and Sexual Offending," 131.

73 Irshaad Osman Ebrahim, "Somnambulistic Sexual Behavior (Sexsomnia)," *Journal of Clinical Forensic Medicine* 13, no. 4 (2006): 219-224.

74 Schenck, Arnulf, and Mahowald, "Sleep and Sex."

12 マスターベーションと想像力

75 R. Robin Baker and Mark A. Bellis, "Human Sperm Competition: Ejaculate Adjustment by Males and the Function of Masturbation," *Animal Behavior* 46, no. 5 (1993): 871.

76 *Ibid.*, 863.

77 *Ibid.*, 864.

78 Jeffrey Jensen Arnett, "G. Stanley Hall's Adolescence: Brilliance and Nonsense," *History of Psychology* 9, no. 3 (2006): 192.

79 Simon J. Wallis, "Sexual Behavior and Reproduction of *Cercocebus albigena johnstonii* in Kibale Forest, Western Uganda," *International Journal of Primatology* 4, no. 2 (1983): 153-166.

80 E. D. Starin, "Masturbation Observations in Temminck's Red Colobus," *Folia Primatologica* 75, no. 2 (2004): 115.

81 Gilbert Van Tassel Hamilton, "A Study of Sexual Tendencies in Monkeys and Baboons," *Journal of Animal Behavior* 4, no. 5 (1914): 296.

82 *Ibid.*, 314.

83 *Ibid.*, 315.

84 Wilhelm Stekel, *Auto-Erotism: A Psychiatric Study of Onanism and Neurosis* (New York: Grove Press, 1961), 139.

85 Narcyz Lukianowicz, "Imaginary Sexual Partner: Visual Masturbatory Fantasies," *Archives of General Psychiatry* 3, no. 4 (1960): 438.

86 *Ibid.*, 441.

87 Bruce J. Ellis and Donald Symons, "Sex Differences in Sexual Fantasy: An Evolutionary Psychological Approach," *Journal of Sex Research* 27, no. 4 (1990): 527–555.

88 Harold Leitenberg and Kris Henning, "Sexual Fantasy," *Psychological Bulletin* 117, no. 3 (1995): 469–496.

89 *Ibid.*, 477.

13 小児性愛と思春期性愛

90 Vladimir Nabokov, *Lolita* (1955; New York: Random House, 1997), 16.（ナボコフ『ロリータ』若島正訳、新潮文庫、二〇〇六）

91 Ray Blanchard et al., "Pedophilia, Hebephilia, and the DSM-V," *Archives of Sexual Behavior* 38, no. 3 (2009): 339.

92 Thomas K. Zander, "Adult Sexual Attraction to Early-Stage Adolescents: Phallometry Doesn't Equal Pathology," *Archives of Sexual Behavior* 38, no. 3 (2008): 329.

93 Frank Muscarella, "The Evolution of Homoerotic Behavior in Humans," *Journal of Homosexuality* 40, no. 1 (2000): 51-77.

94 Oscar Wilde, "The Love That Dare Not Speak Its Name," www.phrases.org.uk/meanings/the-love-that-dare-not-speak-its-name.html.

95 Karen Franklin, "The Public Policy Implications of 'Hebephilia': A Response to Blanchard et al.," *Archives of Sexual Behavior* 38, no. 3 (2008): 319-320.

96 *Ibid.*, 319.

97 André Gide, *If It Die: An Autobiography* (New York: Random House, 1935), 288. (ジッド『一粒の麦もし死なずば』堀口大學訳、新潮文庫、一九六九)

98 "André Gide Is Dead: Noted Novelist, 81," www.andregide.org/remembrance/nytgide.html.

99 Donald Posner, "Caravaggio's Homo-Erotic Early Works," *Art Quarterly* 34 (1971): 301-324.

14 動物性愛

100 Alfred C. Kinsey, Wardell B. Pomeroy, and Clyde E. Martin, *Sexual Behavior in the Human Male* (Philadelphia: W. B. Saunders, 1948), 675-676.

101 Christopher M. Earls and Martin L. Lalumiere, "A Case Study of Preferential Bestiality

(Zoophilia)," *Sexual Abuse* 14, no. 1 (2002): 83-88.

102 Christopher M. Earls and Martin L. Lalumière, "A Case Study of Preferential Bestiality," *Archives of Sexual Behavior* 38, no. 4 (2009): 606.

103 *Ibid.*, 606.

104 Hani Miletski, *Understanding Bestiality and Zoophilia* (Bethesda, Md.: self-published, 2002).

105 Peter Singer, "Heavy Petting," *Nerve,* www.utilitarian.net/singer/by/2001----.htm.

106 Rebecca Cassidy, "Zoosex and Other Relationships with Animals," in *Transgressive Sex: Subversion and Control in Erotic Encounters,* ed. Hastings Donnan and Fiona Magowan (New York: Berghahn Press, 2009), p. 95.

107 Colin Williams and Martin Weinberg, "Zoophilia in Men: A Study of Sexual Interest in Animals," *Archives of Sexual Behavior* 32, no. 6 (2004): 523-535.

108 Maurice Temerlin, *Lucy: Growing Up Human* (Palo Alto, Calif.: Science and Behavior Books, 1975).

15 無性愛者の謎

109 Nicole Prause and Cynthia A. Graham, "Asexuality: Classification and Characterization," *Archives of Sexual Behavior* 36, no. 3 (2007): 344.

110 Kristin S. Scherrer, "Coming to an Asexual Identity: Negotiating Identity, Negotiating Desire," *Sexualities* 11, no. 5 (2008): 626.

111 Anthony F. Bogaert, "Asexuality: Prevalence and Associated Factors in a National Probability

Sample," *Journal of Sex Research* 41, no. 3 (2004): 279–287.

112 Prause and Graham, "Asexuality": 344.

16 足フェチ——ポドフィリア入門

113 Havelock Ellis, *Studies in the Psychology of Sex* (online-ebooks.info, 2004), 5: 12.

114 Martin S. Weinberg, Colin J. Williams, and Cassandra Calhan, "Homosexual Foot Fetishism," *Archives of Sexual Behavior* 23, no. 6 (1994): 611–626.

115 Martin S. Weinberg, Colin J. Williams, and Cassandra Calhan, " 'If the Shoe Fits ...': Exploring Male Homosexual Foot Fetishism," *Journal of Sex Research* 32, no. 1 (1995): 17–27.

116 Ellis, *Studies in the Psychology of Sex,* 5: 19.

117 Jules R. Bemporad, H. Donald Dunton, and Frieda H. Spady, "The Treatment of a Child Foot Fetishist," *American Journal of Psychotherapy* 30, no. 2 (1976): 303–316.

118 Juliet Hopkins, "A Case of Foot and Shoe Fetishism in a 6-Year-Old Girl," in *The Borderline Psychiatric Child: A Selective Integration,* ed. Trevor Lubbe (London: Routledge, 2000), 109–129.

119 Joseph R. Cautela, "Behavioral Analysis of a Fetish: First Interview," *Journal of Behavioral and Experimental Psychiatry* 17, no. 3 (1986): 161–165.

120 A. James Giannini et al., "Sexualization of the Female Foot as a Response to Sexually Transmitted Epidemics: A Preliminary Study," *Psychological Reports* 83, no. 2 (1998): 491–498.

17 ゴム偏愛者の物語

121 Narcyz Lukianowicz, "Imaginary Sexual Partner: Visual Masturbatory Fantasies," *Archives of General Psychiatry* 3, no. 4 (1960): 432.

122 Thomas J. Fillion and Elliott M. Blass, "Infantile Experience with Suckling Odors Determines Adult Sexual Behavior in Male Rats," *Science* 231, no. 4739 (1986): 729-731.

18 女性の射出

123 Joanna B. Korda, Sue W. Goldstein, and Frank Sommer, "The History of Female Ejaculation," *Journal of Sexual Medicine* 7, no. 5 (2010): 1965-1975.

124 Amy L. Gilliland, "Women's Experiences of Female Ejaculation," *Sexuality and Culture* 13, no. 3 (2009): 121-134.

125 Ahmed Shafik et al., "An Electrophysiologic Study of Female Ejaculation," *Journal of Sex and Marital Therapy* 35, no. 5 (2009): 337-346.

126 Milan Zaviačič et al., "Female Urethral Expulsions Evoked by Local Digital Stimulation of the G-Spot: Differences in the Response Patterns," *Journal of Sex Research* 24, no. 1 (1988): 311-318.

127 William H. Masters and Virginia E. Johnson, *Human Sexual Response* (New York: Little, Brown, 1966).

128 Gilliland, "Women's Experiences of Female Ejaculation," 126.

19 「ファグ・ハグ」——男が好きな男を好きな女

129 Rue McClanahan, en.wikipedia.org/wiki/Rue_McClanahan (accessed June 14, 2011).

130 Nancy H. Bartlett et al., "The Relation Between Women's Body Esteem and Friendships with Gay Men," *Body Image* 6, no. 3 (2009): 235-241.

131 Margaret Cho, *I'm the One That I Want* (New York: Ballantine Books, 2002), 37.

20 女性のオルガスムの謎

132 Cindy M. Meston et al., "Women's Orgasm," *Annual Review of Sex Research* 15 (2004): 174.

133 Stephen Jay Gould, "Male Nipples and Clitoral Ripples," in *Bully for Brontosaurus: Further Reflections in Natural History* (New York: W. W. Norton, 1992), 124-138.（グールド「おとこのおっぱいとおまめのしっぽい」『がんばれカミナリ竜——進化生物学と去りゆく生きものたち』廣野喜幸・石橋百枝・松本文雄訳、早川書房、一九九五）

134 Elisabeth A. Lloyd, *The Case of the Female Orgasm* (Cambridge, Mass.: Harvard University Press, 2005).

135 Kate M. Dunn, Lynn F. Cherkas, and Tim D. Spector, "Genetic Influences on Variation in Female Orgasmic Function: A Twin Study," *Biology Letters* 1, no. 3 (2005): 260-263.

136 David P. Barash, "Let a Thousand Orgasms Bloom! A Review of The Case of the Female Orgasm by Elisabeth A. Lloyd," *Evolutionary Psychology* 3 (2005): 351.

137 Sheryl A. Kingsberg and Jeffrey W. Janata, "Female Sexual Disorders: Assessment, Diagnosis, and Treatment," *Urologic Clinics of North America* 34, no. 4 (2007): 497-506.

138 Todd K. Shackelford et al., "Female Coital Orgasm and Male Attractiveness," *Human Nature* 11, no. 3 (2000): 299–306; Randy Thornhill et al., "Human Female Orgasm and Mate Fluctuating Asymmetry," *Animal Behaviour* 50, no. 6 (1995): 1601–1615.

139 Danielle Cohen and Jay Belsky, "Avoidant Romantic Attachment and Female Orgasm: Testing an Emotion-Regulation Hypothesis," *Attachment and Human Development* 10, no. 1 (2008): 1.

140 Thomas Pollet and Daniel Nettle, "Partner Wealth Predicts Self-Reported Orgasm Frequency in a Sample of Chinese Women," *Evolution and Human Behavior* 30, no. 2 (2009): 146–151.

141 Barash, "Let a Thousand Orgasms Bloom!," 349.

21 意地悪の進化――なぜ女の子どうしは残酷なのか？

142 Rosalyn Shute, Laurence Owens, and Phillip Slee, "'You Just Stare at Them and Give Them Daggers': Nonverbal Expressions of Social Aggression in Teenage Girls," *International Journal of Adolescence* 10, no. 4 (2002): 353–372.

143 Nicole H. Hess and Edward H. Hagen, "Sex Differences in Indirect Aggression: Psychological Evidence from Young Adults," *Evolution and Human Behavior* 27 (2006): 231–245.

22 ゲイに道は聞くな

144 Qazi Rahman, Davinia Andersson, and Ernest Govier, "A Specific Sexual Orientation-Related Difference in Navigation Strategy," *Behavioral Neuroscience* 119, no. 1 (2005): 311–316.

145 Qazi Rahman and Johanna Koerting, "Sexual Orientation-Related Differences in Allocentric

Spatial Memory Tasks," *Hippocampus* 18, no. 1 (2008): 55–63.

146 Ivanka Savic et al., "Smelling of Odorous Sex Hormone-Like Compounds Causes Sex-Differentiated Hypothalamic Activations in Humans," *Neuron* 31, no. 4 (2001): 661–668.

23 抑圧された欲望としてのホモ恐怖

147 Henry E. Adams, Lester W. Wright Jr., and Bethany A. Lohr, "Is Homophobia Associated with Homosexual Arousal?," *Journal of Abnormal Psychology* 105, no. 3 (1996): 440–445.

148 *Ibid.,* 441.

149 Brian P. Meier et al., "A Secret Attraction or Defensive Loathing? Homophobia, Defense, and Implicit Cognition," *Journal of Research in Personality* 40, no. 4 (2006): 388.

150 Gregory M. Herek, *Stigma and Sexual Orientation: Understanding Prejudice Against Lesbians, Gay Men, and Bisexuals* (Thousand Oaks, Calif.: Sage, 1998).

151 Jeffrey A. Bernat et al., "Homophobia and Physical Aggression Toward Homosexual and Heterosexual Individuals," *Journal of Abnormal Psychology* 110, no. 1 (2001): 179–187.

24 失恋と性的嫉妬――ゲイの場合

152 Helen E. Fisher, "Broken Hearts: The Nature and Risks of Romantic Rejection," in *Romance and Sex in Adolescence and Emerging Adulthood: Risks and Opportunities,* ed. Ann C. Crouter and Alan Booth (Mahwah, N. J.: Lawrence Erlbaum, 2006), 13.

153 Brad J. Sagarin et al., "Sex Differences (and Similarities) in Jealousy: The Moderating Influence

of Infidelity Experience and Sexual Orientation of the Infidelity," *Evolution and Human Behavior* 24, no. 1 (2003): 18.

154 Boris Kachka, "The Kid Stays in the Picture," New York, May 16, 2010, nymag.com/arts/theater/features/66008/.

25 トップかボトムか、それとも

155 Trevor A. Hart et al., "Sexual Behavior Among HIV Positive Men Who Have Sex with Men: What's in a Label?," *Journal of Sex Research* 40, no. 2 (2003): 179–188.

156 David A. Moskowitz, Gerulf Rieger, and Michael E. Roloff, "Tops, Bottoms, and Versatiles," *Sexual and Relationship Therapy* 23, no. 3 (2008): 191–202.

157 Hart et al., "Sexual Behavior Among HIV-Positive Men Who Have Sex with Men": 188.

158 Moskowitz, Rieger, and Roloff, "Tops, Bottoms, and Versatiles": 199.

159 Matthew H. McIntyre, "Letter to the Editor: Digit Ratios, Childhood Gender Role Behavior, and Erotic Role Preferences of Gay Men," *Archives of Sexual Behavior* 32, no. 6 (2003): 495–497.

26 プレ同性愛者——性的指向を予言する

160 J. Michael Bailey and Kenneth J. Zucker, "Childhood Sex-Typed Behavior and Sexual Orientation: A Conceptual Analysis and Quantitative Review," *Developmental Psychology* 31, no. 1 (1995): 44.

161 *Ibid.*

162 Kelley D. Drummond et al., "A Follow-Up Study of Girls with Gender Identity Disorder," *Developmental Psychology* 44, no. 1 (2008): 34–45.

163 Gerulf Rieger et al., "Sexual Orientation and Childhood Gender Nonconformity: Evidence from Home Videos," *Developmental Psychology* 44, no. 1 (2008): 53.

164 Fernando Luiz Cardoso, "Recalled Sex-Typed Behavior in Childhood and Sports' Preferences in Adulthood of Heterosexual, Bisexual, and Homosexual Men from Brazil, Turkey, and Thailand," *Archives of Sexual Behavior* 38, no. 5 (2008): 726–736.

165 Helen W. Wilson and Cathy Spatz Wisdom, "Does Physical Abuse, Sexual Abuse, or Neglect in Childhood Increase the Likelihood of Same-Sex Sexual Relationships and Cohabitation? A Prospective 30-Year Follow-Up," *Archives of Sexual Behavior* 39, no. 1 (2010): 63–74.

27 （日曜だけは）敬虔な信者

166 Jesse Bering, *The Belief Instinct: The Psychology of Souls, Destiny, and the Meaning of Life* (New York: W. W. Norton, 2011).（ベリング『ヒトはなぜ神を信じるのか――信仰する本能』鈴木光太郎訳、化学同人、二〇一二）

167 Dominic Johnson and Jesse Bering, "Hand of God, Mind of Man: Punishment and Cognition in the Evolution of Cooperation," *Evolutionary Psychology* 4 (2006): 219–233.

168 Azim F. Shariff and Ara Norenzayan, "God Is Watching You: Priming God Concepts Increases Prosocial Behavior in an Anonymous Economic Game," *Psychological Science* 18, no. 9 (2007): 803–809.

169 Will Gervais and Ara Norenzayan, "Like a Camera in the Sky? Thinking About God Increases Public Self-awareness and Socially Desirable Responding," *Journal of Experimental Social Psychology* 48, no. 1 (2012): 298–302.

170 Deepak Malhotra, " (When) Are Religious People Nicer? Religious Salience and the 'Sunday Effect' on Pro-Social Behavior," *Judgment and Decision Making* 5, no. 2 (2010): 139.

171 Benjamin Edelman, "Red Light States: Who Buys Online Adult Entertainment?," *Journal of Economic Perspectives* 23, no. 1 (2009): 209–220.

28　産めよ、増えよ――信者の産む子どもの数

172 Michael Blume, "The Reproductive Benefits of Religious Affiliation," in *The Biological Evolution of Religious Mind and Behaviour*, ed. E. Voland and W. Schiefenhövel (Berlin: Springer Frontiers Collection, 2009), 122.

173 *Ibid.*, 119.

174 *Ibid.*, 125.

29　亡き母の木

175 "Natural burial," en.wikipedia.org/wiki/Natural_burial (accessed June 14, 2011).

176 www.naturallegacies.org (accessed June 14, 2011).

177 Ernest Becker, *The Denial of Death* (New York: Free Press, 1973).（ベッカー『死の拒絶』今防人訳、平凡社、一九八九）

30 自殺は適応的か?

178 Denys deCatanzaro, *Suicide and Self-Damaging Behavior: A Sociobiological Perspective* (New York: Academic Press, 1981).

179 Maydianne C. B. Andrade, "Sexual Selection for Male Sacrifice in the Australian Redback Spider," *Science* 271, no. 5245 (1996): 70–72.

180 Robert Poulin, "Altered Behaviour in Parasitized Bumblebees: Parasite Manipulation or Adaptive Suicide?," *Animal Behaviour* 44, no. 1 (1992): 176.

181 Denys deCatanzaro, "A Mathematical Model of Evolutionary Pressures Regulating Self-Preservation and Self-Destruction," *Suicide and Life-Threatening Behavior* 16, no. 2 (1986): 166–181.

182 Denys deCatanzaro, "Reproductive Status, Family Interactions, and Suicidal Ideation: Surveys of the General Public and High-Risk Groups," *Ethology and Sociobiology* 16, no. 5 (1995): 385–394.

183 *Ibid.*, 391.

184 R. Michael Brown et al., "Evaluation of an Evolutionary Model of Self-Preservation and Self-Destruction," *Suicide and Life-Threatening Behavior* 29, no. 1 (1999): 58–71.

185 Kimberly A. Van Orden et al., "The Interpersonal Theory of Suicide," *Psychological Review* 117, no. 2 (2010): 585.

186 Poulin, "Altered Behaviour in Parasitized Bumblebees."

31 自殺者の心のなか

187 David Cohen and Angele Consoli, "Production of Supernatural Beliefs During Cotard's Syndrome, a Rare Psychotic Depression," *Behavioral and Brain Sciences* 29, no. 5 (2006): 468–470.

188 Anders Helldén et al., "Death Delusion," *British Medical Journal* 335, no. 7633 (2007): 1305.

189 Cohen and Consoli, "Production of Supernatural Beliefs During Cotard's Syndrome, a Rare Psychotic Depression," 469.

190 Roy F. Baumeister, "Suicide as Escape from Self," *Psychological Review* 97, no. 1 (1990): 90–113.

191 *Ibid.*, 95.

192 *Ibid.*, 95.

193 *Ibid.*, 98.

194 Edwin S. Shneidman, *The Suicidal Mind* (New York: Oxford University Press, 1996), 6.（シュナイドマン『自殺者のこころ——そして生きのびる道』白井徳満・白井幸子訳、誠信書房、二〇〇一）

195 Susanne Langer, Jonathan Scourfield, and Ben Fincham, "Documenting the Quick and the Dead: A Study of Suicide Case Files in a Coroner's Office," *Sociological Review* 56, no. 2 (2008): 304.

196 Baumeister, "Suicide as Escape from Self," 90.

197 *Ibid.*, 100.

198 *Ibid.*, 108.

199 Kimberly A. Van Orden et al., "The Interpersonal Theory of Suicide," *Psychological Review* 117, no. 2 (2010): 585.

32 ヒトラー問題で考える自由意志

200 Roy F. Baumeister, "Free Will in Scientific Psychology," *Perspectives on Psychological Science* 3, no. 1 (2008): 14.

201 Kathleen D. Vohs and Jonathan W. Schooler, "The Value of Believing in Free Will," *Psychological Science* 19, no. 1 (2008): 49–54.

202 Francis Crick, *The Astonishing Hypothesis: The Scientific Search for the Soul* (New York: Scribner, 1994), 3.

203 Vohs and Schooler, "Value of Believing in Free Will": 54.

204 Roy F. Baumeister, E. J. Masicampo, and C. Nathan DeWall, "Prosocial Benefits of Feeling Free: Disbelief in Free Will Increases Aggression and Reduces Helpfulness," *Personality and Social Psychology Bulletin* 35, no. 2 (2009): 267.

33 笑うネズミ

205 Jaak Panksepp, "Neuroevolutionary Sources of Laughter and Social Joy: Modeling Primal Human Laughter in Laboratory Rats," *Behavioural Brain Research* 182, no. 2 (2007): 232.

206 *Ibid.*, 235.

207 *Ibid.*, 234.

208 *Ibid.*, 235.
209 *Ibid.*, 235.
210 *Ibid.*, 241.
211 Martin Meyer et al., "How the Brain Laughs: Comparative Evidence from Behavioral, Electrophysiological, and Neuroimaging Studies in Human and Monkey," *Behavioural Brain Research* 182, no. 2 (2007): 245–260.
212 Diana P. Szameitat et al., "Differentiation of Emotions in Laughter at the Behavioral Level," *Emotion* 9, no. 3 (2009): 397–405.
213 *Ibid.*, 398.
214 *Ibid.*, 403.

ライト，レスター，ジュニア　243
ラット　200-202
　笑い　353-358
ラーマン，カジ　239, 240-241
「ラリーのミッドライフ★クライシス」　80
ラリュミエール，マーティン　163-168
ランガー，スーザン　331
卵子　19
　受精　15, 19, 21, 22, 37, 51
　排卵　69-70
卵巣　16, 69
卵胞刺激ホルモン（FSH）　69-70
リスザルでのカニバリズム　84
リューデック，ジャン　121
量効果　274
両親のホモ恐怖　268-280
両性愛　176, 259, 263, 273, 274
『臨床小児科』誌　73
淋病　78, 194
ルイス，ジェリー・リー　147
ルキアノヴィッチ，ナルシス　136-140
『霊長類学フォリア』誌　131
レイプ　40, 107
　子どもの　145-159
　セックスソムニア　118-121
　デートレイプ薬　118
　脳の損傷と　107-108
レオナルド・ダ・ヴィンチ　312
レカーズ，ジョージ　245
レズビアン　59-60, 241
　浮気　259
　オルガスム　227-228
　月経周期の同期　60-61
　子どもにおける予兆　268-280
　脳と　239-241
　ポルノ　244
　マスターベーション　142
レティフィズム　184
レティフ・ド・ラ・ブルトンヌ　184-185
　『ムッシュー・ニコラ』 184-185
レム睡眠　116, 117, 126
ローア，ベサニー　243
ロイド，エリザベス　222-223, 226
　『女性のオルガスムの場合』 223
老人性愛　146, 154
ロシアでのカニバリズム　87
露出症　30
ローズ，キャサリン　94
ロボ，ステイニー　20
ロング，エディー　245
ロンドン大学　74

【わ行】

ワイルド，オスカー　152-153, 156-157, 312
ワインバーグ，マーティン　171, 185-189, 191-192
笑い　352-363
　くすぐりの　360, 361
　社会的信号としての　359-363
　シャーデンフロイデの　360, 361
　嘲笑　360, 361
　脳と　358-359
　ヒト以外の霊長類　352-363
　ヒトの　358-363
　喜びの　360, 361

埋葬　301-310
火葬　304-305
象徴的不死　305-308
特定の木　306-310
緑の埋葬　303-310
マクラナハン，ルー　212-213
マスカレラ，フランク　152-154
マスターズ，ウィリアム　210
マスターズとジョンソン　210
マスターベーション　29, 34, 42, 55, 126-144, 179, 181, 322
空想　126-144
女性のオルガスム　224
セックスソムニア　124
ティーンエイジャーの　129-130
同性愛と　137-138, 141
ヒト以外の霊長類　130-131
人前の　105-106, 138
マッキンタイア，マシュー　266
マックリントック効果　60, 68
マックリントック，マーサ　68
マーティンス，ヨランダ　79
マドウ，レイチェル　278
マルハナバチ　314-315, 321
マルホトラ，ディーパク　286-287
『判断と意思決定』誌　286
マレイ，クレイグ　94
マン，トマス，『ヴェニスに死す』 146
ミケランジェロ　153, 279, 312
緑の埋葬　303-310
南アメリカ　86, 90
未発達な文化での自殺　320
ミリカン，フランセス　28
ミレイ，エドナ・セント・ヴィンセント　231
ミレツキ，ハニ　168
無関心　103
無神論　281-283
夢精　119, 129
無性愛　175-182
遺伝と　181-182
本質　180-181
夢遊状態　118
セックスソムニアと　118-124
ムラーリー，メガン　214
眼　111
メイヤー，マーティン　358
メキシコ　214
メストン，シンディ　221
メラトニン　62
メラネシア　87
免疫抑制物質　62
モノフェチ　179, 187, 196
『モンテル・ウィリアムズ・ショー』 180

【や行】

夜間
痙攣　106
セックス　22, 106
セックスソムニア　116-125
夜間睡眠時勃起現象（NPT） 116-125
夜間に起きる自然な排出　119, 129
ヤギとのセックス　162
優種育成　295
優生学　294-295
ユダヤ民族　296, 298
ホロコーストと　342, 348, 349, 350-351
幼児性愛　146
ヨガ　28, 29
『ヨーロッパ精神医学』誌　105

【ら行】

ライオン，アーネスト　30
ライテンバーグ，ハロルド　140-143

自己フェラチオ　26-35
射精後　45-46
進化　36-50
睡眠に関連した勃起　117
精液置換説　40-50
早漏　51-58
測定　148, 243-244
の膣への挿入　39-49, 52, 55, 57
包皮　46-48
勃起　21, 38, 48, 73, 116-125, 246
ペニス・セレブリ　113
ペニスの測定　148, 243-244
ペニスのフリッキング　125
ペニスのプレチスモグラフ　148, 243-244
ヘニング，クリス　140-143
ヘビとのセックス　162
ヘブライ人　288
ベムポラード，ジュール　189
ベリス，マーク　127-130
ベリング，ヴィトゥス　238
ベルスキー，ジェイ　225
ベルファスト　237
ヘルペス脳炎　103, 105
辺縁系　111
ベンゾジアゼピン　123
ボーヴォワール，シモーヌ・ド　236
包括適応度　292, 313
方向音痴と同性愛　237-241
『房中術』 205
ボウミック，サマル　73
ホオジロマンガベイ　131
ボゲールト，アンソニー　178, 181
ホジソン，スザンナ　79
捕食　22, 86, 88
墓地　303, 308
勃起　21, 38, 48, 73, 246
睡眠に関連した　116-125
ホモ恐怖の男性と　243-247
発作後の行動　106-107
『ボディ・イメージ』誌　213
ポートワイン母斑　97
ボノボ　130, 252
ホプキンス，ジュリエット　190
ホームズ，デイヴ　65-66
ホモ恐怖　242-250, 264, 275
ゲイのポルノと　244-249
宗教と　292
勃起と　243-247
抑圧された欲望としての　242-250
両親の　268-280
ホモ拒絶症　243
ポランスキー，ロマン　157
ポリアモリー　251-261
オナイダ共同体　294-295
進化と　257-259
同性愛と　251-261
ホール，G. スタンリー　129
ポルノ　244-249
異性愛　244
インターネット　127, 143, 287
ゲイの男性　244-249
児童　107
レズビアン　244
ホルモン　62, 68-69, 178-179, 199, 239
女性　69
精液中の FSH と LH　69-70
にきびと　94-95
ポレット，トマス　225-226
ホロコースト　342, 348, 349, 350-351
ホン，ローレンス　52-58
早漏者生存説　52-58

【ま行】

マイアー，ブライアン　245-246
マイヴェス，アルミン　89-90

フェチ
フェラチオ　26-28, 29-30, 55, 79-80, 106, 244, 248
　足　183-195
　陰毛と　79-80
　ゲイのポルノ　244-249
　自己フェラチオ　26-35
フェレル，ウィル　27
フェロモン　60
　陰毛と　75
　月経の同期と　59-60
フェンウィック，ピーター　120
フォーニクス　111-112
フォリー，マーク　245
フォール，ジョセフ・オーギュスト・アリスティッド　115
副産物説　227
服装倒錯　30
父性　40-41, 151
　精液置換説　40-50
　間違った父性　258
『ふたりは友達？　ウィル&グレイス』　214
フッター派　296
フット・フラッターニティ　185, 186, 191
フード，ブルース，『スーパーセンス』　90
フライ，スティーヴン　271
プラウゼ，ニコル　180, 181
ブラジル　86
ブラス，エリオット　200-203
プラテック，スティーヴン　63
プラドハン，スニル　103
プラトン　153
フランクフリン，カレン　154-155
フランス　86, 114, 162, 170, 184, 214
フランス睡眠学会　117
ブランチャード，レイ　148-150, 154-155
『プリティ・ベイビー』　151
フリンダーズ大学　79
プーリン，ロバート　321
プルースト，マルセル　312
ブルックフィールド，ジョン　89
ブルーメ，ミヒャエル　292-294, 297-300
プレスリー，エルヴィス　147
プレスリー，リサ・マリー　147
プレ同性愛　268-280
　遺伝と　276, 277-278
　子ども　268-280
フロイト，ジークムント　29, 32, 126, 142, 245
プロテスタントの宗教改革　296
フローバック　129
プロラクチン　62
ベアバッキング　65
ベイカー，ロビン　127-130
ベイリー，J. マイケル　269-275
ヘインズ，デュエイン　110-115
ヘス，ニコル　232-234
ベッカー，アーネスト，『死の拒絶』　305
ベック抑鬱評価尺度　63
ペトリノヴィッチ，ルイス　83-84
　『内なるカニバリズム』　83
ペニス　115, 222
　柄　37, 39, 48
　形　36-50
　割礼した　46-48
　割礼していない　46
　亀頭　37, 39, 48, 114
　亀頭冠　37, 39, 41-43, 46, 48-49
　子どもへの反応　148-150
　サイズ　38

排卵　69
隠された排卵　69-70
誘発された排卵　70
ハーヴァード大学　266
ハーヴァード・ビジネス・スクール　285-287
パウチャー，ジョージ　34
バウマイスター，ロイ　322-323, 326-338, 340-341, 347-348
の逃避説　326-338
ハガード，テッド　245
バーク，ウィリアム　82
白斑　97
ハーゲン，エドワード　232-234
バーチ，レベッカ　40-41, 45, 59-71
『発達心理学』誌　269, 273
バッツ，シェリー　101
バッツ，ナンシー　28
ハート，ギルバート　68
ハート，トレヴォー　263-266
バートレット，ナンシー　213-215, 217-218
パプア・ニューギニアの部族　67-68, 87, 99, 152
カニバリズム　88-89
精液を飲む儀礼　67-69
ハミルトン，ウィリアム　313
ハミルトン，ギルバート・ヴァン・タッセル　132-134
パラグアイ　86, 90, 99
バラシュ，デイヴィッド　224, 226
バルトリン，トマス　113
バロウズ，ウィリアム，『裸のランチ』　137-138
パンクセップ，ジャーク　353-358
犯罪
自殺と　317
小児性愛と　147-148
性的空想と　143
バーンズ，ジェフリー　107
ハンディキャップ原理　17
バーン，ピアズ　171
皮脂生成　93, 99
皮脂腺　93-100
非対称性　20
睾丸の　20
ビックスラー，レイ　56-57
ピック病　103
『ヒトはなぜ神を信じるのか』（ベリング）　281
ヒトラー，アドルフ　339-342, 348-351
避妊　53, 63-64
ヒヒ　84
カニバリズム　84
皮膚　96-97
にきび　92-100
ビュシー，ポール　102
病気とカニバリズム　88-89
ヒンドゥー教徒　298
ファグ・ハグ　212-219
テレビでの　214
ネガティヴなステレオタイプ　216-219
ファロピアン管　21
不安　129, 246
死　305
自殺と　332-333
にきび　94-99
勃起と　246
ホモ恐怖　243-250
ファン・ディエメルブレーク，イズブラント　113-114
フィッシャー，ヘレン　254
フィリオン，トマス　200-203
フィン，マイケル　32
フィン，メアリー　15

ポリアモリー　251-261
ポルノ　244-249
マスターベーション　137-138, 141
抑圧された欲望としてのホモ恐怖　242-250
同性愛者の権利　213
疼痛性愛　30
動物愛護団体　169
『動物行動学と社会生物学』誌　316
『動物行動ジャーナル』　132
動物性愛　160-174
進化と　172-173
同性愛の　172
動物の倫理的処遇を求める人々の会　168
ドナテルロ　152
ドーパミン　255
ドラモンド，ケリー　272
トリヴァース，ロバート　235

【な行】

『ナーヴ』誌　169
ナショナル・ギャラリー，スコットランド　81-82
『ナーシング・インクワイアリー』誌　65
ナボコフ，ウラジーミル，『ロリータ』　146
ナルシスム　29
匂い　115
にきび　92-100
遺伝　98-99
進化　92-100
治療　97-98
不安　94-99
日曜効果　285-287
日本　25, 214, 226, 320
『ニュー・サイエンティスト』誌　180
ニュージーランド　76, 97
『ニューヨーク』誌　259
『ニューヨーク・タイムズ』　157
尿プレイ　264
二卵性双生児　41
妊娠　71
ネアンデルタール人　86
ネコ　49-50
とのセックス　173
ペニス　49
ネットル，ダニエル　225-226
脳　101-109, 226, 255
自殺と　327-336
自由意志と　345-346
小児性愛と　145-159
進化　101, 257-259
神経解剖学　110-115
睡眠に関連した勃起　116-125
損傷　101-109
食べること　89
癲癇　102-109
同性愛と　237-241
マスターベーションと　126-144
リビドーのシステム　102-109
笑いと　358-359
脳炎による昏睡　104, 105
『脳研究レヴュー』誌　120
脳室　111
脳損傷　101-109
小児性愛と　107-108
性欲亢進と　102-109
覗き見　30
ノレンザヤン，エイラ　283-285

【は行】

売春　40, 112, 345
ケジラミ　78
梅毒　195

潤滑　204-211
女性の射出　204-211
精液置換説　40-50
精液の化学と　59-71
ペニスが挿入された　39-49, 52, 55, 57
チャーチェット，リビー　79
中国　225
でのカニバリズム　87
チョー，マーガレット　215
遅漏-高攻撃性仮説　53
チンパンジー　38, 47, 58, 77, 321
鏡を用いて自己認知能力を調べる実験手法　41
自殺　321, 322
精液　70
とのセックス　172
ペニス　38, 49
マスターベーション　130-131
疲れ　123
デイヴィッド，ラリー　80
提携説　152
ティッゲマン，マリカ　79
ティーンエイジャー　145, 151-158
意地悪　229-236
女性の　151, 229-236
性別典型的行動　273, 275-276
男性の　151-158
ティーンエイジのゲイの自殺　311-313, 329
同性愛の　151-158, 311-313, 329
とのセックス　151-158
マスターベーション　129-130
デカタンザロ，デニス　312-323
自己保存と自己破壊の数学モデル　315-316
適応的自殺についての　312-323, 326
デカルト，ルネ　113
適応的自殺　312-323, 326
デ・グラーフ，ライニール　206
テストステロン　68, 73
デッカーズ，ミダス，『最愛のペット』　169
デートレイプ薬　118
テマーリン，モーリス，『ルーシー——人間として育てる』　172
テレビ　180, 253
でのファグ・ハグ　213-215
癲癇　102, 324
性欲亢進と　102-109
ドイツ　214, 296, 297, 339-342
ナチス　348-351
道教　205
同性愛　30, 176, 221, 237-280, 312
足フェチ　185-189, 192-194
遺伝と　276, 277-278
応用的価値をもつトップ/ボトムの自己ラベル　262-267
軍隊での　34, 120-121
子どもにおける予兆　268-280
自己フェラチオと　32-34
自殺と　311ー313, 317, 329
セックスソムニア　117-119
セックスでの役割の好み　262-267
男性とティーンエイジの少年　151-158
ティーンエイジャーの　151-158, 311-313, 329
ティーンエイジャーの自殺　311-313, 329
での性的嫉妬　251-261
動物性愛　172
脳と　237-241
ファグ・ハグと　212-219
ベアバッキング　65
方向音痴　237-241

誘発された排卵　70
セックス恐怖　264
セックスソムニア　116-125
同性愛　117-119, 120-121
夢遊状態と　118-124
レイプ　117-119, 120-121
セックスでの役割の好み　262-267
応用的価値をもつトップ/ボトムの自己ラベル　262-267
同性愛の　262-267
セロトニン　62
潜在連合テスト　96
前帯状皮質　101
選択的セロトニン再取り込み阻害薬　55
前頭前皮質　101
前頭前皮質の背外側部　101
セント・クレア，マーガレット，『人類を食卓に――人々のための料理ブック』 90
前立腺酸性ホスファターゼ　67
ゾウ　16
双生児　54, 299
一卵性　54
射精　55
二卵性　41, 54
早漏　51-58
遺伝と　54-55
早漏者生存説　52-58
側頭葉　102
側頭葉切除　103, 106
ソーンヒル，ランディ　224

【た行】

体外受精　180
第二次世界大戦　342
胎盤を食べること　84-85
大躍進政策時代　87
ダヴィット，ヘラルト　81
ダーウィン，チャールズ　252
ダヌンツィオ，ガブリエーレ　27
ダーマー，ジェフリー　89
多毛症　93
男性
足フェチ　185-195
陰毛を剃ること　78-80
オルガスム　52, 54, 221
睾丸　15-25
攻撃　234, 242-250
自己フェラチオ　26-35
睡眠に関連した勃起　116-125
精液の化学　59-71
セックスソムニア　116-125
早漏　51-58
男性とセックスをする男性（MSM） 263, 265
ティーンエイジの少年とのセックス　151-158
同性愛の　237-280
にきび　95
の収入と女性のオルガスム　225-226
のパートナー防衛反応　44
ペニスの形　36-50
ホモ恐怖　242-250
ポリアモリー　251-261
マスターベーションの空想　127, 130, 135-144
男性の射精の自制　295
男性ホルモン　239
タンパク質源としての中絶胎児　84-85
血　38
血管　61
乳首　34
恥骨尾骨筋　125
父親が二人いる二卵性双生児　41
膣　15, 21, 39, 222
経由の薬物送達　61-62

ストレス　123
スペイン　195
スポーツ　23, 275
　睾丸の傷害　23
　身体接触対単独　275
スポルディング，ジーン　28
スミス，ジョン・メイナード　215
セアカゴケグモ　314
『性医学ジャーナル』 55, 204
精液　40, 59-71, 225
　化学　59-71
　幸福と　64
　進化　59-71
　早漏　51-58
　置換説　40-50
　中の FSH および LH ホルモン　69-70
　の経口摂取　65, 67-69
　の抗鬱効果　63-71
　飲む儀礼　67-69
精液置換説　40-50
『性格研究ジャーナル』 245
『性格・社会心理学ブレティン』誌　347
『性研究ジャーナル』 139, 186
『性研究年報』 221
性交
『性行動アーカイヴ』誌　63, 148, 171, 266, 276
精子　15, 40
　運動性　18, 21
　温度　15, 18-25
　競争力　128-129
　睾丸と　15-25
　精液置換説　40-50
　精液の化学と　59-71
　早漏　51-58
　保持と女性のオルガスム　225
　マスターベーションと　127-128
聖書　282, 288-289, 293
生殖腺　15-25
精神医学　28, 85, 147
　自己フェラチオと　28-35
　思春期性愛　147
　フロイトの　32, 126, 245
成人性愛　145, 149
『精神分析評論』誌　32
性的嫉妬　251-261
性的魅力年齢の指向　145-159
性同一性障害　272
正統派ユダヤ教　296
聖ニコラウス　82
『生物学ジャーナル』 76
性別違和感　273
『性役割』誌　79
性欲減退　179
性欲亢進　102-103
　癲癇と　102-109
　脳損傷と　102-109
セックス　22, 40-41
　異種間　160-174
　共感と　58
　グループ　40, 252
　自己フェラチオ　26-35
　女性の射出　204-211
　睡眠に関連した　116-125
　精液置換説　40-50
　精液の化学と　59-71
　性的魅力年齢の指向　145-159
　性欲の欠如　175-182
　早漏　51-58
　中の空想　140-142
　中の睾丸の引っ込み　16, 21
　激しい　43-45
　ペニスを挿入された膣　39-49, 52, 55, 57
　ポリアモリー　251-261
　夜間　22, 106, 116-125

　同性愛と　151-158
　脳損傷と　107-108
食人　81-91
食嚢　105
食物媒介性疾患　88
処女　151, 180
女性
　陰毛を剃ること　78-80
　オルガスム　53, 56, 181, 204-211, 220-228
　月経の同期　59-61
　攻撃　229-236
　自己クンニリングス　34
　女性の射出　204-211
　精液の化学と　59-71
　精液の抗鬱効果　63-71
　セックスソムニア　117-120, 123-125
　にきび　94-96
　ファグ・ハグ　212-219
　閉経した　154
　マスターベーションの空想　139-142
　無性愛の　176-178, 181-182
　夜間に膣が濡れた状態になること　117
女性のオルガスム　53, 56, 204-211
　遺伝と　223, 225
　精子の保持と　225
　男性の収入と　225-226
　マスターベーション　224
　レズビアン　227
女性の攻撃　229-236
女性の射出　204-211
ジョン，エルトン　278
ジョンソン，ヴァージニア　210
ジョンソン，ドミニック　282
尻　114
ジリランド，エイミー　207-211
シールズ，ブルック　151
進化　16-17, 256-258
　陰毛　72-80
　カニバリズム　81-91
　睾丸の　16-25
　自殺と　311-323
　宗教と　290-300
　精液置換説　40-50
　精液の化学　59-71
　性的嫉妬と　256-259
　早漏　51-58
　動物性愛と　172-173
　にきび　92-100
　脳　101, 257-259
　ペニス　36-50
　無性愛と　181-182
『進化心理学』誌　40, 45
『進化と人間行動』誌　41, 258
シンガー，ピーター　169-170, 171
神経解剖学　110-115
『神経科学史ジャーナル』　110
神経遮断薬　55
神経伝達物質　62
身体欠損性愛　183
『心理科学』誌　342, 344
『心理学評論』誌　318, 326
『心理学リポーツ』誌　194
スイス　298
睡眠　116-125
　セックスソムニア　116-125
　中の勃起　116-125
　レム　116, 117, 126
『睡眠障害国際的分類（改訂版）』　119
スウェーデン　162
スウェルドロー，ラッセル　107
スクーラー，ジョナサン　342-348
スコットランド　81-82
スターリン，E. D.　131-132
ズッカー，ケネス　269-275

行動の抑制解除　336-338
進化と　311-323
高い自己意識と　329-332
ティーンエイジのゲイの　311-313, 329
適応的　311-323, 326
同性愛と　311-313, 317, 329
逃避説　326-338
認知的解体と　333-336
脳と　327-336
低い自己評価と　328-329
否定的感情と　332-333
ヒト以外の動物　314-315, 321-322
方法　318-320
未発達な文化での　320
無理な基準と　327-328
『自殺と自傷行動』誌　318
思春期　72, 145
早熟の　72-74
思春期性愛　145-159
精神疾患としての　147-151
同性愛と　151-158
視床下部　178
自然遺産トラスト　304
自然淘汰　44-45, 49, 51, 55, 76, 101, 251, 292, 313
死体性愛　179
ジッド，アンドレ　155-158
失恋　255
同性愛のポリアモリーでの　251-261
自動症　122
『社会学評論』誌　331
ジャクソン，マイケル　145, 147, 155, 157
射精　21, 40, 61, 222, 295
遺伝と　53-55
女性の射出　204-211
精液置換説　40-50
早漏　51-58
男性の射精の潜時　51-58
遅漏　55
に続く不応期　45
フローバック　128
マスターベーション　126-144
シャッケルフォード，トッド　42-43, 224
ジャニーニ，ジェイムズ　194
シャピロ，コリン　121
シャリフ，アジム　284
自由意志　103, 109, 339-351
遺伝と　109, 345-346
決定論条件　343-351
錯覚としての　343
脳と　345-346
宗教　281-310
遺伝と　292-300
神監視説　282-286
キリスト教　281-289
進化と　290-300
生殖と　290-300
に動機づけられたホモ恐怖　292
埋葬　301-310
収入と女性のオルガスム　225-226
受精　15, 19, 21, 22, 37, 51
シュテーケル，ヴィルヘルム　135
シュナイドマン，エドウィン　330
授乳　201
ジュネ，ジャン　312
傷害，睾丸の　16, 23-25
松果体　113, 114
小帯　39
象徴的不死　305-308
『情動』誌　359
小児性愛　30, 107, 145-159
足性愛の　183
精神疾患としての　147-151

での自殺　320
コタール，ジュール　324
コタール症候群　324
コックサッカー　33
コーテラ，ジョゼフ　192-194
子ども　268-280
足性愛　187-191
おもちゃへの関心　270-271
空想　271
宗教と生殖　290-300
性別典型的行動　268-280
性欲過剰な行動　103-107
早熟の思春期　72-74
の性的虐待　145-159, 178, 276
の性的発達　198-203, 268-280
プレ同性愛　268-280
ゴム偏愛　196-203
ゴリラ　39
ケジラミ　76-79
体毛　76-79
ペニス　39
コルダ，ジョアンナ　204-207
コルチゾール　62
コロンビア　86
コロンボ，マテオ・レアルド　112
コンソリ，アンジェル　324
コンドーム　53, 63

【さ行】

『サイエンス』誌　200
ザイデンス，サディ　97
サイモンズ，ドナルド　139, 222-223
『ザ・ヴュー』　180
サヴェッジ，ダン　259
サガリン，ブラド　258
佐川一政　89
『ザ・ゴールデン・ガールズ』　212
『サタデー・ナイト・ライヴ』　27
サックス，オリヴァー　107
サミス，ベッキー　15
ザメイタート，ダイアナ　359
サル　53, 102-103, 322
とのセックス　162
マスターベーション　131-135
笑い　358
ザルツバーガー，マリオン　97
サルトル，ジャン・ポール，『出口なし』　94
ザンダー，トマス　150
サンビア族の精液を飲む儀礼　67-69
サンフランシスコ　247
死　302-303, 324-325
遺体用の防腐剤　304
コタール症候群　324
自殺　311-338
象徴的不死　305-308
葬式産業　302-303
不安　305
埋葬　301-310
シェイカー教徒　294
シェイクスピア，ウィリアム　245
『ハムレット』　245
ジェルヴェイス，ウィル　284
シェンク，カルロス　116-117, 124
子癇　71
子宮　40-41
女性のオルガスムと　225
子宮頸部　21, 40-41, 225
自己イルマチオ　27
自己クンニリングス　34
死後の信念　302, 308-309
自己フェラチオ　26-35
同性愛と　32-33
自殺　311-338
遺伝と　311-323
刑務所　317

クリューヴァー=ビュシー症候群 102-109
グールド，スティーヴン・ジェイ 56, 222-223
　「おとこのおっぱいとクリトリスのさざ波」 222
クールー病 88
グレアム，シンシア 180, 181
クレイグ，ラリー 245
クレイン，ハート 279
グレーフェンベルク，エルンスト 206
クレメンティ，タイラー 311
クロイツフェルト・ヤコブ病（CJD） 89
クロナゼパム 123
軍隊 33
　ゲイに聞かざる言わざる政策 34
　自己フェラチオと 33
　自殺 337
　セックスソムニア 120-121
　での同性愛 34, 120-121
クンニリングス 30, 55, 79, 244
　陰毛と 79-80
　自己クンニリングス 34
経口避妊薬 64
ケジラミ 76-79
ケスラー，モリス 34
血縁淘汰 292
月経 59-61
　同期 59-61
　フェロモンと 60
決定論 343-351
結膜 111
ケールティング，ヨハンナ 240
ケレット，スティーヴン 92-93
『健康心理学ジャーナル』 96
コーアン，ダヴィッド 324
抗アドレナリン作動薬 55
抗鬱薬 62, 178
　としての精液 63-71
睾丸 15-25, 114
　痛み 16, 23-24
　温度 15, 18-25
　活性化説 15-25
　挙睾筋反射と 19-25
　傷害 16, 23-25
　進化 16-25
　性的興奮中の引っ込み 16, 21
　非対称性 20
　ぶら下がった 15-25
後期思春期性愛 145, 151, 158
攻撃 229-236, 359
　女性 229-236
　男性 234, 242-250
　遅漏-高攻撃性仮説 53
　配偶者防衛 260
　ホモ恐怖 242-250
甲状腺刺激ホルモン放出ホルモン 62
口唇傾向 103
抗生物質 94
『行動神経科学』誌 240
『行動脳研究』誌 354, 358
『行動療法と実験精神医学ジャーナル』 192
幸福 226, 352-363
　精液と 64
　についての無理な基準 327
　ヒト以外の霊長類 352-363
　笑いと 352-363
コーエン，ダニエレ 225
『国際インポテンツ研究ジャーナル』 54
『国際思春期・青年期ジャーナル』 230
語源研究 110-115
古代ギリシア 152, 154, 162, 205
　での自殺 320
古代ローマ 162

【か行】

外陰部　113
ガイ，ウィリアム　32
海馬　111
『海馬』誌　240
カヴェナー，ジェシー　28
鏡を用いて自己認知能力を調べる実験手法　41
カシディ，レベッカ，『超越するセックス』 170
ガジュセック，カールトン　88
火葬　304
活性化説　15-25
割礼　46-48
　精液置換説　45-50
カトリック教会　81, 282
カニバリズム　81-91, 314-315
　遺伝と　88-89
　医療的　90
　飢餓　81, 82-88
　儀礼　86-87, 89
　社会病質者　89
　タブー　88, 90
『カーマ・スートラ』 205
神監視説　282-286
神の命令による繁殖　290-300
カラヴァッジョ　157, 312
『カレント・サイキアトリー』誌　121
『カレント・バイオロジー』誌　89
がん　302
カーン，ユージン　30-31
記憶　101, 115, 239
記憶喪失　122
飢餓状況下のカニバリズム　81, 82-88
寄生虫　76-79, 88
北アイルランド　237, 290, 292
キタヴァ島民　99
木の下への埋葬　306-310
逆行分析　37, 39
ギャラップ，ゴードン　15-25, 36-50, 59-71
　活性化説　15-25
　精液置換説　40-50
　についての精液の化学　59-71
キャロル，ルイス，『不思議の国のアリス』 157
キャンベル，アン　235
丘　114
共感　96
　セックスと　58
　にきびと　96-97
挙睾筋　19-25
去勢手術　139
キリスト教　281-289, 298
ギルバート，ポール　92-93
キンゼイ，アルフレッド　27, 119, 135, 163, 165, 271
　『男性の性行動』 27, 163
キンゼイ性研究所　196, 295
空想　126-144
　子どもと　271
　セックス中の　140-142
　マスターベーション　126-144
薬　55, 98, 120
　膣経由の送達　61-62
　デートレイプ　118
靴フェチ　183-189
グドール，ジェイン　130, 322
クラーク，アン　76
クラミジア　78
グランドフィールド，トレイシー　96
クリック，フランシス，『驚異の仮説』 343
クリトリス　113, 208, 222
クリューヴァー，ハインリッヒ　102

　自殺と　311-323
　自由意志と　109, 345-346
　宗教と　292-300
　女性のオルガスムと　223, 225
　早漏と　54-55
　同性愛と　276, 277-278
　にきびと　98-99
　無性愛と　181-182
イヌ　160
　とのセックス　162, 170-172, 173
イングランド　320
インターネット　165, 253
　ポルノ　127, 143, 287
インテリジェント・デザイン　293
インド　205, 320
飲尿　105
陰嚢　15-25
　温度　15, 18-24
　ぶら下がった睾丸　15-25
陰毛　72-80
　毛触りと生え方　76
　ケジラミ　76-79
　進化　72-80
　剃ること　78-80
　フェロモンと　75
ヴァラチャー，ロビン　333
ヴォーズ，キャスリーン　342-348
ウィリアムズ，コリン　171
ウィリス，トマス　112
ウィンズロー，ジャック=ベニーニュ　114
ウェイス，ロビン　74-76
ウェグナー，ダニエル　333
ウォーナー，ダン　65
ウォーホル，アンディ　312
ウォルシュ，セス　311
ウサギとのセックス　164
ウマとのセックス　161, 162, 164, 165-168, 172
ヴルヴァ・セレブリ　113
浮気　40, 44, 254
　同性　251-261
エイズ　65, 67, 195, 260, 265
エクアドル　86
『エクウス』　167
エジプト　209
　古代　162
エストロン　62
エーデルマン，ベンジャミン　287
エブラヒム，イルシャード　123
エホヴァの証人　298
エリス，ハヴロック　184, 189
エリス，ブルース　139
エンドルフィン　62
黄体形成ホルモン（LH）　69-70
オキシトシン　62
オーストラリア　79, 231
オーデン，キンバリー・ヴァン　318, 337
オナイダ共同体　294-295
オーラルセックス
オランウータン　39
　ペニス　39
オルガスム　45, 52, 54, 104
　女性の　53, 56, 181, 204-211, 220-228
　男性の　52, 54, 221
　膣への挿入による　55
　の鎮静効果　45
　マスターベーション　126, 131, 135
　無オルガスム症　55
オルランド，フランク　29
オルリー，レジス　110-115
温度　15
　睾丸　15, 18-25
　精子　15, 18-24

索　引

【英数】

2D：4D 効果　266-267
AVEN　179
DNA　88, 257
『DSM』　150, 168
G スポット　207
HIV　65, 67, 195, 260, 265
k.d. ラング　278
MELT　55
OELT　55

【あ行】

アイルランド　237, 282, 290, 292
アウストラロピテクス　319
アカゲザル　53, 102
　セックス　53
　脳　102
アカコロブスのマスターベーション　131-132
アザラシ　16
足フェチ　183-195
　子どもの　187-191
　同性愛の　185-189, 192-194
アステカ族のカニバリズムの儀礼　86
アダムス，ヘンリー　243-249
アチェ族　99
アナルセックス　30, 55, 65, 244, 248
　ゲイのポルノ　244-249
　セックスソムニア　117-120
　セックスでの役割の好み　262-267
　俗語　263
　ベアバッキング　65
　無防備な　65
アフリカ　86, 320
アーミッシュ　296-297
アメリカ疾病管理予防センター　263
『アメリカ心理療法ジャーナル』　189
アメリカ精神医学会　148
『アメリカ精神医学ジャーナル』　30, 33
アメリカ先住民　87
アリストテレス　205-206
アルコール　118, 120, 121
アールズ，クリストファー　163-168
アルネド，ヴァネッサ　106
アンセクシュアル・パルズ　179
安全な性行為の実践　262
アンダーソン，モニカ　120
アンデルセン，ハンス・クリスチャン　312
イェルン，パトリック　54
『医学・科学・法』誌　120
『医学的仮説』誌　20
『イギリス健康心理学ジャーナル』　94
異種間のセックス　160－174
『異常心理学ジャーナル』　243, 247
意地悪　229-236
イスラム教徒　298
痛み　23
　睾丸の　16, 23-24
　自殺　336-337
イタリア　162
一卵性双生児　54
『一般精神医学アーカイヴ』誌　136, 199
一夫一妻　254
遺伝　54-55, 87, 108, 292-293
　カニバリズムと　88-89

本書は、二〇一七年三月に刊行された『なぜペニスはそんな形なのか――ヒトについての不謹慎で真面目な科学』を文庫化したものです。

［著者］
ジェシー・ベリング　Jesse Bering, Ph.D.
1975 年アメリカ生まれ。現在、ニュージーランドのオタゴ大学サイエンス・コミュニケーション・センターで所長を務める。著書に *The Belief Instinct*（邦訳『ヒトはなぜ神を信じるのか』）、*PERV*（『性倒錯者』）、*Suicidal*（『ヒトはなぜ自殺するのか』）がある。ウェブサイトは www.jessebering.com。

［訳者］
鈴木光太郎　すずき・こうたろう
元新潟大学教授。専門は実験心理学。著書に『謎解きアヴェロンの野生児』、訳書にベリング『ヒトはなぜ自殺するのか』、グラツィアーノ『意識はなぜ生まれたか』、ドレガー『ガリレオの中指』などがある。

なぜペニスはそんな形（かたち）なのか
ヒトについての不謹慎（ふきんしん）で真面目（まじめ）な科学（かがく）

2023 年 12 月 10 日第 1 刷発行

著者　ジェシー・ベリング
訳者　鈴木光太郎
発行者　曽根良介
発行所　株式会社化学同人
600-8074　京都市下京区仏光寺通柳馬場西入ル
電話　075-352-3373(営業部)／075-352-3711(編集部)
振替　01010-7-5702
https://www.kagakudojin.co.jp　webmaster@kagakudojin.co.jp
装幀　BAUMDORF・木村由久
印刷・製本　西濃印刷株式会社

本書のご感想をお寄せください

ISBN978-4-7598-2515-2